四川省哲学社会科学重点研究基地—四川革命老区发展研究中心2024年度项目资助：
川东北地区的疫病防治研究（1912—1949）（SLQ2024SA-01）

四川省哲学社会科学重点研究基地"中国近现代西南区域政治与社会研究中心"：
抗战时期四川三次霍乱流行与防治研究（XNZZSH2006）

四川文理学院学科经费资助出版

渐而有序

川东北地区的疫病与社会变迁

（1912—1949）

马建堂 著

四川大学出版社

SICHUAN UNIVERSITY PRESS

图书在版编目（CIP）数据

渐而有序：川东北地区的疫病与社会变迁 ：1912—
1949 / 马建堂著. -- 成都 ：四川大学出版社，2024.
11. -- ISBN 978-7-5690-7444-4

Ⅰ．R254.3-092

中国国家版本馆 CIP 数据核字第 2025LD7654 号

书　　　名：渐而有序：川东北地区的疫病与社会变迁（1912—1949）
　　　　　　Jian'eryouxu: Chuandongbei Diqu de Yibing yu Shehui Bianqian（1912—1949）
著　　　者：马建堂

选题策划：梁　明
责任编辑：梁　明
责任校对：李　耕
装帧设计：李　野
责任印制：李金兰

出版发行：四川大学出版社有限责任公司
　　　　　地址：成都市一环路南一段 24 号（610065）
　　　　　电话：（028）85408311（发行部）、85400276（总编室）
　　　　　电子邮箱：scupress@vip.163.com
　　　　　网址：https://press.scu.edu.cn
印前制作：成都完美科技有限责任公司
印刷装订：成都金阳印务有限责任公司

成品尺寸：165mm×230mm
印　　张：15
字　　数：278 千字

扫码获取数字资源

版　　次：2025 年 1 月 第 1 版
印　　次：2025 年 1 月 第 1 次印刷
定　　价：68.00 元

四川大学出版社
微信公众号

本社图书如有印装质量问题，请联系发行部调换

目 录

引　言

一、问题的提出

疫病，泛指流行性的传染病，历史上多称瘟疫（《辞海》："疫病"古称"瘟疫"，或单称"瘟""疫"）[1]，是一类因感受热毒戾气而暴起发热的急性传染性热疾病。《素问·刺法论》："五疫之至，皆相染易，无问大小，病状相似。"[2] 这是传统医学典籍对瘟疫的较早解释。东汉末年的张仲景博览群书，广采众方，著《伤寒杂病论》，系统地分析了伤寒的成因、症状和处理方法，创造性地确立了伤寒"六经"辨证施治原则，这里的"伤寒"是一切外感疾病的总称，包括具有传染性的瘟疫在内。明吴有性（字又可）《温疫论》是介绍疫病的专门著述，为瘟疫学的奠基之作，书中序言称："夫温疫之为病，非风、非寒、非暑、非湿，乃天地间别有一种异气所感。"[3] 吴有性首创"杂气说"，认为"温疫"并非六淫外感，而是天地间特有的致病"杂气"（又称异气、戾气、病气），经口鼻而入所致，具有强烈的传染性，且与伤寒迥然不同。这个观点是对于传染病的全新认识。瘟疫的危害极大，在古代造成的死亡人数极多，往往酿成重大灾祸，因此古人又称之为疫疠、疫症、大疫、时疫、疫灾等，其在四川地区还有"鸡窝寒""春瘟"等称呼。

在人类文明发展进程中，发生了数不胜数的疫病。无论东西方社会，都曾长期和瘟疫进行斗争。在东方，商周时期就有疫病记载。在西方，古希腊时期就曾爆发过一场席卷整个雅典的大瘟疫。如今，传染病防治已经成为全世界共同关注的重大现实问题，一些恶性传染病仍会对人类生存、生活、生

1　《辞海》编辑委员会编：《辞海》（下），上海：上海辞书出版社，1979 年，第 4082 页。
2　周鸿飞、范涛点校：《黄帝内经素问》，郑州：河南科学技术出版社，2017 年，第 164 页。
3　（明）吴有性著，艾军、陈升、钟妮点校：《温疫论》，南宁：广西科学技术出版社，2016 年，原序。

产秩序造成重大威胁。

疫病的防治是一个关系政治、经济和社会的重大问题。中国古代疫病频仍，人们防治疫病的同时，形成了不少理论著作，如张仲景的《伤寒杂病论》、吴有性的《温疫论》。近代西方帝国主义的入侵不仅使中国沦为半殖民地，还把全球各地种类繁多的恶性传染病带到中国，致使疫病在近代中国为祸更巨。

由于种种原因，在相当长的时期内，疫病史研究没有引起足够的重视。虽然新中国成立之初已有少数相关成果问世，如范行准的《中国预防医学思想史》[1] 等书，对鼠疫、天花等疫病历史做了比较深入细致的研究，但整体上来看，这一领域缺乏学人关注，成果也很少。

直到 20 世纪 80 年代，随着社会史研究的勃兴，灾害史、医疗史、疫病史研究才逐渐兴起。研究近代疫病无疑具有重要的学术价值和现实意义。疫病与人类社会的政治、经济、军事、文化以及其他方面紧密关联，反映了大自然与人类社会的相互作用。故而，从社会史、灾害史、医疗史的视角考察疫病爆发及防治是一条重要的认识路径。

从疫病史研学自身发展来看，近年来疫病史作为新的研究领域已经引起大量学者的关注，出现了诸多代表性的著作，主要分为三个方面：

一是疫病史相关史料的整理。李文波《中国传染病史料》[2] 所辑史料时间跨度达 2500 多年，纵向贯通性强，记载了历朝历代疫情的发展脉络，对历史时期疫病与战争的关系、历朝历代对传染病的防治进行了剖析，还对鼠疫、霍乱等比较典型的传染病进行了专题分析。余新忠《中国近代医疗卫生资料汇编》[3] 共 30 册，所收录的医疗文献达 123 种，涉及近代卫生行政、卫生防疫、医疗机构建设及公共卫生知识等，推动了学界对民国时期的医疗卫生、防疫机构建设情况的研究，促进了卫生史、传染病史的研究。龚胜生《中国

1　范行准著：《中国预防医学思想史》，北京：人民卫生出版社，1953 年。
2　李文波编著：《中国传染病史料》，北京：化学工业出版社，2004 年。
3　余新忠选编：《中国近代医疗卫生资料汇编》，北京：国家图书馆出版社，2018 年。

三千年疫灾史料汇编》[1]，以时间为序，辑录众多方志文献中有关疫病的丰富史料，查阅方便，价值极高。近年来，余新忠《晚清民国时期医疗卫生史料汇编》[2]、路丽明《民国时期医药卫生文献集成》[3]、周东华《近代中国麻风病史料汇编》[4] 等都是最新的史料整理成果，为相关研究提供了便利。另有部分省份卫生、教育机构编纂的卫生史料集，包含了大量传染病史料，如《四川卫生史料》《北京医药卫生史料》等。

二是有关疫病防治及其历史梳理的研究著作，如邓铁涛《中国防疫史》[5]，朴彦、余新忠、姜滨译著《鼠疫与近代中国：卫生的制度化和社会变迁》[6]，朱慧颖译著《十九世纪中国的鼠疫》[7]，余新忠、赵献海、张笑川等《瘟疫下的社会拯救——中国近世重大疫情与社会反应研究》[8]，余新忠《清代江南的瘟疫与社会——一项医疗社会史的研究》[9]，《清代卫生防疫机制及其近代演变》[10]，张泰山《民国时期的传染病与社会》[11]，梁峻、郑蓉、张磊《疫病史鉴》[12]，梁峻、孟庆云、张志斌《古今中外大疫启示录》[13]，郭学德、郭彦森、席会芬《百年大灾大难》[14]，张剑光《三千年疫情》[15]，等等。这些著作探讨了

1　龚胜生编著：《中国三千年疫灾史料汇编》，济南：齐鲁书社，2019 年。

2　余新忠选编：《晚清民国时期医疗卫生史料汇编》，北京：国家图书馆出版社，2018 年。

3　路丽明编：《民国时期医药卫生文献集成》，上海：上海科学技术文献出版社，2019 年。

4　周东华编：《近代中国麻风病史料汇编》，北京：国家图书馆出版社，2022 年。

5　邓铁涛主编：《中国防疫史》，南宁：广西科学技术出版社，2006 年。

6　[日] 饭岛涉著，朴彦、余新忠、姜滨译：《鼠疫与近代中国：卫生的制度化和社会变迁》，北京：社会科学文献出版社，2019 年。

7　[美] 班凯乐著，朱慧颖译，余新忠校：《十九世纪中国的鼠疫》，北京：中国人民大学出版社，2015 年。

8　余新忠、赵献海、张笑川，等著：《瘟疫下的社会拯救——中国近世重大疫情与社会反应研究》，北京：中国书店，2004 年。

9　余新忠著：《清代江南的瘟疫与社会——一项医疗社会史的研究》，北京：中国人民大学出版社，2003 年。

10　余新忠著：《清代卫生防疫机制及其近代演变》，北京：北京师范大学出版社，2023 年。

11　张泰山著：《民国时期的传染病与社会》，北京：社会科学文献出版社，2008 年。

12　梁峻、郑蓉、张磊主编：《疫病史鉴》，北京：中医古籍出版社，2020 年。

13　梁峻、孟庆云、张志斌主编：《古今中外大疫启示录》，北京：人民出版社，2003 年。

14　郭学德、郭彦森、席会芬著：《百年大灾大难》，北京：中国经济出版社，2000 年。

15　张剑光著：《三千年疫情》，南昌：江西高校出版社，1998 年。

疫病与社会的互动关系，有助于把握各地疫病的不同特征和对社会的不同影响。余新忠先生长期从事医疗史、疫病史等研究，著述颇丰，做了大量前沿探索。

同时，很多疫病与灾害有着天然的联系，疫病在一定程度上是自然灾害的次生灾害，正所谓"大灾之后必有大疫"。但与灾害史研究丰硕的成果相比，疫病史的研究才刚刚开始，很多灾害史研究方面的学者没有将研究拓展到疫病史领域。疫病的发生、传播也反映了人类活动与大自然的复杂联系。灾害史方面的学者对疫病史也有一定探索。如夏明方《民国时期自然灾害与乡村社会》[1] 对瘟疫有深入考察，着重从自然灾害对疫病的影响进行探讨。

三是有关国外学者对于世界范围内疫病传播与防治的探索，在研究方向和学术视野上颇有借鉴价值，相关成果主要有：〔美〕威廉·H. 麦克尼尔《瘟疫与人》、〔美〕约翰·M. 巴里《大流感》、〔美〕劳里·加勒特《逼近的瘟疫》、〔美〕大卫·逮曼《下一场人类大瘟疫》、〔英〕加斯凯《黑死病：大灾难、大死亡与大萧条（1348—1349）》、〔英〕普拉提克·查克拉巴提《医疗与帝国》等。

上述相关著作为当今学界及社会各界认识历史上的传染病及其危害提供了多样化的路径，扩大了传统史学的讨论范围，相关成果对疫病史的研究起了重要的推动作用，也丰富了医学史研究的内涵，正如余新忠指出的：医学史不能仅仅围绕医学本身，"医学史的研究应加强对整个社会与生命的人文关怀"[2]。从这个角度看，疫病史的研究目的，就是要探索历史上严重威胁人们生命的疫病的产生、流行，人类的应对，以及疫病与人类社会的相互关系。

二、学术史梳理

从全国范围看，疫病史的研究才刚刚进入众目关注的阶段，尚未迎来全面探索的热潮，研究局限性主要体现在区域疫病与单一疫病的探索还不多、多学科综合研究不足等。

1　夏明方著：《民国时期自然灾害与乡村社会》，北京：中华书局，2000年。
2　余新忠：《医学史研究方法漫谈》，《天津中医药大学学报》，2018年第5期，第353—356页。

目前学界对于四川疫病史已有关注，但整体上研究成果较少，相关成果有以下特征。

在研究时段方面：往往只涉及民国部分时段，如民国前中期（1912—1937），或南京国民政府时期（1927－1949），或抗日战争时期（1931—1945），缺乏对民国全时段的历时性关注。

在研究空间方面：侧重于成都、重庆等大城市疫情研究，或对全川疫病进行整体论述，缺乏对其他区域疫病的关注，尤其是对偏远区域及农村社会疫病关注极少。一方面，成都、重庆是民国时期重要的大城市，人口聚集程度高，防疫难度大，故而开展城市疫病研究的价值不言而喻。另一方面，四川省管辖区域较广，城市疫病研究难以全面展现四川省全域疫情。

在资料运用方面：现有研究在史料方面各有侧重，成都、重庆疫病研究侧重于民国时期档案、报刊的使用；全川疫病的研究侧重于地方志、报刊资料的使用。目前对民国时期县域档案的使用较少，对卫生部门编纂的卫生志、展现乡村发展流变的乡土志的使用还未开始，影响了区域社会疫病和区域内乡村疫病的微观探讨。此外，医疗卫生机构的档案没有进行系统搜集，民国时期的期刊、民间资料等还不能充分利用。

在研究视角方面：缺乏对区域疾病防控体系建设的探索，尤其是缺乏对偏远地区疫病危害与应对的关注。疫病史研究的不仅仅是疫病本身，更重要的是应关注人的应对，以提升人的防疫能力。故而，倘若适当参阅乡土志书，为偏远地区的失语群体立言，既能放大微观社会，体现疫病社会下的民众生存、生活与生产，真实展现区域社会人群在疫病中的真实情形，也能更充分阐释民国时期在防疫建设中的地域差异、城乡差异等。

现有相关成果主要有著作 1 部，论文 13 篇，其中围绕全川论述的有 7 篇。

张玲《战争、社会与医疗：抗战时期四川公共卫生建设研究》（中国社会科学出版社 2015 年版）注重史实重建，一方面对抗战时期国民政府在四川实施的公共卫生建设进行梳理分析，呈现出民众接受公共卫生服务的完整画面；另一方面探讨了战争与社会转型、政府对保障人民生命观念的转变等四川社会现实问题。

唐朝丽《民国时期四川的传染病与社会（1912—1937年）》（四川师范大学2012年硕士学位论文）以民国前期为研究时段，论述上多侧重对疫病整体的论述，注重对疫病与社会的互动关系的探讨。

李春晓《民国时期四川地区的传染病地理研究（1927－1949）》（西南大学2018年硕士学位论文）主要涉及对鼠疫、霍乱等传染病的地理空间分布的探索，对重庆市、川东北的疫病涉及较多。

柏家文《二十世纪三四十年代四川瘟疫研究》（四川大学2006年硕士学位论文）对二十世纪三四十年代的四川各类传染病的流行与防治措施进行了整体性的论述。

王晓春《四川百年疫情大观》（载于《四川省情》2003年第7期）对四川全域主要疫病进行了概述。

张忠《从地方志看四川应对疫灾的机制》（载于《中国地方志》2007年第4期）对公元280—1949年的四川瘟疫发生及防治进行了讨论。

张玲《抗战时期四川疫灾防控问题研究》（载于《抗日战争研究》2013年第3期）论述了抗战时期疫病流行的因素，以及卫生行政机关的应对措施。

张玲《抗战时期四川公共卫生事业述论》（载于《史学集刊》2009年第1期）指出，经过抗战时期的发展，四川奠定了自己作为全国公共卫生事业大省的地位。疫病防控、空袭救护、医药治疗是战时四川公共卫生工作的三大内容。

围绕成都、重庆等大城市论述的有6篇：李全权《抗日战争时期重庆的疫病与国民政府的应对》（载于《黑河学院学报》2013年第4期）；丁英顺《〈新华日报〉记录战时重庆的疫情》（载于《红岩春秋》2020年第3期）；梁振丽、曾义《"档"疫情 战病毒——百年前的成都防疫记忆》（载于《四川档案》2020第2期）；黄良俊、傅新球《国民政府战时疫情防控——以陪都重庆为中心的考察》（载于《福建论坛（人文社会科学版）》2020年第2期）；郭京湖《抗日战争时期成都的疫病与国民政府的应对》（载于《经营管理者》2008年第16期）；郭京湖《论抗战时期成都的防疫行政与地方实践》（载于

《抗日战争研究》2011 年第 2 期）。这些著述主要对重庆、成都城区的疫病来源、流行及防疫体制进行了探索。

综上，目前尚无对民国时期川东北区域疫病流行进行整体性、全时段的系统性研究。因而对此进行系统探索极有必要。

一是从四川疫病分布区域看，民国时期的川东北是一个较为特殊的区域。其既有多省交界的地理特征，也有落后贫穷的经济表现，还有政局多变、社会混乱、民生维艰的社会景象。在疫病史视野下，民国时期川东北地区持续、广泛流行着天花、霍乱、伤寒、痢疾、疟疾、麻疹、斑疹伤寒等多种传染病，整体上病源复杂、传染区域广泛、多种传染病交织，导致城乡传染病致死率持续较高，给人民生命安全构成严重威胁，甚至造成局部社会的恐慌，扰乱了社会秩序。

二是区域社会疫病的若干实际问题需要探索。例如区域疫病爆发成因、疫病的流行特征、疫病的时空分布、疫病流行时的政府与民间应对、疫病与自然灾害关系、疫病对区域社会影响的重大事件等许多课题尚未充分展开。

随着医疗史、疫病史研究走向深入、细致，亟需以新的视角对民国时期川东北区域疫病史进行全面的认识，以推进民国时期四川史、西部区域社会史、抗战大后方历史的研究。笔者拟以川东北地区方志、档案等资料为基础，立足区域农村社会的史实重建，较完整地呈现川东北疫情与疫病防治情况，分析防疫得失，以资借鉴。

第一章　民国时期川东北疫病概况与危害

第一节　川东北区域社会概况

民国时期四川的行政区划经历多次变化，但川东北区域变化较小，大致上包括今天川东北和渝东北地区。

在自然区位方面，民国时期的川东北地区为四川盆地之东部、北部区域，北接陕西、东连湖北，为川陕鄂接合区域，历来为四川北上东出的要道，历史上联系西南、西北的金牛道、米仓道、荔枝道均经过此区域。

区域内北部横向的广义大巴山山脉，地跨川陕甘鄂四省，东西绵延500多公里，故称千里巴山，简称巴山，一共分为三段，川东北地区为米仓山、狭义大巴山两段，其以紫阳任河为界。米仓山、大巴山支脉向南绵延，东部东北—西南走向山脉较多，主要有铜锣山、明月山、华蓥山等多条纵向山脉，自北向南地势渐低。西北有剑门关天险，东有巫山屏障，南段临近盆地中间区域，以中低丘陵为主。沿嘉陵江、长江多地为水陆要塞，嘉陵江及其支流渠江流经本区域，流域面积较广，嘉陵江在重庆朝天门汇入长江，长江干流自重庆城区北上，经今天渝东北地区，东出入湖北宜昌。故而，整体上嘉陵江及长江在此区域形成了"V"字形状。

在气候条件方面，川东北属亚热带湿润季风气候区，四季较为分明，气候温和，年均气温16.8摄氏度，无霜期达300天以上，日照1306.6小时，年均降雨量937.5毫米，但多集中在夏秋雨季，全年降水分配不均，历史上多有干旱、洪涝等灾害。川东北适合多种农作物种植，物产丰饶，盛产水稻、玉米、马铃薯等，一直都是四川地区重要的农业产区。

在行政区域方面，川东北包括民国初期所置川北道、川东道各一部分区域；民国后期第九、十、十一、十五行政督察区的全部，第八、十四督察区的部分区域；当今四川广元、达州、巴中、南充、广安所辖县区及重庆东北各县区，计 37 县。

川北道于 1913 年置，1914 年改名嘉陵道，辖南充（道治）、阆中、南部、西充、营山、仪陇、蓬安、邻水、岳池、苍溪、广元、昭化、剑阁、通江、南江、巴中、广安等县。川东道于 1913 年置，1914 年 6 月改名东川道，辖武胜、奉节、巫山、云阳、万县、开县、巫溪、达县、开江、渠县、大竹、宣汉、万源、城口、忠县、酆都、垫江、梁山、石砫等县。1927 年废道，各县直属四川省。

1935 年 4 月，国民政府统一"川政"后，四川省实施行政督察区制，全省共划分为 18 个行政督察区，置行政督察专员。川东北区域包括：第八行政督察区（治酉阳），辖酆都、石砫。第九行政督察区（治万县），辖万县、奉节、开县、云阳、忠县、巫山、巫溪、城口等。第十行政督察区（治大竹），辖大竹、渠县、广安、邻水、垫江、梁山。第十一行政督察区（治南充县），辖南充、岳池、蓬安、营山、南部、武胜、西充、仪陇。第十四行政督察区（治剑阁县），辖剑阁、昭化、广元、苍溪、阆中、青川、旺苍。第十五行政督察区（治达县），辖达县、巴中、平昌、宣汉、开江、通江、南江、万源。

在历史文化方面，早在春秋战国时期，川东北区域中东部为巴国核心区域，今有城坝遗址、罗家坝遗址，西部属古蜀文明。历史上，受地理环境影响，区域内政局相对稳定，加之风景秀美，长江干流流经渝东北地区，形成著名的三峡，文人墨客游历至此，多留有佳作。

在经济基础方面，除了嘉陵江、长江的水利资源，区域内多地产盐，如奉节、巫溪、云阳、开县、南部、渠县等地都是川省北部重要的食盐产地。各类物产沿江东下或沿古蜀道北上较多。区域内受外界干预较少，物产丰富，酿酒、编织、丝绸、造纸等手工业自成一体，货物自嘉陵江进入长江，经重庆、万县沿江而下，直到长江口。

故而，良好的区域自然环境使川东北区域物产富饶、人口众多。据 1937

年的统计，此区域人口达 1385.96 万，[1] 部分县域人口在 30 万～60 万之间，比今天略少。该区域内山水相连、气候一致、人文相亲、风俗接近，是较为稳定的、相对独立的自然与人文地理区域，故可以作为整体来考察。

第二节　民国前期（1912－1934）川东北疫病流行情形

近代以来，资本主义的全球扩张加速了人口流动、物资扩散、物种交换等，间接导致了各类细菌、病毒的全球性传播。清代传染病已经在各地时有发生，尤以与国外联系紧密的东北陆地、东南沿海地区最为严重，多个沿海通商口岸城市都有疫病发生。

川东北区域在清代后期即开始有大量疫病爆发，以霍乱等异域疫病的传入为最显著特征，疫病种类多样、危害加剧，重大疫病致死人数明显增多，由于当时认识不足，防治更为艰难。资料显示，清朝最后十年，川东北即有大量重大疫病爆发。1904 年，南充县"霍乱、赤痢流行，病死 3000 人"[2]；同年，渠县霍乱、痢疾流行，死亡约 10 万人，做棺木来不及，只好挖"万人坑"埋葬，[3] 这是清末疫病死亡人口最多的记载。

一、民国初期川东北的疫病情形

民国时期川东北农村普遍受到疫病困扰，部分地区连年有疫病，甚至多种疫病一起爆发，给人们生命安全带来极大危害。乡民不知预防，不加隔离，任其蔓延。大量人口死亡，在各地农村引起巨大恐慌。

辛亥革命期间，四川先后在成都成立大汉军政府、在重庆成立大蜀军政府，后来二者合一，但军事力量都保存了下来，加之社会动荡，各方军阀都重视手中军队。北洋政府成立初期，川内战事不断，1916 年护国战争期间，

1　四川省政府建设厅秘书室统计股编辑：《四川省建设统计提要》，内部编印，1938 年，第 16—18 页。

2　南充市志编纂委员会编：《南充市志（1707—2003）·中》，北京：方志出版社，2010 年，第 2193 页。

3　四川省达县地区卫生防疫站编：《达县地区卫生防疫站志（1911—1985 年）》，内部编印，1992 年，第 1 页。

北洋军、滇军、黔军相继入川，战时的四川地方军阀趁机不断扩充势力，加之南北各方争相拉拢，川军内部逐步分化。在战争结束后，北洋系控制了四川，当地军阀多有依附，接受北京政府的任命，四川在形式上为北洋政府所控制。而实质上，四川各军阀军队数量持续增加，军阀权力持续强化，一些军阀兼具政权、财权，进而形成了多个军阀均势的局面，成为后来防区制形成的根源。故而，民国前期四川社会看似进入新的历史时期，实则地方军政实力派逐渐把持了四川政局。

整体来看，民国前期北洋政府对于卫生防疫较为重视，尤其是防疫专家伍连德博士对鼠疫等传染病的成功防治，继而大力建设医疗卫生事业，都取得了不错的效果，但从覆盖区域看，也仅限于东北及华北地区的医疗卫生建设。四川全省并未受其实质影响，医疗机构尚未建立，疾病预防无从实施，川东北各地疫情频发，影响较大的疫病主要有天花、霍乱、痢疾、伤寒等，疫情严重的年份有 1916 年、1920 年、1925 年、1932 年，发病种类多，覆盖县区广，死亡人数多。疫病较少的年份有 1913 年、1915 年、1922 年、1923 年、1929 年等。现仅就部分地区疫情流行情况论述如下。

1912 年，营山县观音、联升乡"天花患者 222 人，死亡 16 人"[1]。1914 年农历三四月，苍溪县鞍子乡书房嘴庞正基一家患伤寒病，月余死 8 人，蔓延到庞姓 3 家院子，约 2 月死 40 多人。[2] 1914 年秋，云阳县九龙乡痢疾流行，"患者 1500 余人，死亡 300 左右"[3]，死亡率达 20%，乡民无策应对，乡村一片恐慌。

1916 年是民国前期疫病极为严重的一年，疫情分布极广，发病率、死亡率高，主要是由于护国军兴，北洋军大量入川，军队流动频繁，战事频仍，而人口的无序流动对地方秩序破坏较大；同时，本年度四川省进行了内务统计，将以往不被重视的疫病纳入记载，包括霍乱、赤痢（痢疾）、伤寒、痘疮、疹热、猩红热、白喉症、黑死病等多种传染病，故疫病统计数据较为详

1　营山县卫生局编：《营山县卫生志》，内部编印，1989 年，第 27 页。

2　四川省苍溪县志编纂委员会编：《苍溪县志》，成都：四川人民出版社，1993 年，第 857 页。

3　云阳县卫生局编：《云阳县卫生志》，内部编印，1992 年，第 5 页。

细。从嘉陵道、东川道统计情况看，各县各类患病及死亡人数均有统计，并按男女分开统计，为了解民初疫病流行情形提供了详细的资料。该年各类疫病总患病 591702 人，总病亡 241950 人，死亡率为 40.9％，为民国初期疫病最为严重的年份。

1. 病患人数情况

病患人数过万的县份有：广元、巴中、通江、西充、岳池、长寿、武胜、开县、巫溪、达县、开江、宣汉、大竹、渠县、梁山、垫江、忠县等 17 县。伤寒、赤痢（痢疾）、霍乱患病人数较多，排前三位，为最严重的疫病。笔者依据记载计算出川东北各类疫病患病人数及其占总患病人数比例为：

霍乱：66780 人，占 11.3％；赤痢：103400 人，占 17.5％；

伤寒：177247 人，占 30.0％；痘疮：60128 人，占 10.2％；

疹热：43783 人，占 7.4％；猩红热：11119 人，占 1.9％；

白喉症：13088 人，占 2.2％；黑死病：10507 人，占 1.8％；

其他患病：105650 人，占 17.9％。

2. 病患死亡人数情况

病患死亡人数过千的县份有 35 县：阆中、苍溪、南部、广元、昭化、巴中、通江、南江、南充、西充、蓬安、营山、仪陇、广安、岳池、邻水、长寿、武胜、奉节、云阳、万县、开县、巫溪、达县、汉县、开江、渠县、大竹、万源、城口、忠县、酆都、垫江、梁山、石砫，仅有剑阁、巫山死亡人数在千人以下。其中 4 个县死亡人数过万，分别为：通江县 24060 人，长寿县 10346 人，开县 13837 人，达县 76721 人。伤寒、赤痢（痢疾）、霍乱依次为死亡人数排前三位的疫病种类。

川东北各类疫病死亡人数及其占患病死亡总人数比例为：

霍乱：34478 人，占 14.3％；赤痢：52111 人，占 21.5％；

伤寒：81576 人，占 33.7％；痘疮：15172 人，占 6.3％；

疹热：17018 人，占 7.0％；猩红热：5320 人，占 2.2％；

白喉症：5628 人，占 2.3％；黑死病：3213 人，占 1.3％；

其他患病：27434 人，占 11.3％。

3. 性别差异

疫病患病者性别：男性 315656 人，占患病总人数的 53.3％；

女性 276046 人，占患病总人数的 46.7％。

疫病死亡者性别：男性 129592 人，占患病总人数的 53.6％；

女性 112358 人，占患病总人数的 46.4％。

从患病及死亡者的性别分布看，男性明显多于女性，主要由于男性从事各类苦力或经济活动，户外暴露时间较长，接触人群较多，容易感染疾病。女性多系居家或在村落从事农业、手工业，相对不易染病。

1916 年各县患病及死亡统计详情见表 1－1、表 1－2。

表 1－1　川东北各县各类疫病患病人数表

单位:人

县别		霍乱	赤痢	伤寒	痘疮	疹热	猩红热	白喉症	黑死病	其他	合计
阆中县	男	41	294	743	395	299	89	79	80		2020
	女	13	244	265	163	96	36	12	32		861
苍溪县	男	63	114	202	143	56	54	63	52	321	1068
	女	56	101	195	160	69	59	50	48	222	960
南部县	男	567	750	1108	152	92	206	272	25	653	3825
	女	368	457	911	108	63	74	179	27	778	2965
广元县	男	299	1022	1290	1055					3142	6808
	女	111	649	827	739					3274	5600
昭化县	男	399	745	300	595	390			345	40	2814
	女	360	751	358	660	408			318		2855
巴中县	男	347	1276	1545	949	785	69			252	5223
	女	352	1087	1522	966	800	58			158	4943
通江县	男	524	8336	12104	872	558	258	120	192	535	23499
	女	287	5421	4599	926	219	222	110	174	183	12141
南江县	男	713	513	1287	558	557	337	275	167	697	5104
	女	544	531	1278	440	321	226	235	189	602	4366

（续表）

县别		霍乱	赤痢	伤寒	痘疮	疹热	猩红热	白喉症	黑死病	其他	合计
剑阁县	男	70	247	241	129	204	18	13	2	2762	3686
	女	144	241	162	88	165	10	5		1826	2641
南充县	男	610	569	1864	256	13	2	15	46	4487	7862
	女	554	508	1636	266	8	3	17		3078	6070
西充县	男	689	1946	4468	3718	333	285			4566	16005
	女	641	2405	5650	3188	311	110			6580	18885
蓬安县	男	81	381	460	316	124	101			831	2294
	女	67	323	393	303	116	82			844	2128
营山县	男	237	619	1425	769	123	28	2		334	3537
	女	153	701	1480	597	118	9	1	3	122	3184
仪陇县	男	143	233	286	89	84	22	36	3	36	932
	女	55	153	193	63	43	5	5		14	531
广安县	男	223	712	1245	481	351		122		518	3652
	女	79	655	1087	201	233		83		433	2771
岳池县	男	678	3145	1467	2616	794	389	256		3948	13293
	女	546	2082	1594	1477	1072	373	288		3110	10542
邻水县	男	325	441	645	317	238	89	56	51	983	3145
	女	320	480	514	220	219	75	57	43	338	2266
长寿县	男	5436	4447	13955	1922	4053	125	2071	2133	5889	40031
	女	5070	3889	10917	1721	2939	1107	1580	2407	6802	36432
武胜县	男	1032	1017	3061	1243	327		529		3606	10815
	女	978	1037	3195	889	318		482		3175	10074
奉节县	男	375	626	615	395	274		214		1405	3904
	女	339	606	652	498	199		205		1546	4045
巫山县	男	68	137	415	702	19	7	14	39	116	1517
	女	48	124	392	670	11	10	8	15	80	1358
云阳县	男	123	228	910	478	222	35			617	2613
	女	39	154	628	175	90	5			432	1523

（续表）

县别		霍乱	赤痢	伤寒	痘疮	疹热	猩红热	白喉症	黑死病	其他	合计
万县	男	146	105	246	81	56	59	37	249	253	1232
	女	154	142	190	64	56	47	77	204	217	1151
开县	男	2479	2636	5589	1723	1199				1606	15232
	女	1858	2062	5182	1215	978				1897	13192
巫溪县	男	1439	1312	3251	677	1917				3659	12255
	女	650	526	2231	655	848				1907	6817
达县	男	9808	10868	14904	2243	2261	1396	1614	1182	3035	47311
	女	9031	9894	17913	2012	2586	1931	2531	1583	3863	51344
宣汉县	男	920	1214	2233	314	1394	675	32		329	7111
	女	828	1169	2033	139	1132	483	20		343	6147
开江县	男	606	1504	2853	195	178	11	13	4	265	5629
	女	595	1421	2214	211	234	8	8	2	265	4958
渠县	男	876	2297	1584	2097	611				2870	10335
	女	702	2517	1487	2149	735				2818	10408
大竹县	男	1946	1324	3087	1033	1769	94	40	25	466	9784
	女	1866	1090	2503	838	1280	47	32	19	285	7960
万源县	男	91	300	432	112	79				515	1529
	女	63	231	292	133	53				739	1511
城口县	男	345	358	848	99	177	141	111		401	2480
	女	289	378	888	84	204	128	112		339	2422
忠县	男	888	1228	3249	506	2258	15	47	3	1363	9557
	女	971	1292	2536	552	2126	9	36	1	1414	8937
酆都县	男	273	301	915	675	473	193	166	246	326	3568
	女	270	316	910	658	458	202	157	206	307	3484
垫江县	男	2167	2405	3955	4242	1314	550	284	88	989	15994
	女	1341	2107	2698	4087	1443	240	187	82	947	13132
梁山县	男	705	1856	2422	192	75	64	59	39	2011	7423
	女	643	1147	1620	151	35	26	52	29	1277	4980

（续表）

县别		霍乱	赤痢	伤寒	痘疮	疹热	猩红热	白喉症	黑死病	其他	合计
石砫县	男	368	557	441	147	73	105	9	61	808	2569
	女	295	446	457	176	67	117	10	93	801	2462
合计		66780	103400	177247	60128	43783	11119	13088	10507	105650	591702

资料来源：四川省长公署政务厅内务科编《四川省内务统计报告书（中华民国五年度）》，内部编印，1920 年，第 673—685 页。

表 1－2　川东北各县各类疫病死亡人数表

单位：人

县别		霍乱	赤痢	伤寒	痘疮	疹热	猩红热	白喉症	黑死病	其他	合计
阆中县	男	27	235	459	140	99	37	31	32		1060
	女	9	211	235	132	72	28	9	21		717
苍溪县	男	37	65	111	81	36	26	41	15	142	554
	女	28	57	97	91	43	27	35	30	79	487
南部县	男	326	468	633	89	44	107	165	9	501	2342
	女	247	307	576	52	34	37	104	11	500	1868
广元县	男	90	341	213	366					47	1057
	女	83	295	275	430					21	1104
昭化县	男	179	387	126	280	171		142		2	1287
	女	169	390	156	314	174		132			1335
巴中县	男	133	185	420	353	217	17			115	1440
	女	132	165	460	389	203	16			71	1436
通江县	男	360	7123	8234	271	352	196	90	134	272	17032
	女	147	3177	2987	242	124	191	46	70	44	7028
南江县	男	223	250	236	117	65	45	2	65	346	1349
	女	175	221	223	101	53	38	2	57	274	1144
剑阁县	男	54	117	153	7	6		6		88	431
	女	47	120	151	9	10		1		100	438

（续表）

县别		霍乱	赤痢	伤寒	痘疮	疹热	猩红热	白喉症	黑死病	其他	合计
南充县	男	232	275	707	72	1	1	4	11	1203	2506
	女	146	181	523	82	1	2	8		890	1833
西充县	男	76	154	571	140	18	11			524	1494
	女	93	190	542	104	9	1			405	1344
蓬安县	男	21	131	173	115	22	14			200	676
	女	12	105	171	104	25	13			203	633
营山县	男	152	280	819	60	46	4	1		4	1366
	女	125	375	485	478	30	12		1	2	1508
仪陇县	男	115	201	253	61	56	13	23	3	15	740
	女	46	125	153	40	21	3	3		2	393
广安县	男	93	558	1090	94	263		60		390	2548
	女	56	460	896	63	112		48		340	1975
岳池县	男	236	298	507	76	253	248	97		38	1753
	女	223	257	504	83	263	258	108		36	1732
邻水县	男	254	392	553	167	151	77	34	29	113	1770
	女	191	389	406	170	106	41	49	23	66	1441
长寿县	男	581	705	1985	289	533	4	285	254	811	5447
	女	435	529	1641	254	413	134	227	287	979	4899
武胜县	男	674	553	488	173	136		58		336	2418
	女	714	617	374	169	179		60		227	2340
奉节县	男	263	380	330	184	186		141		740	2224
	女	226	332	357	256	128		135		785	2219
巫山县	男	66	109	384	37	4	5		11	6	622
	女	41	39	240	18	4	5	2	6	12	367
云阳县	男	36	65	251	60	47	5			138	602
	女	13	53	220	60	32	2			159	539
万县	男	61	56	154	41	22	31	38	173	164	740
	女	64	74	115	29	26	22	44	148	193	715

（续表）

县别		霍乱	赤痢	伤寒	痘疮	疹热	猩红热	白喉症	黑死病	其他	合计
开县	男	1186	1141	2598	813	629				908	7275
	女	968	885	2448	569	545				1147	6562
巫溪县	男	259	286	815	8	161				288	1817
	女	106	115	412	19	87				203	942
达县	男	7877	8375	12176	1234	1694	753	896	484	2976	36465
	女	7905	8287	13089	1253	2087	1281	1922	910	3531	40256
宣汉县	男	677	936	1596	155	1011	481	13		64	4933
	女	618	824	1548	54	736	301	9		102	4192
开江县	男	171	433	833	57	51	6	6	2	69	1628
	女	170	413	668	63	69	3	4	1	60	1451
渠县	男	616	850	1035	698	338				1496	5033
	女	569	642	796	562	312				1295	4176
大竹县	男	895	685	1654	402	886	47	22	11	373	4975
	女	826	543	1314	316	656	13	13	5	274	3960
万源县	男	50	215	341	51	40				274	971
	女	27	140	212	59	14		1		233	686
城口县	男	186	283	554	40	81	96	84		115	1439
	女	155	179	562	18	98	91	83		134	1320
忠县	男	247	311	699	79	499		2		204	2041
	女	260	322	621	99	480		1		273	2056
酆都县	男	159	245	783	593	354	152	112	160	231	2789
	女	168	305	701	581	344	126	74	116	188	2603
垫江县	男	824	995	1628	105	602	134	72	16	103	4479
	女	605	781	1282	182	303	56	32	47	224	3512
梁山县	男	334	801	1192	65	34	29	28	18	329	2830
	女	281	497	750	47	10	9	23	10	173	1800
石砫县	男	313	354	338	54	48	36			15	301	1459
	女	315	271	294	53	59	35			28	283	1338

资料来源：四川省长公署政务厅内务科编《四川省内务统计报告书（中华民国五年度）》，内部编印，1920年，第686—698页。

　　部分县志对该年的传染病也有一些记载，但仅有垫江等县记录较为详细，多数县记载较为笼统，没有按照疫病类别记载发病数及死亡数，少数县方志竟然对 1916 年疫病没有任何记载。整体上，1916 年全省的传染病统计得到多方资料的印证。相关地方文献的记载主要有：

　　垫江县：细菌性痢疾"发病 4512 人（男 2405 人、女 2107 人）"，伤寒"患者 6653 人（男 3955 人、女 2698 人）"，霍乱"发病 3508 人（男 2167 人、女 1341 人）"，斑疹伤寒"发病 2757 人（男 1314 人、女 1443 人）"。[1]

　　开县："患霍乱、伤寒、痘疮、疹热等症者 26196 人，死亡 13837 人。"[2]

　　云阳：流行霍乱，其中"男 123 例，女 39 例，死亡 49 人"[3]。

　　广安县："霍乱发病 302 人，死亡 149 人。"[4]

　　以上四县方志所记载的疫病数据与 1916 年省政府统计的完全吻合。

　　城口县：流行霍乱、赤痢、伤寒、麻疹、猩红热、白喉等多种传染病，"5900 多人患病，死亡 2759 人；其中死于霍乱 341 人，死于赤痢 462 人，死于伤寒 1116 人，死于麻疹 179 人，死于猩红热 187 人，死于白喉 167 人，死于其它疾病者 307 人"[5]。该县方志所载的各类疫病死亡数与 1916 年省政府统计一致。

　　巫溪县："患赤痢 1838 人，死亡 401"，"伤寒患者 2089 人，死亡 365 人"，"霍乱患者 2089 人，死亡 374 人"。[6] 该县方志所记载的数据与 1916 年省政府统计的有较小差异。

1　四川省垫江县志编纂委员会编纂：《垫江县志》，成都：四川人民出版社，1993 年，第 650—652 页。

2　四川省开县志编纂委员会编：《开县志》，成都：四川大学出版社，1990 年，第 497 页。

3　云阳县志编纂委员会编纂：《云阳县志》，成都：四川人民出版社，1999 年，第 976 页。

4　四川省广安县志编纂委员会编纂：《广安县志》，成都：四川人民出版社，1994 年，第 713 页。

5　四川省城口县志编纂委员会编纂：《城口县志》，成都：四川人民出版社，1995 年，第 701 页。

6　巫溪县志编纂委员会编纂：《巫溪县志》，成都：四川辞书出版社，1993 年，第 645 页。

另有一些县份记载较为笼统，如南充地区各县霍乱流行，"一万余人染病，死者甚众"[1]。奉节县霍乱、赤痢、伤寒、痘疮、疹热、白喉症"患者4998人，死亡2918人"，死亡率达58.4％。据省卫生厅资料记录，"兴隆山字乡瘟疫流行，纵横五十余里，患者400余人，死亡200余人。疫病期间，家家关门，路无行人"[2]。

1917年，岳池县、云阳县发病较为严重，以霍乱、伤寒危害最大。岳池县瘟疫流行，当时群众称为"麻脚瘟"，实际上就是霍乱，不少人全家丧命，甚者全城日发丧百余起。[3] 这场疫病也是民国时期岳池县流行的最大疫病，从腊月到次年三月，全城到处有人发病，"尤以小东街、万兴街、文星街为甚，户户染上瘟疫，不少全家丧命"[4]。由于死亡人数太多，城里的棺木和竹席均被抢购一空，疫病持续半年之久，一场大雨之后才逐渐消失。

年秋，云阳县三坝、水口、黄石乡一带，痢疾流行，"2000人许罹病，死亡约400"。农历十月，现巴阳乡及其邻近的莲花、人和乡伤寒流行，"近5000人先后发病，死亡约500人"[5]。

二、"防区制"时期川东北的疫病情形

四川在护国战争、川滇黔等战争中，逐渐形成许多军阀，各军阀之间的矛盾日益加深。为缓解军阀之间的矛盾，稳定军队驻防，1918年7月，四川靖国军总司令熊克武发布《四川靖国各军卫戍及清乡剿匪区域表》，划分各个军阀驻兵区域。1919年4月，熊克武再次明令发布《四川靖国各军驻防区域表》，四川"防区制"确立。防区制是军阀割据混战的产物，是近代四川社会的重要特征之一，是了解民国时期四川的一扇窗户，对民国时期四川社会影

1　南充市志编纂委员会编：《南充市志（1707—2003）·中》，北京：方志出版社，2010年，第2193页。

2　刘方陶、李向东总编，四川省奉节县志编纂委员会编纂：《奉节县志》，北京：方志出版社，1995年，第635页。

3　四川省岳池县卫生局编，杨伯洲主编：《岳池县卫生志》，内部编印，1987年，第11页。

4　中国人民政治协商会议四川省岳池县委员会文史资料委员会：《岳池县文史资料选编·第4辑》，内部编印，1988年，第124页。

5　云阳县卫生局编：《云阳县卫生志》，内部编印，1992年，第5页。

响巨大。四川"防区制"存在了十多年，直到 1935 年，川政才实现统一。"防区制"时期，川东北区域的军阀主要有田颂尧、杨森、刘存厚、刘湘等。从四川内部看，各军阀竞相在自己防区内自行委任官吏、把持捐税、为所欲为。从当时国家政局看，防区制导致四川行政及社会事业建设长期脱离北京政府管辖，卫生事业停滞不前。故而，"防区"实质是军阀割据下的独立王国，防区成为军阀的私人地盘，严重影响了四川社会的安定，割裂了四川社会发展的整体性，不可避免地影响到包括卫生防疫事业等在内的各项社会事业。各军阀为扩大防区，不断发动战争，长期的军阀战争对社会秩序构成极大危害，甚至直接加速了疫病的传播。

1918 年，忠县全县疫病流行，以麻疹、伤寒居多，近半数人患病，流行达三个月之久。[1] 1918—1919 年营山县张家场一带"天花患者 900 余人，死亡 200 余人"[2]。

1919 年，各地爆发伤寒、春瘟、霍乱、痢疾等。2 月至 5 月，开县铁桥、中兴、巫山、灵通、南雅等地流行"鸡窝寒"[3] 病，患者达"地区人数的百分之八十以上"，"死亡率在百分之三左右"。[4] 2 月至 3 月，云阳县九龙乡"春瘟"[5] 流行，"患者 3000 余人，死亡 180 多人"[6]。夏，南部县霍乱大流行，"仅城关即死亡二百人左右"。万县"霍乱流行，乡村尤重"[7]。奉节城乡各地，发现疫症、红白痢疾、急痧热症等，每日死 50 余人。

1920 年是继 1916 年之后，川东北区域内疫病大流行的一年，各县所载疫病种类较多，染疫、死亡人数均较多。7 月，熊克武部到阆中，军中有霍乱患

1　四川省忠县卫生志编辑组编：《忠县卫生志》，内部编印，1984 年，第 3 页。
2　营山县卫生局编：《营山县卫生志》，内部编印，1989 年，第 27 页。
3　"鸡窝寒"或"窝儿寒"一词不是具体的传染病名称，是四川地区对伤寒、流感等传染病的总称，结合地方文献看，在南江、青川、城口指流行性感冒，在苍溪、旺苍、开县、剑阁指伤寒，在临近川东北的陕南、河南部分地区也有此称呼。
4　开县卫生局编：《开县卫生志》，内部编印，1985 年，第 43 页。
5　"春瘟"指春季易发生的传染病的总体称呼，在四川地方文献中多有记载，说明当时对于传染病的认识很模糊。
6　云阳县卫生局编：《云阳县卫生志》，内部编印，1992 年，第 6 页。
7　四川医药卫生志编辑室编：《四川卫生史料·第 5 辑》，内部编印，1985 年，第 60 页。

者，致使该病在全县流行 3 个月，死亡达千余人。[1] 西充县霍乱、痢疾、天花、麻疹等疾病大流行，"发病 23349 人，死亡 1897 人"[2]，其中痢疾发病达 4351 例，死亡 344 例。[3] 昭化县城内发生瘟疫，林应昌、林应达两家 9 人，七天内死去 7 人，邻居不敢接近。[4] 宣汉城乡"疫症流行，倒毙甚多"[5]。是年夏、秋，达县瘟疫大流行，"死于霍乱 15782 人，赤痢 16662 人、伤寒 25265 人"[6]。另有详载，1920 年达县伤寒流行，"发病 32817 人，死亡 25265 人"[7]，这是民国时期川东北记载疫病死亡较多的记载之一。云阳县双江麻疹、天花流行，麻疹患者死亡 200 余人，天花患者死亡 30 余人，农民涂廷辉两个儿子皆死于麻疹。[8] 据《南江县卫生志》载：1920 年，光明后坡子住着 100 户人家，总人口约 500 人，普遍流行窝儿寒（流感），"家家户户卧病在床，无医无药，无人过问，老者哀泣，壮年呻吟，小儿嚎叫，一片凄凉，当年死亡 100 余人，其中陈洪云一家四口，七天内死绝，真是旧鬼怨恨，新鬼啼哭"。当地民众中流行着一首充满悲愤的民谣："求神不灵，求医又无门，政府无人问，遍地尸骨横。"同年，该地又天花大流行，死亡达 10 人之多。[9] 万县兵荒马乱，"瘟疫大流行，十分之八的人得病卧床，路断人稀"。是年夏，梁平城厢及各场镇，"时疫盛行，每日死亡约计二百多人"。奉节城乡"发现霍乱症、痧症，日死六七十人"。苍溪、阆中一带"霍乱发生、流行极广、死亡率极高"，阆中县"军阀混战，霍乱流行，前后死亡千余人"，阆中县伤寒大流行，城关、水观、柏垭、老观等地"发病率百分之六十，死亡率达百分

1　四川省阆中市地方志编纂委员会编纂：《阆中县志》，成都：四川人民出版社，1993 年，第 767 页。

2　西充县卫生局卫生志编纂领导小组编：《西充县卫生志》，内部编印，1986 年，第 6 页。

3　西充县志编纂委员会编：《西充县志》，重庆：重庆出版社，1993 年，第 753 页。

4　广元市中区昭化区公所编：《昭化区志》，内部编印，1988 年，第 322—323 页。

5　四川省达县地区卫生防疫站编：《达县地区卫生防疫站志（1911－1985 年）》，内部编印，1992 年，第 196 页。

6　四川省达县地区卫生防疫站编：《达县地区卫生防疫站志（1911－1985 年）》，内部编印，1992 年，第 1 页。

7　达县市卫生志编纂领导小组编：《达县市卫生志》，内部编印，1987 年，第 70 页。

8　云阳县卫生局编：《云阳县卫生志》，内部编印，1992 年，第 6 页。

9　南江县卫生局编：《南江县卫生志》，内部编印，1984 年，第 12 页。

之三十"[1]。

1921 年 2—3 月，云阳县现九龙、双江、黄石、莲花、水口、三坝及高阳一带，"春瘟"流行，"病 20000 余人，死 500 余人"[2]。春，奉节县"永新瘟疫大流行"，阆中二龙乡康垭口"流行痢疾，死亡百余人"[3]。巴中痢疾遍及全县，一外地马戏团到巴中演出，"30 余人均染菌痢，1 周内死亡 4 人"[4]。是年夏，达县麻脚瘟流行，缺医少药，人民无钱医治，死亡甚多。[5] 年末至次年春，开县临江镇、中和场、三汇口、义和场流行天花，发病率 1.2%，死亡率 0.6%。[6]

1922—1923 年疫病发病较少。1922 年渠县霍乱流行，"涌兴场安北一带，死亡 400 余人"[7]。2 月上旬，万县"罗田瘟病大流行，病人三千六百余人，死亡三百余人"[8]。1923 年，广元县太公寺、黄金口、貌儿跳一带流行春瘟，"疫区纵横二百里，死亡约计三百人以上"。万县"麻疹大流行"[9]。

1924 年，巴中县伤寒流行，男女老少，皆相传染，不少人户全家病倒，全县死亡万人以上，茶坝乡乐丰场邓家沟 6 户 20 余人，无一幸免；恩阳河乡八庙场 300 余户，染病 100 余户；洞子寨王德辉家 4 人，王德洪家 5 人全部丧生。[10] 旺苍县天花、伤寒大肆流行，"金溪、大德、白龙、东凡一带十有八家难免患染"。阆中县老观镇瘟疫流行，"百分之七十患病，死亡率高"，民间流传说"寒凉三千，误死八百"[11]。

1　四川医药卫生志编辑室编：《四川卫生史料·第 5 辑》，内部编印，1985 年，第 60—63 页。

2　云阳县卫生局编：《云阳县卫生志》，内部编印，1992 年，第 6 页。

3　四川医药卫生志编辑室编：《四川卫生史料·第 5 辑》，内部编印，1985 年，第 63 页。

4　四川省巴中县志编纂委员会编纂：《巴中县志》，成都：巴蜀书社，1994 年，第 860 页。

5　四川省达县地区卫生防疫站编：《达县地区卫生防疫站志（1911—1985 年）》，内部编印，1992 年，第 196 页。

6　四川省开县志编纂委员会编纂：《开县志》，成都：四川大学出版社，1990 年，第 498 页。

7　文世安总编辑，四川省渠县地方志编纂委员会编：《渠县志》，成都：四川科学技术出版社，1991 年，第 749 页。

8　四川医药卫生志编辑室编：《四川卫生史料·第 5 辑》，内部编印，1985 年，第 63 页。

9　四川医药卫生志编辑室编：《四川卫生史料·第 6 辑》，内部编印，1986 年，第 55 页。

10　四川省巴中县志编纂委员会编纂：《巴中县志》，成都：巴蜀书社，1994 年，第 860 页。

11　四川医药卫生志编辑室编：《四川卫生史料·第 6 辑》，内部编印，1986 年，第 56 页。

1925 年是继 1916 年、1920 年后，第三个疫病严重的年份，旺苍、苍溪、云阳、广元、剑阁、宣汉、巴中等多县发生疫病，以伤寒、天花、霍乱为主。旺苍县西关堡（今干河）伤寒流行，"有汪、陈两家共 12 人全部死亡"[1]。农历三至五月，苍溪县龙山、彭店、金斗、清泉寺等地窝儿寒流行。[2] 云阳县的民权、民河、长河、骑龙村一带，天花流行，"患者 400 余人，死亡 150 余人"[3]。广元县"加川、普济一带霍乱大流行，尸横遍野，军阀挖万人坑埋葬"。据《四川省近五百年旱涝史料》记载，剑阁六月水灾，"大饥，道殣相望，疫大作"。10 月 15 日《国民公报》载，宣汉西区人民"遭天灾瘟疫死亡颇多"[4]。夏月，巴中县志记载"疫疠大作，无虚户，往往全家死亡过半，至有室空人绝者，葬无棺木"。另据《四川省近五百年旱涝史料》记载，巴中，春饥冠全蜀，"夏瘟疫大作，死亡人数在十万以上"[5]。这是川东北疫病死亡人数最多的记载。

1926 年，巴中疟疾流行，"茶坝场乡有 600 余人死亡"[6]。2－3 月，云阳县九龙乡"春瘟"流行，"发病 2800 余人，死亡 200 多人"，该乡宝塔湾"秦为墨一家 18 人，死亡 7 人"[7]。旺苍县痢疾流行，"张家沟、冯家沟、金安、小安等地患者千余人"。7 月 7 日《国民公报》记载，垫江县痢疾流行，"有全家死绝者"[8]。

1927 年，云阳县黄石乡"麻疹"流行，"病 1700 余人，死亡 150 余人，张佩仁家 12 人死 11 人"[9]。同时天花流行，"患者五六百人，死亡达百分之八

1　四川省旺苍县志编纂委员会编纂：《旺苍县志》，成都：四川人民出版社，1996 年，第 522 页。

2　四川省苍溪县志编纂委员会编：《苍溪县志》，成都：四川人民出版社，1993 年，第 857 页。

3　云阳县卫生局编：《云阳县卫生志》，内部编印，1992 年，第 6 页。

4　四川医药卫生志编辑室编：《四川卫生史料·第 6 辑》，内部编印，1986 年，第 56 页。

5　四川医药卫生志编辑室编：《四川卫生史料·第 6 辑》，内部编印，1986 年，第 56－57 页。

6　四川省巴中县志编纂委员会编纂：《巴中县志》，成都：巴蜀书社，1994 年，第 860 页。

7　云阳县卫生局编：《云阳县卫生志》，内部编印，1992 年，第 6 页。

8　四川医药卫生志编辑室编：《四川卫生史料·第 6 辑》，内部编印，1986 年，第 57 页。

9　云阳县卫生局编：《云阳县卫生志》，内部编印，1992 年，第 6 页。

十"[1]。1927—1928 年，邻水县"霍乱大流行"[2]。据酆都县郑性忠医生回忆：该年"七八月份霍乱在酆都流行，我父亲郑腾方感染霍乱，呕吐腹泻、四肢厥冷，下腿抽筋，不到 24 小时死亡，时年 41 岁。流行时间约一月半，城内死亡二三百人，至八月下旬大雨后方停止流行"[3]。

1928 年，广元城内"麻脚症"流行，发病时患者剧烈呕吐、腹泻、四肢痉挛、抽搐等，从症状来看，当为霍乱流行，故发病快、死亡率高，几天内"死去 200 多人"，其中，王丕敏全家 6 人死去 3 人；宋玉成全家 3 人死去 1 人。[4] 秋，南充县大兴乡杨家老房子痢疾流行，1 个月内死亡 30 余人，杨昌寒家 5 人，死亡 4 人。[5] 城口县"黄溪河痢疾流行，患者三百多人，死亡百人以上，延三月余才止"[6]。

1929 年，据《国民公报》10 月 25 日报道，西充县、南部县"夏秋以来，患痢疾，多不能治"[7]。

1930 年，西充县内麻疹发病 644 人，死亡 27 人。[8] 南充县大兴乡冯家坡太平垭天花流行，杨全信家不到 10 天，死 3 个孩子。[9] 旺苍县旺苍坝（今洪江镇）伤寒流行，文昌街"有患者百余人，死亡 80 多人"[10]。开江县瘟疫大流行，"永兴乡廖家玉家 29 人，死亡 25 人"[11]。

1931 年，云阳县九龙乡麻疹流行，"患者 1800 余人，死亡 800 人"。阆中县千佛场痢疾流行，仁慈医院有药不卖，患者死亡 200 余人。[12] 2—5 月，南

1　四川医药卫生志编辑室编：《四川卫生史料·第 6 辑》，内部编印，1986 年，第 57 页。
2　四川省达县地区卫生防疫站编：《达县地区卫生防疫站志（1911—1985 年）》，内部编印，1992 年，第 196 页。
3　丰都县卫生志编纂领导小组编：《丰都县卫生志》，内部编印，1987 年，第 18 页。
4　广元市中区昭化区公所编：《昭化区志》，内部编印，1988 年，第 322—323 页。
5　四川省南充县志编纂委员会编纂：《南充县志》，成都：四川人民出版社，1993 年，第 783 页。
6　四川医药卫生志编辑室编：《四川卫生史料·第 6 辑》，内部编印，1986 年，第 57 页。
7　四川医药卫生志编辑室编：《四川卫生史料·第 6 辑》，内部编印，1986 年，第 57 页。
8　西充县志编纂委员会编：《西充县志》，重庆：重庆出版社，1993 年，第 753 页。
9　四川省南充县志编纂委员会编纂：《南充县志》，成都：四川人民出版社，1993 年，第 783 页。
10　四川省旺苍县志编纂委员会编纂：《旺苍县志》，成都：四川人民出版社，1996 年，522 页。
11　四川省开江县志编纂委员会编纂：《开江县志》，成都：四川人民出版社，1989 年，第 592 页。
12　四川医药卫生志编辑室编：《四川卫生史料·第 6 辑》，内部编印，1986 年，第 58 页。

江县小儿流行麻疹，大人流行斑疹伤寒，"死亡率约 30％，还有死绝户的"[1]。云阳县现莲花乡刘家坝一带伤寒流行，"约 160 人发病，死亡 30 人"[2]。宣汉县霍乱流行，疫情从南坝东阳溪开始，迅速蔓延全县，"仅南坝镇及附近农村死亡在千人以上"，"东洋溪 36 户人家，即有 108 人死亡"[3]。

　　1932 年，长江洪水泛滥，出现了全国性的霍乱大流行，"当时统计的100666 个病例中，死亡率高达 32％"[4]。临近川东北的陕西、湖北区域都出现了霍乱大流行，川东北各县霍乱、天花等流行的记载较多，且死亡人数非常多。是年夏，蓬安县原杨家乡顺河沟上半沟（现中华乡）天花流行，"发病200 余例，病死 90 余人"[5]。夏秋，宣汉霍乱又起，城区日死数人。边防军师长魏邦文也身染此疫，于 9 月 1 日丧生。[6] 渠县"临巴一地逾千人"染霍乱。[7] 云阳康乐、红狮等地麻疹流行，患病达 800 多人，死亡 600 余人。宣汉伤寒流行，"柏树乡一万余人病者三分之一"，死亡甚众，尸骨遍野，惨不忍睹。剑阁县伤寒流行，"沿川陕公路之城关、汉阳、武连、开封、金仙、白龙、汉口等区更甚。疫区达全县总面积百分之七十。先后患者共三万余人，死亡约三千人"[8]。1932 年 3 月，武胜疫病大作。[9] 成都中医学院（现成都中医药大学）副主任医师王祚久回忆酆都霍乱流行情况时说："1932 年夏霍乱大流行，我在重庆见霍乱严重，即返酆都，到大西门姑父家吃饭，姑父当天患霍乱，半日即亡。我曾见黄豆市一条街一天之内死亡 9 人。"[10]

1　四川省达县地区卫生志编辑室编：《达县地区卫生志（1911—1985 年）》，成都：四川文艺出版社，1990 年，第 151 页。

2　云阳县卫生局编：《云阳县卫生志》，内部编印，1992 年，第 7 页。

3　四川省宣汉县志编纂委员会编：《宣汉县志》，成都：西南财经大学出版社，1994 年，第 826 页。

4　成都市政协文史学习委员会编：《成都文史资料选编·教科文卫卷上·科教艺苑》，成都：四川人民出版社，2007 年，第 375 页。

5　张德培主编：《蓬安县卫生志》，蓬安县卫生志编志领导小组编印，1986 年，第 1 页。

6　四川省宣汉县志编纂委员会编：《宣汉县志》，成都：西南财经大学出版社，1994 年，第 826 页。

7　文世安总编辑，四川省渠县地方志编纂委员会编：《渠县志》，成都：四川科学技术出版社，1991年，第 749 页。

8　四川医药卫生志编辑室编：《四川卫生史料·第 9 辑》，内部编印，1986 年，第 22 页。

9　中国人民政治协商会议武胜县委员会文史资料委员会编：《武胜文史·第 7 辑·卫生专辑》，内部编印，2001 年，第 121 页。

10　丰都县卫生志编纂领导小组编：《丰都县卫生志》，内部编印，1987 年，第 18 页。

1933 年，开县、云阳、巫溪、广元等多县疫病大流行。开县发病率达 70％以上。秋，云阳县现红狮乡的朝阳、柳安、红狮、康乐等村，麻疹流行两月余，患者约 800 人，死亡 600 余人，康乐村一农民家 9 个小孩，全部死于此疾，这是目前川东北麻疹史料中，单一家庭儿童因麻疹死亡的最多纪录。同时，云阳县城及其附近农村，天花流行，40％的人家都有天花患者，死亡率占天花患者的 40％左右，花甲老人也有罹病致死者。[1] 年秋，巫溪白果乡痢疾流行，挨户患染，病者 1700 多人，死亡 320 余人。广元痢疾流行，据徐济川回忆：死尸遍地，"遂于宝轮场后挖万人坑埋葬。第一坑埋八百八十六人，第二坑埋八百六十八人，坑边立有石碑记其数"[2]。

1934 年，宣汉、南江、巫溪、城口、阆中、营山、广元、武胜等多县都有疫病爆发。据《国民公报》报道：春间，宣汉瘟疫大作，"无一家不害病，无一家不死人，总计全县一月内死于瘟疫者不下万人"。南江疫症流行，"发现死人坑一处约 300 人"[3]。巫溪县徐家乡伤寒流行，"患者一千六百余人，保队、花椒两地死亡二百人"。城口县老鸦口"鸡窝寒流行，总计死亡三百八十余人"[4]。苍溪、阆中、绥定时疫流行，"普光寺死者达数百人，苍阆十室九空"[5]。阆中县、苍溪县的交界区域，"瘟疫大行，死亡率达百分之八十"。营山县 2 至 7 月，"瘟疫从天池、安化、大庙、延天、新店等地蔓延至全县"。苍溪县"城郊、回水、槐树等地天花大流行，患者不下万人，死亡甚多"[6]，疫情严重的元山乡赵思田一家因"烂痘子"死绝。[7] 广元瘟疫流行，"每日死

1　云阳县卫生局编：《云阳县卫生志》，内部编印，1992 年，第 7 页。

2　四川省医药卫生编辑室编：《四川疫情年表·续（公元 280—1949）》，载四川医药卫生志编辑室编：《四川卫生史料·第 9 辑》，1986 年，第 22—23 页。

3　四川省达县地区卫生防疫站编：《达县地区卫生防疫站志（1911—1985 年）》，内部编印，1992 年，第 196 页。

4　四川医药卫生志编辑室编：《四川卫生史料·第 9 辑》，内部编印，1986 年，第 23 页。

5　四川医药卫生志编辑室编：《四川卫生史料·第 9 辑》，内部编印，1986 年，第 23 页。

6　四川医药卫生志编辑室编：《四川卫生史料·第 9 辑》，内部编印，1986 年，第 23 页。

7　四川省苍溪县志编纂委员会编：《苍溪县志》，成都：四川人民出版社，1993 年，第 857 页。

者，全县约计平均为六十多人"[1]。武胜县内瘟疫流行，仅县城周围乡里"就病死二千余人"[2]。

第三节　民国后期（1935—1949）川东北疫病流行情形

1935 至 1949 年间，四川的疫病情形可分为三个明显的阶段，即川政统一初期、全面抗战时期、新中国成立前夕。从全川实际来看，据 1939 年四川省政府秘书处称："四川省政府过去未设关于卫生行政机关，全省卫生行政事宜属于省民政厅第二科……至于县市之卫生事业则全川只有新都实验县已确立县单位制度。"[3] 据此可知，1939 年前川东北各县无专门卫生行政机构和公立医疗机构。1940 年，四川省政府发布的《县政府职掌分配》规定：县政府下设民政科，管理十一事项，其中第六项为卫生行政，各县公立卫生院也于1940 年后逐渐设立。卫生机构的设立是一大进步，其与疫情统计上报措施的实施，使原来各地零散的防疫事业，在形式上成为整体。这一时期受人口流动、环境污染、防疫不力等因素影响，疫病不但未停止，反而在流行规模与社会危害性上，较民国前期更大。

一、川政统一初期的疫病

1935 年川政统一，四川社会秩序日趋安定，全川社会事业亦有缓慢发展。各项卫生统计也逐渐开始，为全面了解疫病传播提供了较为丰富的资料。

1935 年春，营山县西桥乡天花"持续 5 个多月，患者 500 余人，死亡200 多人"，该乡第七保罗高楼全家 8 口人，6 人患天花，死亡 2 人。[4] 年秋，南充县金宝乡李家大院 85 人，患痢疾 73 人，死亡 23 人。吴文秀家 13 人，死

1　四川医药卫生志编辑室编：《四川卫生史料·第 9 辑》，内部编印，1986 年，第 23 页。
2　中国人民政治协商会议武胜县委员会文史资料委员会编：《武胜文史·第 7 辑·卫生专辑》，内部编印，2001 年，第 20 页。
3　四川省通江县卫生局编：《通江卫生志（1912—1985）》，内部编印，1988 年，第 14 页。
4　营山县卫生局编：《营山县卫生志》，内部编印，1989 年，第 27 页。

12 人。[1] 秋，青川县霍乱和疟疾先后流行，持续达半年之久，仅青溪一隅，半年内死亡百余人。[2] 宣汉疫病流行，患伤寒、麻脚瘟（霍乱）等病而死亡的的随处可见，七里乡至双河乡交通沿线路尸特多，城区及其周围收埋葬尸用的火匣一次就备置了 500 具。[3] 云阳县双江、黄石一带，"麻疹流行，发病约 2500 人，死亡 250 余人"[4]。3—4 月，云阳巴阳地区伤寒流行，"患者三千左右，死亡四百余人"；秋，云阳人和地区"痢疾流行，死亡约三百人"[5]。1935—1937 年，南部县升钟乡、阆中县思依场霍乱流行，有一家 9 口全部染疫死亡。蓬安昌周口镇霍乱流行，"300 人染病，10 天内死亡 70 余人"[6]。

1936 年大竹、开县、阆中、苍溪、梁山、万县、南江等县疫症流行。7 月大竹县霍乱大流行。[7] 阆中、苍溪霍乱流行，苍溪"城郊及七树、八庙子、马桑、东青、正水等地死亡不计其数"，梁山霍乱流行，"修机场民工一昼夜死二百余人"。秋，万县痢疾流行，"沙河子患者四百多人，死亡半数"[8]。开县各乡镇"时疫猖獗，蔓延城市，按日染疫死亡者，平均约三十人"[9]，3—8 月，开县郭家乡天花流行，仅长店坊有 90 多人患病，死亡率达 60％。[10] 南江"疫症流行，军民死亡不可胜数"[11]。

二、全面抗战时期的疫病

1937 年 7 月 7 日，日本发动卢沟桥事变，开始全面侵华。在中国共产党积极倡导与努力下，中国人民的全面抗战开始。全面抗战时期国民政府移都

1　四川省南充县志编纂委员会编纂：《南充县志》，成都：四川人民出版社，1993 年，第 783 页。

2　青川县卫生志编纂领导小组编：《青川县卫生志》，内部编印，1988 年，第 113 页。

3　四川省达县地区卫生防疫站编：《达县地区卫生防疫站志（1911—1985 年）》，内部编印，1992 年，第 196 页。

4　云阳县卫生局编：《云阳县卫生志》，内部编印，1992 年，第 8 页。

5　四川医药卫生志编辑室编：《四川卫生史料·第 9 辑》，内部编印，1986 年，第 23—24 页。

6　南充市志编纂委员会编：《南充市志（1707—2003）·中》，北京：方志出版社，2010 年，第 2193 页。

7　四川省达县地区卫生防疫站编：《达县地区卫生防疫站志（1911—1985 年）》，内部编印，1992 年，第 197 页。

8　四川医药卫生志编辑室编：《四川卫生史料·第 9 辑》，内部编印，1986 年，第 23—24 页。

9　四川医药卫生志编辑室编：《四川卫生史料·第 9 辑》，内部编印，1986 年，第 24 页。

10　四川省开县志编纂委员会编：《开县志》，成都：四川大学出版社，1990 年，第 498 页。

11　四川医药卫生志编辑室编：《四川卫生史料·第 9 辑》，内部编印，1986 年，第 24 页。

重庆形成的一系列社会变化，对于西部社会来讲，影响是多重的，如川渝地区人口数量迅速增加，人口流动愈加频繁，加之川东作为抗战前沿地区遭受日机大轰炸等，这一系列因素导致全面抗战时期成为川东北疫病流行的高发期。从记载来看，疫病波及范围渐广，疫病种类明显增多，部分地区致死率居高不下。

1937 年，四川春瘟流行，毙命者不计其数，以川东、川北最甚，重灾县份每日死 200 人左右，轻灾县份亦日死百余人。[1] 酆都县霍乱流行，来势凶猛，据当时在地方医院工作的梁顺文医生说："霍乱流行，势态严重，不少病人住院进行输液抢救，城内死亡不少。有时一天可见 30 多起抬丧的从地方医院门前经过。"郑性忠医生回忆当年霍乱流行时说道："城内每天有 10 多人死于该病，最多的一天出丧 48 起。由于天气炎热，尸体不能停放，有的晚上打着火把出丧，群众视虎列拉（霍乱）为猛虎，亲朋多避而远之。"[2] 云阳现黄石、云安一带痢疾流行，3000 余人发病，现双江、黄石一带天花流行，患者 900 余人，死亡 110 多人。[3] 5 月，奉节县东北乡痢疾流行，患者 2349 人，死亡 261 人。[4] 旺苍县胡子岩一带痢疾流行，延续 4 月之久，死亡 220 余人。南部县瘟疫大流行，死亡甚众，每户几无幸免。苍溪县瘟疫四起，遍及全县。夏，达县疫病流行。巫溪红岩新寨子痢疾流行，全寨 181 人，病者 105 人，死亡 64 人。[5] 城口县境内发生痢疾、天花，死亡 662 人。[6] 4－5 月，平昌县伤寒大流行，由于缺医少药，防治无门，民众死亡人数惊人。[7]

据 1937 年四川省抽样调查区域各种重要疾病死亡统计表数据：统计的区域有资阳、成都、万县、资中、璧山、新都、江巴等 7 地，包括的疾病有急性传染病、慢性传染病、其他疾病等，其中主要传染病有伤寒及类伤寒、天

1　四川医药卫生志编辑室编：《四川卫生史料·第 11 辑》，内部编印，1986 年，第 48 页。
2　丰都县卫生志编纂领导小组编：《丰都县卫生志》，内部编印，1987 年，第 18 页。
3　云阳县卫生局编：《云阳县卫生志》，内部编印，1992 年，第 8 页。
4　四川医药卫生志编辑室编：《四川卫生史料·第 11 辑》，内部编印，1986 年，第 48 页。
5　四川医药卫生志编辑室编：《四川卫生史料·第 11 辑》，内部编印，1986 年，第 48 页。
6　四川省城口县志编纂委员会编纂：《城口县志》，成都：四川人民出版社，1995 年，第 701 页。
7　平昌县卫生志编纂委员会编：《平昌县卫生志》，内部编印，1986 年，第 8 页。

花、赤痢、麻疹、霍乱、疟疾、猩红热、白喉、脑脊髓膜炎、狂犬病、斑疹伤寒等。总计因病死亡人数 2590 人，其中位于川东北的万县居于首位，总死亡人数达 1242 人（男 780 人，女 462 人），接近 7 地总数的一半，可见川东北区域疾病之严重。万县各类传染病死亡人数分别为：伤寒及类伤寒 84 人、天花 36 人、赤痢 48 人、麻疹 22 人、霍乱 18 人、疟疾 13 人、猩红热 14 人、白喉 6 人、脑脊髓膜炎 3 人、狂犬病 3 人……[1]

1938 年主要有霍乱、天花、麻疹等流行。霍乱与水体环境紧密相关，主要发生于沿渠江、嘉陵江两岸地区，如渠县霍乱流行，"县城河街及水上船民死亡 200 余人"[2]。苍溪县八庙乡安家湾临近嘉陵江，也发生霍乱，十天之内全乡各村均有发病。[3] 广元霍乱大流行，东坝九华岩，农民杨子兴全家 11 口，连续死亡 9 人，县城棺木售空。南充大通乡二保（阎王沟）54 户，352 人，患痢疾 24 人，疟疾 4 人，麻疹 26 人，其中陈春和家 4 人，死于痢疾 2 人、麻疹 1 人。[4] 巴中脑炎大流行，仅同偏乡联保染病者就达 480 人，死亡 190 余人，幸存者多有后遗症。[5] 云阳县现养鹿镇，麻疹大流行，患者达 1453 人。[6] 苍溪瘟疫，马家湾一次即死 130 余人。9 月，天花由奉节县城传至龙潭沱、寂静坝，染者约 400 人，死亡 280 人。[7] 1938—1939 年，邻水县死于霍乱、伤寒者就接近 1 万人。[8]

1939 年，川东北疫病种类较多，以霍乱最为严重，流行范围极广。南充霍乱大流行，县城和沿嘉陵江乡（镇）死亡 300 余人。[9] 年夏，蓬安县周口镇突发疑似霍乱病近千人，发病率为 28%，病死 80 余人。[10] 1939 年"酆都县卫

1　四川省政府编：《四川省概况》，内部编印，1939 年，第 8 页。

2　文世安总编辑，四川省渠县地方志编纂委员会编：《渠县志》，成都：四川科学技术出版社，1991 年，第 749 页。

3　四川省苍溪县志编纂委员会编：《苍溪县志》，成都：四川人民出版社，1993 年，第 857 页。

4　四川省南充县志编纂委员会编纂：《南充县志》，成都：四川人民出版社，1993 年，第 783 页。

5　四川省巴中县志编纂委员会编纂：《巴中县志》，成都：巴蜀书社，1994 年，第 860 页。

6　云阳县卫生局：《云阳县卫生志》，内部编印，1992 年，第 8 页。

7　四川医药卫生史料编辑室编：《四川卫生史料·第 11 辑》，内部编印，1986 年，第 50 页。

8　四川省邻水县地方志编纂委员会编：《邻水县志》，成都：四川科学技术出版社，1991 年，第 620 页。

9　四川省南充县志编纂委员会编纂：《南充县志》，成都：四川人民出版社，1993 年，第 783 页。

10　张德培主编：《蓬安县卫生志》，蓬安县卫生志编志领导小组编印，1986 年，第 2 页。

生调查情况"记载："本年流行之疟疾及霍乱症等，以第二区为普遍，死亡人数约占百分之一。"酆都飞龙镇联保主任黄汝嘉 1939 年 9 月向第二区署呈报称："呈为瘟疫流行，死亡甚巨，报请派员查救，以维民命。"[1] 南江县关坝石羊，东风两地有 70 多户人患霍乱，死亡 20 余人。[2] 夏秋两季，垫江县斜滩乡、杠家乡、曲尾乡，三乡死于霍乱的有 440 余人，同年 5 月，大沙镇霍乱流行，"凡染此疾病者，卧床不起，呻吟床褥，家家病夫，歇数茶水无人递，谷黄无人收，政务停滞，死亡枕藉，全镇六千人口，死于霍乱者一千余人，棺木售尽，抛尸荒野"，"哭嚣之声处处可闻，沿途新冢累累，举目可见"[3]。

此外，天花、伤寒、麻疹等也在局部流行，青川县青溪天花大流行，当地民众常言："得了天花真危险，不死也要成麻脸"，"蒲家沟 10 户人家 23 个小孩，患天花 15 人，死去 11 人"[4]。6—7 月，云阳县现黄石乡"疟疾流行，病 1700 余人"[5]。年秋，蓬安金溪乡伤寒流行，患者 400 余人，死亡 120 余人。[6] 阆中发现"冬瘟疫，有全家死亡者"[7]。

1940 年又是霍乱大爆发的一年。南部县升钟乡、金山场发生霍乱，迅速蔓延到阆中，后传至整个川北，致 35020 人死亡，占流行区总人口的 5%。[8] 据剑阁县、南部县、阆中县卫生科调查材料，剑阁全县霍乱大流行，"患者三四万人，死亡达二万余人"。阆中霍乱流行，"有全家死绝者"[9]。南充县"霍乱大流行，城内死亡数百人"[10]，有的全家发病无存一人。何逢古老医生半夜发病，凌晨即死于国医会馆内。全城棺材被抢购一空。

此外，天花仍在局部县份发病。云阳县现后叶镇廖家湾一带天花流行，

1　丰都县卫生志编纂领导小组：《丰都县卫生志》，内部编印，1987 年，第 19 页。
2　南江县卫生局编：《南江县卫生志》，内部编印，1984 年，第 12 页。
3　垫江县卫生志编纂领导小组编：《垫江县卫生志》，内部编印，1986 年，第 36—37 页。
4　青川县卫生志编纂领导小组编：《青川县卫生志》，内部编印，1988 年，第 113 页。
5　云阳县卫生局编：《云阳县卫生志》，内部编印，1992 年，第 9 页。
6　四川医药卫生志编辑室编：《四川卫生史料·第 11 辑》，内部编印，1986 年，第 50 页。
7　四川医药卫生志编辑室编：《四川卫生史料·第 11 辑》，内部编印，1986 年，第 50 页。
8　南充市志编纂委员会编：《南充市志（1707—2003）·中》，北京：方志出版社，2010 年，第 2193 页。
9　四川医药卫生志编辑室编：《四川卫生史料·第 11 辑》，内部编印，1986 年，第 51 页。
10　南充市医药卫生志编纂委员会编：《四川省南充市医药卫生志》，内部编印，1987 年，第 38 页。

患者 150 余人，死亡 30 余人。4 月，现江口镇一带麻疹流行，患病小孩 800 多人，死亡 100 余人。[1] 开县温泉、大进、正坝等地天花流行，据医者称，"患者为人口数的 40％，死亡人数亦为患者的 7％"[2]。营山县双河区天花患者 596 人，死亡 281 人。[3]

1941 年疫病区域较少，营山县安固乡天花患者 200 人，死亡 57 人。[4] 巫山伤寒、痢疾相续流行，病者 5000 人左右，死亡 400 余人。是年 6—9 月，奉节县城死于霍乱者近 600 人，当时县城居民不足 9000 人，有一户死二三人者。中正街谭宝福的两个儿子，同时发病，都在两天后死亡。[5]

1942 年秋，宣汉疫症流行，患霍乱而死者甚多，边远山区，人口稀散的白马、南坪等乡人口大量死亡。南坪乡患"高烧、发热、头痛、喜饮"者死亡率竟达 95％以上。县城"患霍乱而死的，日必数人"[6]。秋，蓬安全县城乡赤痢流行，仅周口镇发病 600 余例，县卫生院组织群众开展灭蝇活动。[7] 武胜县"麻疹在县境内流行"[8]。巫溪天花遍及城乡，城内患者 300 多人，死亡 200 余人，城外上磺亦死亡 200 余人。万县、云阳、奉节等地脑脊髓膜炎流行。剑阁霍乱流行于城关等 8 个乡镇，患者约 2450 人，死亡 1200 余人。[9] 1942—1944 年，巴中痢疾持续流行，始于清江、玉山，后蔓延全县，"仅清江乡就死亡 200 余人；玉山乡天官场发病 140 余人，死者逾半"[10]。

1943 年，广元"麻疹流行，四门出丧，县公安局统计死三百八十余人，闻之惊骇！"蓬安天花流行，"正源、金溪两乡患者即千余人，死亡三百余

1 云阳县卫生局编：《云阳县卫生志》，内部编印，1992 年，第 9 页。
2 开县卫生局编：《开县卫生志》，内部编印，1985 年，第 44 页。
3 营山县卫生局编：《营山县卫生志》，内部编印，1989 年，第 27 页。
4 营山县卫生局编：《营山县卫生志》，内部编印，1989 年，第 27 页。
5 政协奉节县委员会编：《奉节文史资料选辑·第 8 辑》，内部编印，2001 年，第 197 页。
6 四川省宣汉县志编纂委员会编：《宣汉县志》，成都：西南财经大学出版社，1994 年，第 826 页。
7 张德培主编：《蓬安县卫生志》，蓬安县卫生志领导小组编印，1986 年，第 2 页。
8 中国人民政治协商会议武胜县委员会文史资料委员会编：《武胜文史·第 7 辑·卫生专辑》，内部编印，2001 年，第 20 页。
9 四川医药卫生志编辑室编：《四川卫生史料·第 11 辑》，内部编印，1986 年，第 51 页。
10 四川省巴中县志编纂委员会编纂：《巴中县志》，成都：巴蜀书社，1994 年，第 860 页。

人"[1]。6—7月，云阳江口街上天花流行，50个小孩患病，死亡48人。[2] 秋，南充痢疾流行，患者600余人，死亡13.3%。同年国民党抓壮丁100余人，全部染患，死亡一半。[3]

1944年，巴中天花遍及全县，无数婴孩受害，八庙乡（今下八庙）中心小学教务主任雷民呈县政府文称："查本年天花，各地流行，死亡婴孩，可配三年壮丁……"[4] 南江14个乡麻疹大流行，1—6月死亡16281人，其中赤沙乡患者即万余人，死亡达2630人。[5] 夏，通江县瘟疫流行，尤以霍乱为甚。云阳县，冬至次春，天花流行，十死八九，"单城区死者即不下八九百之众，悲儿啼女，不忍睹闻"。剑阁麻疹流行，"三月内死亡小孩约万人"[6]。

1945年，全川发生了历史上最为严重的一次霍乱，全川90余县发生霍乱。1—9月，开江县霍乱流行，40天内发病30人，死亡17人。7月20日至9月20日，大竹县霍乱流行，发病1207人，死亡500人。7月，云阳县城万寿寺一带霍乱流行，每天均有人死亡。高阳乡五星村一带麻疹流行，"400多人患病，死亡180多人。村民牟之良一家死亡9人"[7]。8月，南充县遭洪水，霍乱发病60余人，死亡40余人。[8] 4—6月，渠县全县霍乱死亡284人。[9]

本年另有麻疹、天花等流行。南江县城麻疹大流行，从东门至西门上百户人家的小孩患麻疹，不治而死者不计其数。[10] 8月上旬，开县东里的清江流域脑膜炎流行，至10月患者日益增多，仅温泉乡的县坝一地，有患者600余

---

1 四川医药卫生志编辑室编：《四川卫生史料·第11辑》，内部编印，1986年，第51页。
2 云阳县卫生局编：《云阳县卫生志》，内部编印，1992年，第9页。
3 四川医药卫生志编辑室编：《四川卫生史料·第11辑》，内部编印，1986年，第52页。
4 四川省巴中县志编纂委员会编纂：《巴中县志》，成都：巴蜀书社，1994年，第860页。
5 四川省达县地区卫生志编辑室编：《达县地区卫生志（1911—1985）》，成都：四川文艺出版社，1990年，第151、157页。
6 四川医药卫生志编辑室编：《四川卫生史料·第12辑》，内部编印，1987年，第64页。
7 云阳县卫生局编：《云阳县卫生志》，内部编印，1992年，第10页。
8 南充市志编纂委员会编：《南充市志（1707—2003）·中》，北京：方志出版社，2010年，第2193页。
9 文世安总编辑，四川省渠县地方志编纂委员会编：《渠县志》，成都：四川科学技术出版社，1991年，第749页。
10 四川省达县地区卫生防疫站编：《达县地区卫生防疫站志（1911—1985年）》，内部编印，1992年，第197页。

人，虽经救治，仍有 50 多人死亡。[1] 11 月，宣汉峰城、下八、南坝等 14 乡（镇）天花流行，死亡 24 人。[2]

三、新中国成立前夕的疫情

这一时期正值抗战胜利后，百废待兴之际，然国民党反动派大肆搜刮民财、广抓壮丁，积极筹备内战，忽视了民生事业，在抗战中初步建立起的卫生事业整体上停滞不前。各地卫生院经费不断削减，人员不断减少，国民政府还都南京后，大量的医疗卫生机构和人员也随之东迁，削弱了卫生应对力量。各类传染病呈高发态势，天花、霍乱、麻疹等主要传染病死亡率依旧较高。卫生防疫事业处于半停滞状态，仅有部分县能妥善为政，关怀民生，积极防疫。

1946 年 3 月，云阳县现莲花一带麻疹流行，死 30 余人。[3] 阆中水观一保、千佛望垭等地痢疾流行，死亡 312 人。[4] 达县伤寒、霍乱流行，死伤人数为 130 余人。[5] 天花由南部传至阆中县柏垭区，死亡率 50％。[6]

1947 年，阆中凤鸣、枣碧等乡霍乱流行。[7] 年春，南充发生过一次较大流行性脑脊髓膜炎。[8] 邻水县九龙、坛同流行天花，有 800 多人患病，70 多人死亡。[9]

1948 年，苍溪县城厢镇天花大流行。[10] 另有记载，苍溪县各种传染病交

1　开县卫生局编：《开县卫生志》，内部编印，1985 年，第 44 页。

2　四川省宣汉县志编纂委员会编：《宣汉县志》，成都：西南财经大学出版社，1994 年，第 826 页。

3　云阳县卫生局编：《云阳县卫生志》，内部编印，1992 年，第 10 页。

4　四川省阆中市地方志编纂委员会编纂：《阆中县志》，成都：四川人民出版社，1993 年，第 768 页。

5　达县市卫生志编纂领导小组编：《达县市卫生志》，内部编印，1987 年，第 6 页。

6　四川医药卫生志编辑室编：《四川卫生史料·第 12 辑》，内部编印，1987 年，第 65 页。

7　四川省阆中市地方志编纂委员会编纂：《阆中县志》，成都：四川人民出版社，1993 年，第 767 页。

8　南充市医药卫生志编纂委员会编：《四川省南充市医药卫生志》，内部编印，1987 年，第 41 页。

9　四川省邻水县地方志编纂委员会编：《邻水县志》，成都：四川科学技术出版社，1991 年，第 620 页。

10　四川省苍溪县志编纂委员会编：《苍溪县志》，成都：四川人民出版社，1993 年，第 857 页。

错流行，患者 11360 人，死亡 1240 人。[1] 2 月，开县"温泉、和谦、清坪等地流行脑膜炎，持续两月余，患者小儿为多"，"100 余人染天花，死于天花 70 人左右"[2]。

1949 年，云阳县黄堆、双河、桂花、万家村一带，天花流行，病 50 余人，死 10 余人。[3] 年春，万县龙驹场天花流行，患者 515 人，死亡 215 人。[4]

第四节　民国时期川东北疫病的危害

民国时期，疫病广泛流行，在时间上各类传染病持续不断，在空间上覆盖了川东北各地，给人民生命健康和社会秩序带来严重危害。

第一，导致大量人口死亡。

纵观全球疫病史，每次传染病的大流行，都会有人口大量死亡。最为典型的就是中世纪欧洲的黑死病流行，从 1347 年至 1351 年，整个西方世界失去了大约 3500 万人口，[5] 几乎给人类带来毁灭性的打击。而在南京国民政府于 30 年代初期所做的八大主要城市人口死因的 27 项调查统计中，疫病造成的死亡率也很高。其中 13 种疫病造成的人口死亡率竟达 22.92%。[6] 这仅仅是城市的死亡率统计，农村死亡率往往更高。民国时期的川东北地区，疫病流行也导致了大量人口死亡，其死亡往往以聚落为单位，如村庄、院坝、家庭等。前文疫病概况部分已有述及，在此仅举几例。

巫山县河梁区的伤寒、痢疾流行较为频繁，1940—1941 年，河梁区原属抱龙、石碑、培石三个乡伤寒、痢疾相继大流行，遍及全区范围。从 1940 年 9 月开始至 1941 年 9 月止，连续一年时间，发病人数达 5000 人左右，约有

1　四川医药卫生志编辑室编：《四川卫生史料·第 12 辑》，内部编印，1987 年，第 66 页。

2　开县卫生局编：《开县卫生志》，内部编印，1985 年，第 44 页。

3　云阳县卫生局编：《云阳县卫生志》，内部编印，1992 年，第 11 页。

4　四川医药卫生志编辑室编：《四川卫生史料·第 12 辑》，内部编印，1987 年，第 67 页。

5　[美] 约瑟夫·P. 伯恩著，欧阳瑾译：《黑死病下的日常》，上海：上海社会科学院出版社，2023 年，第 5 页。

6　国民政府主计处统计局编：《中华民国统计提要》，上海：商务印书馆，1936 年，第 379—386 页。

400多人死亡。该地区当时总人口约25000人，1940年至1941年6月患伤寒的人数竟达4250人之多，以培石、石碑、青石、龙卧、鸡冠、么站、向阳、阳坡以及国民党驻青石的海军和炮二连等处最为严重，仅培石发病500多人，死亡50多人。阳坡的樊家梁子，5户人家共20多人，疫后仅剩7人；樊明春全家3人全部死光。贺家坪向启绪全家11人死亡8人，腊月二十九日一天死了3人，竟无人埋葬。继伤寒流行后，该地区从6月又爆发了持续3个月的痢疾，最严重的是培石、青石等长江沿岸一带，病发人数500多人，死亡100多人。国民党驻青石炮二连100多人，患病死亡达40多人。[1]

再以城口县北屏乡疫情为例，1914年城口全县痢疾流行，北屏乡4000多人，发病人数达1500余人，约占总人口的三分之一，死亡人数占总人口12％，约有15户全家死光的，此情此景，路人都不忍见闻。然而政府官员并不组织抢救与防疫，把人民生命置之度外，对病患毫不关心，反而勒索税捐以饱私囊。1934年乡民复感染鸡窝寒，发病者百无一愈，总计死亡了380多人，[2] 全家死光者亦有10户左右。县政府置之不理，既不设法救济，也不组织医药救助，视民命如草芥，导致死亡极多。

巫溪县白果乡是痢疾流行重灾区，死亡人数众多。1933年7—8月，挨家挨户感染痢疾，患病人数达1700多人。政府不采取任何措施，仅有少数有钱的人找医生求治，大多数无钱求医的，只有听天由命，因此，死亡人数很多，流行两个多月就死亡320多人。据时人回忆：当时患痢疾死去的人到处都看得到，白果乡和平社朱显兰一家17个人，患痢疾就死去13个。有一个病人叫周成文（男51岁）滚到粪坑里死了；又有一个病人叫周先荣（男47岁）死在床铺上都烂了，还无人收尸；有的死了无人埋葬，情景非常凄惨。[3]

天花严重时，除了致死外，治好的患者也往往出现麻脸、瞎眼等身体缺

1　何汉成：《巫山县河梁区伤寒、痢疾流行情况》，四川医药卫生志编辑室编：《四川卫生史料·第1辑》，1985年，第14页。

2　袁翘先口述，彭南坪记录：《城口县北屏乡疫情拾零》，载四川医药卫生志编辑室编：《四川卫生史料·第1辑》，1985年，第14页。

3　《巫溪县白果乡之痢疾》，载四川医药卫生志编辑室编：《四川卫生史料·第1辑》，1985年，第18页。

陷。1942 年春季，巫溪县突然发生天花（当地多称为"烂痘子"病），中医诊断为"疫痘"[1]。城内染病者估计有 300 多人，城内没有医院，政府也无措施，流行一个多月时间，大约有 200 人因本病死亡。在群众中流行有"病者十死七八"的说法。胡代恒家有 7 个孩子，其中 3 个小孩得了疫痘都死了；李善英当时得了此病经治愈后留下了满脸的"麻子"，她的一个小孩也是那时得疫痘死的；陈德寿的小孩就是因那次得病而成了盲人。据医生回忆：疫情严重时，街上药铺全天忙于抓药，到处都可听见哭声，乡民死亡的消息频频传来，多的一天有十几架棺材出丧。[2]

云阳县疫病流行，广大贫苦群众无钱求医，"常见妻埋其夫，父葬其子，新坟垒垒（累累），相向而泣"[3]。

在疫病传播中，与发病者接触的人员风险极大，往往最易染疫。1936 年，广安石河乡陈功甫、李四娘患霍乱死去，帮忙埋葬的人不少也染上此病，据老者回忆，"先后死去 20 余人"[4]。1946 年 7 月，仪陇县保平宋家坝，高家金兄弟两家患痢疾，7 天病死 4 人。在办丧事时，为其帮忙的吴光华、曹声荣染病回家后，痢疾随之流行到吴家湾、曹家坝。致吴家湾 8 户患病，死 13 人，曹家坝 12 户病死 23 人。[5]

第二，导致城乡社会一片萧条。

疫病始终是人类发展所要面对的障碍，除了直接带来人口大量死亡外，还会导致社会萧条。大面积的疫病往往导致路无行人、交通中断、商贾歇业，一些地方正值农忙，以致耽误播种、收获等农事。

1939 年，酆都霍乱流行，"有时医生皆病，无人治疗者，以致田荒地芜"，"商场萧条，长途少担力之辈……至于最近死亡者，日以十计，枋木（棺材）无从买到，改用篾凉席掩埋。甚至有邻居皆病，毙朽未葬者。种种惨状，言

1　结合"烂痘子"的症状及较高的死亡率看，"烂痘子"应指天花。
2　李伯川、杜召贤、李善英口述，蔡忠伦整理：《巫溪县 1942 年天花大流行》，载四川医药卫生志编辑室编：《四川卫生史料·第 1 辑》，1985 年，第 19 页。
3　云阳县卫生局编：《云阳县卫生志》，内部编印，1992 年，第 1 页。
4　四川省广安县志编纂委员会编纂：《广安县志》，成都：四川人民出版社，1994 年，第 713 页。
5　四川省仪陇县志编纂委员会编：《仪陇县志》，成都：四川科学技术出版社，1994 年，第 752 页。

之痛心，挽救无方……事实昭然，并非危言耸听"[1]。

1935年秋，青川县霍乱和疟疾接踵而来，从青溪蔓延至桥楼、三锅、薅溪一带，方圆百余华里，持续半年之久。县城附近南河坝5户农家死者7人，游氏5口无一活命，杨家院杨家8口，被病魔夺去生命5人，徐家坝周乐生、张清云两家11人，5天内4人丧命。当时，城内十几名中医，日夜应诊，无济于事。这次疫情来势凶猛，流行迅速，并发症多，尤其是老年人和儿童，一经染病多难幸免，闹得人心惶惶，"家家有僵尸之痛，室室有号啕之哀"[2]，目睹者无不触目惊心，"行人视为畏途，商贾绕道而行"，仅青溪一隅，半年内死亡百余人。

1937年春末夏初，平昌县伤寒病大流行，据坦溪乡当时身临其境的老医生吴光延回忆说：1937年农历三月至五月，整整三个多月的时间，诊断的都是寒症病，初、复诊达万人次以上，有些大院几乎全家病倒在床，确实没有炊烟的景象。当时正是收麦、栽秧的季节，田间无人出工，到处一片寂寞。真是"千村霹雳人遗失，万户萧疏鬼唱歌"的情景。这次伤寒病大流行，估计死亡人数占发病人数的70%左右。[3]

1941年，奉节县霍乱流行期间，"街上行人稀少，饭店大多停业，上下船只不在奉节停靠"[4]。

第三，引起民众长期恐慌。

长期处于疫病的威胁之中，目睹家人、亲人、邻居因疫病死亡，民众的恐慌情绪随之而生，疫病的巨大威胁深深地印在他们的心中。在一些地区，传染病成为民间永久的记忆，产生了很多关于疫病的民间谚语、民谣，四川各地都有关于天花、麻疹的谚语，如"麻痘关，铁门槛"，"只见娘怀胎，不见儿成人"。

忠县石宝乡因多年疟疾严重，被称为"疟疾之乡"，当时流传着这样一首

1 丰都县卫生志编纂领导小组编：《丰都县卫生志》，内部编印，1987年，第19页。
2 青川县卫生志编纂领导小组编：《青川县卫生志》，内部编印，1988年，第113页。
3 平昌县卫生志编纂委员会编：《平昌县卫生志》，内部编印，1986年，第15页。
4 政协奉节县委员会编：《奉节文史资料选辑·第8辑》，内部编印，2001年，第198页。

民谣："谷子黄，病倒床，闷头摆子似虎狼，十有八九把命丧，弃家携眷奔他乡，田园荒芜炊烟少，苦难日子何时了！"[1]

苍溪县天花每年时有发生，两三年流行一次，在群众中流传着："天行痘子真危险，不死也要成麻脸；眼瞎耳聋脱层皮，终身残疾实在惨。"[2]

青川县民众对传染病的发病还进行了时间上的概括，如青川民谣所云："正二三春瘟伤，四五六天花出，七八九摆子抖，十冬腊伤寒发。"[3] 这首民谣正是对昔日青川全年瘟疫流行的写照。

巴中县传染病、地方病时刻威胁着民众生活，当时有首民谣："麻痘关，铁门槛，活下来成了大麻脸；□黄病（钩虫病），周身软，痢疾摆子难磨缠；还有产候（待产）更危险，任凭巫婆胡乱言。"[4]

平昌县关于天花流行，民间有句俗谚："小儿能过痘麻关，十个不过二至三。"关于伤寒流行，民间流传："寒老二真是寒，一人得病十人传，不到三七二十一，家家户户不冒烟。"[5]

1　四川省忠县卫生志编辑组编：《忠县卫生志》，内部编印，1984年，第83页。
2　王鹏辉主编：《苍溪县卫生志》，四川省苍溪县卫生局编印，1988年，第70页。
3　青川县卫生志编纂领导小组编：《青川县卫生志》，内部编印，1988年，第113页。
4　巴中县卫生局卫生志编写组编：《巴中县卫生志》，内部编印，1989年，第199页。
5　平昌县卫生志编纂委员会编：《平昌县卫生志》，内部编印，1986年，第15页。

第二章　民国时期川东北疫病的特征

第一节　县域疫病流行的时间特征

无论从川东北整体情况看，还是从每个县的具体情况来考察，疫病的流行均有一定的时间规律，对此进行分析，有助于了解民国时期川东北各县区域内的主要疫病与发病情况。本节结合地方志、档案、回忆资料等多方文献，力求全面而真实地展现民国时期各县疫病情形。

广元：10 次霍乱流行，8 次伤寒流行，死者各达千人，13 次麻疹流行。有明确记载的有：1916 年霍乱、痢疾、伤寒等，1923 年春瘟，1925 年霍乱，1928 年霍乱，1933 年痢疾，1934 年瘟疫，1940 年霍乱，1943 年麻疹，1945 年霍乱等流行，计有 9 个年份有疫病流行。

青川：1928 年痢疾，1935 年霍乱、疟疾，1939 年天花，1940 年伤寒，1946 至 1948 年天花和伤寒等流行。

剑阁：疫病以霍乱、伤寒为主。1919 年 8 至 9 月、1940 年 5 至 8 月、1942 年 7 月出现 3 次霍乱流行，其中 1919 年霍乱死亡达 13800 人。1931—1935 年伤寒大流行，以 1932 至 1933 年为流行高峰，死亡 3000 余人。

旺苍：1924 年天花、伤寒，1925 年伤寒，1926 年痢疾，1930 年伤寒，1937 年痢疾，1942 年霍乱，1945 年霍乱等，先后发生"疫病 6 次，每次死亡人数上千"[1]，以 1925 年、1930 年伤寒大流行较为严重。

苍溪：先后有 1914 年伤寒，1916 年霍乱、赤痢、伤寒、痘疮、疹热、猩红热、白喉症、黑死病，1920 年霍乱，1925 年伤寒，1934 年天花，1936 年

1　四川省旺苍县志编纂委员会编纂：《旺苍县志》，成都：四川人民出版社，1996 年，第 522 页。

霍乱，1937年瘟疫，1938年霍乱，1948年天花等，计9个年份有疫病流行，疫病种类共计10种。其中1916年有记载的死亡数达1041人。

昭化：先后有1916年霍乱、赤痢、伤寒、痘疮、疹热，1920年伤寒，1940年霍乱等疫病流行，其中1916年疫病死亡达2622人。

巴中：有伤寒、霍乱、疟疾、痢疾、天花等疫病困扰，1921年天花，1924年伤寒，1938年脑炎，1942－1944三年间的痢疾，1944年天花，以上6个年份有疫病流行。以1924年最为严重，该年伤寒流行，"全县死亡万人以上"[1]，茶坝乡疫病流行多次。

通江：先后有1916年霍乱、赤痢、伤寒、痘疮、疹热、猩红热、白喉症、黑死病，1937年瘟疫，1944年霍乱等流行，其中1916年最为严重，各类疫病死亡达24060人。

南江：各地有麻疹、天花、疟疾、痢疾、霍乱、肝炎、流脑、流感等流行，1920年天花、流感流行，次年天花、霍乱大肆流行，1931年小儿流行麻疹，大人流行斑疹伤寒，1934－1935年连续两年"疫症流行"，1944年麻疹流行。从记载来看，以1944年最为严重，该年南江全县14个乡麻疹大流行，"1－6月死亡16281人"，其中"赤沙乡患者即万余人，死亡达2630人"[2]。

平昌：1915年秋季霍乱，1924年瘟疫，1929年天花，1937年4－5月伤寒大流行。

阆中：1916年霍乱、赤痢、伤寒、痘疮、疹热、猩红热、白喉症、黑死病，1920年霍乱、伤寒，1921年痢疾，1924年瘟疫，1931年痢疾，1934年瘟疫，1936年霍乱，1939年冬瘟疫，1940年霍乱，1946年痢疾、天花，1947年霍乱等流行，总计11个年份有疫病流行，其中1916年、1920年、1940年极为严重，1916年各类疫病死亡达1777人，1920年霍乱流行3个月，死亡达千余人。

南部：1916年霍乱、赤痢、伤寒、痘疮、疹热、猩红热、白喉症、黑死

1　四川省巴中县志编纂委员会编纂：《巴中县志》，成都：巴蜀书社，1994年，第860页。
2　四川省达县地区卫生志编辑室编：《达县地区卫生志（1911－1985）》，成都：四川文艺出版社，1990年，第151、157页。

病，1919 年霍乱，1929 年痢疾，1935—1937 年霍乱，1940 年霍乱，其中
1916 年死亡达 4210 人。

西充：1916 年霍乱、赤痢、伤寒、痘疮、疹热、猩红热，1920 年霍乱、
痢疾、天花、麻疹，1929 年痢疾，1930 年麻疹，1936 年痢疾。共计 5 个年份
发生疫病，以 1916 年、1920 年最为严重，1916 年各类疫病死亡 2838 人，
1920 年发病 23349 人，死亡 1897 人。

仪陇：1916 年霍乱、赤痢、伤寒、痘疮、疹热、猩红热、白喉症、黑死
病，1933 年天花，1935 年流感，1936 年痢疾，1942 年天花，1945 年麻疹。
其中 1916 年最为严重，死亡达 1133 人。

营山：1916 年霍乱、赤痢、伤寒、痘疮、疹热、猩红热、白喉症、黑死
病，1918—1919 年天花，1920 年伤寒，1934 年瘟疫，1935 年天花，1940 年
天花，1941 年天花、疟疾，1942 年疟疾、伤寒，1943 年伤寒，1944 年疟疾，
1946 年疟疾等流行。主要发生天花、伤寒、疟疾等疫病，以天花为主，
1918—1919 年、1935 年、1940 年、1941 年等 5 个年份均有天花流行。1916
年死亡达 2874 人。

南充：1916 年霍乱、赤痢、伤寒、痘疮、疹热、猩红热、白喉症、黑死
病，1928 年痢疾，1930 年天花，1935 年痢疾，1938 年痢疾、疟疾、麻疹，
1939 年霍乱，1940 年霍乱，1943 年痢疾，1945 年霍乱，1947 年脑脊髓膜炎
等流行。1916 年死亡达 4339 人。

蓬安：1916 年霍乱、赤痢、伤寒、痘疮、疹热，1932 年天花，1939 年霍
乱、伤寒、流感，1942 年赤痢，1943 年天花，1945 年霍乱、痢疾，1946 年
脑脊髓膜炎等流行。1916 年死亡 4422 人。据 1942 年卫生院工作报告记载：
全县 34 个乡镇，人口 353996 人，嘉陵江经县境约 120 里，每年夏令地方性
赤痢蔓延，全境因赤痢死者占全部死亡数约 1/10。故而地方传染病虽多，但
以赤痢为较严重疫病。[1]

1　民国蓬安县卫生院：《蓬安县卫生院三十一年度工作报告》，四川省档案馆藏，档号：民 113-01-
　0447。

达县：城区霍乱、天花常有发生，麻疹、痢疾、疟疾年年流行。1920—1946 年，疫病大流行 7 次，其中霍乱爆发 5 次，爆发年份分别为 1920、1929、1939、1943、1945 等 5 个年份。1920 年最为严重，多种疫病同时爆发，达县"死于霍乱 1.58 万人，赤痢 1.67 万人，伤寒 2.53 万人"[1]。

万源：1916 年霍乱、赤痢、伤寒、痘疮、疹热，1939 年霍乱等流行。1916 年疫病死亡达 3040 人。

宣汉：1916 年霍乱、赤痢、伤寒、痘疮、疹热、猩红热、白喉症，1920 年瘟疫，1925 年瘟疫，1931 年霍乱，1932 年霍乱、伤寒，1933 年瘟疫，1934 年瘟疫，1935 年伤寒、霍乱，1939 年霍乱，1942 年霍乱，1945 年霍乱、天花，1947 年天花等流行，1916 年疫病死亡达 9125 人。

渠县：1916 年霍乱、赤痢、伤寒、痘疮、疹热，1922 年霍乱，1932 年霍乱、麻疹，1935 年赤痢、伤寒、流行性感冒、疟疾，1938 年霍乱，1942 年白喉，1945 年霍乱，霍乱为最频繁疫病，民国时期流行 10 余次，以 1932 年最为严重，临巴一地逾千人染病。[2]

开江：1916 年霍乱、赤痢、伤寒、痘疮、疹热、猩红热、白喉症、黑死病，1930 年瘟疫，1945 年霍乱，历次疫病总体上"死亡占患者的 60% 以上"[3]，1916 年死亡达 3079 人。

开县：民国时期大的传染病流行 9 次，分别是 1916 年的霍乱、痢疾、伤寒；1918 年 2—5 月流行性感冒；1921 年末至次年春的天花；1933 年 9—10 月的流行性感冒；1935 年的流行性感冒；1936 年、1940 年的天花；1945 年的脑膜炎；1948 年的天花、流行性感冒。以 1916 年的霍乱、痢疾、伤寒危害最大，发病 26196 人，死亡 13837 人，1936 年、1940 年天花波及较广。[4]

大竹：1916 年霍乱、赤痢、伤寒、痘疮、疹热、猩红热、白喉症、黑死

1　达县市地方志工作委员会编：《达县市志》，成都：四川人民出版社，1994 年，第 634 页。

2　文世安总编辑，渠县地方志编纂委员会编：《渠县志》，成都：四川科学技术出版社，1991 年，第 749 页。

3　四川省开江县志编纂委员会编纂：《开江县志》，成都：四川人民出版社，1989 年，第 592 页。

4　四川省开县志编纂委员会编：《开县志》，成都：四川大学出版社，1990 年，第 498 页。

病，1936 年霍乱，1937 年天花，1942 年霍乱、白喉，1945 年霍乱等流行，以 1916 年最为严重，各类疫病死亡达 8935 人。

广安：1916 年霍乱、赤痢、伤寒、痘疮、疹热、白喉症，1939 年霍乱，1941 年霍乱，1942 年霍乱等流行，其中 1916 年各类疫病死亡达 4523 人。

邻水：1916 年霍乱、赤痢、伤寒、痘疮、疹热、猩红热、白喉症、黑死病，1927—1928 年霍乱，1938—1939 年霍乱、伤寒，1942 年霍乱，1943 年天花、白喉、猩红热、霍乱、伤寒、斑疹伤寒、赤痢、流行性脑膜炎、回归热、疟疾，1945 年霍乱，1947 年天花等疫病流行，其中 1916 年各类疫病死亡达 3211 人。

武胜：1916 年霍乱、赤痢、伤寒、痘疮、疹热、猩红热、白喉症、黑死病，1932 年瘟疫，1934 年瘟疫，1936 年瘟疫，1942 年麻疹，1943 年瘟疫，1945 年霍乱，1949 年痢疾等流行。以 1916 年和 1934 年比较严重，1916 年死亡 4758 人，1934 年病死 2000 余人。

岳池：1916 年霍乱、赤痢、伤寒、痘疮、疹热、猩红热、白喉症，1917—1918 年霍乱，1939—1942 年霍乱，1944—1946 年霍乱，1948 年伤寒、赤痢、白喉、脑脊髓膜炎。其中 1916 年死亡达 3485 人，1917—1918 年全县霍乱流行，日致死百人以上，疫情持续半年之久。

万县：1916 年霍乱、赤痢、伤寒、痘疮、疹热、猩红热、白喉症、黑死病，1919 年霍乱，1920 年霍乱，1922 年天花，1923 年麻疹，1932 年疟疾、霍乱，1936 年伤寒、痢疾，1937 年伤寒及类伤寒、天花、赤痢、麻疹、霍乱、疟疾、猩红热、白喉、脑脊髓膜炎、狂犬病，1939 年脑膜炎，1940 年霍乱，1942 年脑脊髓膜炎，1945 年霍乱、脑脊髓膜炎、鼠疫、伤寒、斑疹伤寒、痢疾、疟疾，1947 年疟疾，1948 年天花等流行，以霍乱、伤寒、疟疾等最为严重。1916 年死亡达 1455 人。

巫山：1916 年霍乱、赤痢、伤寒、痘疮、疹热、猩红热、白喉症、黑死病，1919 年鸡窝寒，1936 年伤寒，1940 年霍乱、伤寒、痢疾，1941 年伤寒、痢疾，1945 年霍乱，以伤寒、痢疾流行面广，死亡率高。1916 年死亡 989 人。

巫溪：1916 年霍乱、赤痢、伤寒、痘疮、疹热，1918 年天花，1920 年天花、霍乱，1931 年天花，1933 年痢疾，1934 年伤寒，1935 年麻疹，1937 年痢疾，1941 年天花、脑脊髓膜炎，1942 年天花，1945 年霍乱等流行，其中 1916 年死亡达 2759 人。

城口：1914 年痢疾，1916 年霍乱、赤痢、伤寒、痘疮、疹热、猩红热、白喉症，1928 年痢疾，1934 年鸡窝寒，1937 年痢疾、天花，1945 年鸡窝寒，其中 1916 年死亡达 2759 人。

奉节：1913 年天花，1916 年霍乱、赤痢、伤寒、痘疮、疹热、白喉症、1918 年痢疾，1920 年霍乱，1921 年瘟疫，1936 年伤寒，1937 年痢疾，1938 年天花，1940 年霍乱、鸡窝寒，1941 年霍乱，1942 年霍乱、脑脊髓膜炎，1943 年炭疽，1945 年霍乱，1949 年麻风病等流行，共计 14 个年份有疫病。其中 1916 年各类疫病死亡达 4443 人。

云阳：1916 年霍乱、赤痢、伤寒、痘疮、疹热、猩红热，1917 年痢疾、伤寒，1919 年春瘟，1920 年麻疹、天花，1921 年春瘟，1925 年天花，1926 年春瘟，1927 年麻疹、天花，1930 年痢疾，1931 年麻疹、伤寒，1933 年麻疹、天花，1935 年麻疹、伤寒、痢疾，1937 年痢疾，1938 年麻疹，1939 年疟疾，1940 年天花，1942 年脑脊髓膜炎，1943 年天花，1944 年天花，1945 年霍乱，1946 年麻疹，1949 年天花。麻疹是县境内流行次数最多，流行面最广，死亡率较高，严重危害儿童健康的一种传染病。1916 年死亡达 1141 人，县内九龙乡疫病流行多次，最为严重。

梁山：1914 年痢疾，1916 年霍乱、赤痢、伤寒、痘疮、疹热、猩红热、白喉症、黑死病，1920 年时疫，1925 年霍乱，1936 年霍乱，1937 年天花，1940 年霍乱，1945 年霍乱，其中 1916 年各类疫病死亡达 4630 人。

垫江：1914 年痢疾，1916 年霍乱、赤痢、伤寒、痘疮、疹热、猩红热、白喉症、黑死病，1926 年痢疾，1939 年霍乱，1941 年天花、伤寒、副伤寒，1942 年痢疾，1944 年疟疾，1945 年鼠疫、霍乱、天花、脑脊髓膜炎、白喉、痢疾、伤寒、斑疹伤寒、猩红热、疟疾，1946 年麻疹、疟疾、痢疾，1916 年死亡达 7991 人，为死亡最多年份，单一疫病以 1939 年霍乱危害最大。

忠县：1912 年疟疾，1914 年痢疾，1918 年麻疹、伤寒、天花，1924 年疟疾，1937 年伤寒，1938 年瘟疫，1939 年霍乱，1940 年霍乱，1940—1941 年疟疾，1942 年霍乱、疟疾，1943 年疟疾、疥疮，1944 年疥疮，1945 年霍乱，1946 年痢疾，1947 年疟疾，1948 年疟疾，1949 年疟疾。计有 17 个年份发生疫病，以疟疾、霍乱最具危害，1916 年各类疫病死亡达 4097 人。

酆都：1916 年霍乱、赤痢、伤寒、痘疮、疹热、猩红热、白喉症、黑死病，1916 年死亡 5352 人。此后 1919 年天花，1927 年霍乱，1932 年霍乱，1937 年霍乱，1939 年疟疾、霍乱等流行，1940 年后疫情记载较为详细，主要有[1]：

1940 年流脑[2]、伤寒、痢疾、斑疹伤寒、回归热、疟疾；

1941 年天花、白喉、伤寒、痢疾、斑疹伤寒、回归热、疟疾；

1942 年天花、流脑、霍乱、伤寒、痢疾、斑疹伤寒、回归热、疟疾；

1943 年麻疹、伤寒、痢疾、斑疹伤寒、疟疾；

1944 年天花、白喉、流脑、伤寒、痢疾、斑疹伤寒、疟疾；

1945 年天花、白喉、流脑、麻疹、霍乱、伤寒、痢疾；

1946 年天花、白喉、流脑、麻疹、伤寒、痢疾、斑疹伤寒、回归热、疟疾；

1947 年天花、伤寒、痢疾、疟疾；

1948 年天花、白喉、流脑、伤寒、痢疾；

1949 年伤寒、痢疾、疟疾。

石砫：1914 年瘟疫，1916 年霍乱、赤痢、伤寒、痘疮、疹热、猩红热，1929 年麻风病，1940 年痢疾，1945 年痢疾，1946 年天花，1946 年疟疾，1947 年疟疾。1916 年疫病死亡达 2897 人。

1　丰都县卫生志编纂领导小组编：《丰都县卫生志》，内部编印，1987 年，第 18—20 页。

2　即流行性脑脊髓膜炎。

第二节　川东北区域内疫病传播特征

民国时期川东北疫病频发，历次疫病详细传播线路已经难以考究，但可以结合相关史实进行梳理分析，从空间上看，川东北区域内疫病传播主要有五个传播路径。

一是陆路交通。川东北临近陕西、甘肃、湖北三省，为四川东出北进之要冲，当时交通大道有两条：一条是横向的大川北路，是从成都向东，经南充、蓬安、营山、渠县、大竹、梁山到万县；另一条是纵向的川陕路，也称陕西路，自成都向北，经绵阳、梓潼、剑阁、昭化、广元，至川陕交界处七盘关而止，入陕后通往西安。交通沿线往往成为疫病重灾区。在北上交通线上，剑阁处于川北咽喉要道，古代时期，剑门关一夫当关，万夫莫开，作为蜀道隘口，名震西南；近代以来，西部交通未能及时改善，传统的剑阁要塞依旧是川陕交通线上的重要连接点。1936 年 6 月川陕公路竣工通车，成为西部交通史上的大事件，川陕公路起始于四川绵阳县，途经剑阁、昭化、广元，越过川陕交界线七盘关，进入陕西境内，成功地将中国西南、西北区域相连，具有重要的战略意义。同时，公路沿线也因人流聚集，往往各类疫病最易爆发。民国时期剑阁县在多次伤寒、霍乱流行中都是重灾县。1932 年川东北多地爆发伤寒，剑阁疫区最广，尤其是沿川陕公路之城关、汉阳、武连、金仙、白龙、江口等，"占全县面积十分之七，先后患者 3 万余人"[1]，死亡 3000 多人，占发病总数的 10％以上。1940 年，霍乱以剑阁为中心，传播至周边的三台、蓬溪、昭化、阆中、盐亭、梓潼、广元等县，以剑阁最为严重，死亡 4000 人左右。又如 1945 年全川霍乱流行，广元的霍乱由成都客商沿交通线传至广元城关。

二是抗日前沿地区。川东北有万县港口之便，内河水运发达，抗战时期

1　四川省政协文史资料委员会编：《四川文史资料集粹·第 6 卷·社会民情编及其它》，成都：四川人民出版社，1996 年，第 702 页。

川东是遏制日军入川的前哨，故而交通沿线往来频繁，人员、物资流动复杂，故各类疫病容易传播。1936 年川东之万县、奉节，1940 年巫山、开县都有伤寒大流行。[1] 1940 年 6 月，日本军队侵占宜昌后，大量难民及国民党军队涌入巫山，一时瘟疫大发，巫山"培石、青石、鸡冠、石碑等地痢疾、伤寒相继勃起，染病者 5000 人以上，死亡 400 有余"。当时国民党驻青石之炮兵二连也未能幸免，"患痢疾者 100 余众，3 个月内死亡 40 余人"[2]。

三是长江、嘉陵江水道两岸。长江两岸水网密布，人口较多，居民沿江而居，往来密集，也是疫病主要的传播区域。1940 年，霍乱沿江而下，流行到忠县、万县、奉节、巫山、梁山等县，其中忠县 10% 以上的人染病，死亡甚速，死者占患病的 70%。[3] 民国初期，在云阳县崇善里木古甲和万县大舟甲等长江沿线一带（今巴阳镇、拦江镇等地）伤寒、副伤寒流行，两次患者均上千人，死亡数以百计。[4]

万县为水陆要道，在全省对外贸易中，是仅次于重庆的第二大商埠，下川东的经济中心，据 1939 年的统计，"（万县）最近十年贸易总值，平均年达二千五百余万元"[5]。万县与周边数十县联系密切，在民国时期多次有疫病流行。

嘉陵江两岸的广元、苍溪、阆中、南部、南充、蓬安都是疫病严重区域，且呈同时爆发趋势。1949 年 10 月前，南充县伤寒、副伤寒发病多在三公庙、上渡口一带"乞丐栖留场所，以及沿河贫民集居地带"[6]。

四是毗邻县份的接壤地区。这些区域多为乡村，远离县域统治中心，多为不被重视的边缘地带，疫病爆发后，往往成为被遗忘的区域，在疫病救治

1　四川省政协文史资料委员会编：《四川文史资料集粹·第 6 卷·社会民情编及其它》，成都：四川人民出版社，1996 年，第 702 页。
2　四川省巫山县志编纂委员会编纂：《巫山县志》，成都：四川人民出版社，1991 年，第 488－489 页。
3　万县地区卫生志编纂委员会编：《万县地区卫生志》，成都：四川民族出版社，1996 年，第 124 页。
4　云阳县志编纂委员会编纂：《云阳县志》，成都：四川人民出版社，1999 年，第 976 页。
5　四川省政府编：《四川省概况》，内部编印，1939 年，第 75 页。
6　南充市医药卫生志编纂委员会编：《四川省南充市医药卫生志》，内部编印，1987 年，第 42 页。

中往往得不到足够重视，甚至县域之间互相推诿，防范不力，导致这些地区成为重灾区。如大竹县观音乡远离大竹县城，又毗邻梁山县（今重庆梁平区），1937年大竹观音乡天花流行，传至梁山，七星乡、城北乡、云龙乡等地疫情严重，仅沙石坝一处309户743人，"因天花而死亡者即200余人"[1]。酆都县缘职镇地居县北侧，与忠县、垫江相邻，1939年9月酆都县飞龙镇联保主任称：邻县垫江之沙河等处所遭之霍乱、疟症、疫痢等症，往往传染缘职镇，惨不忍睹，"镇属二千余户，近无一户未病，一人未病"，虽有少数家庭有人幸存，但其幸存原因主要在于"彼病此愈，先后交换"，[2] 即家庭成员先后发病，先病者恢复较快，进而可以照顾后发病者。1938年6、7月间，霍乱从阆中小垭一带蔓延到苍溪八庙乡李家河、邓家湾、王家口、安家沟等地，一旬之间，全乡各地均有发病。李开基一家三口因患此病而死绝。只要提到"清水症"，"人人面带畏色，望风而逃"。[3]

五是家庭家族成员之间相互传播。家庭是传统社会的最小单位，从疫病记载来看，家庭成员之间的传染极为普遍，全家染病，甚至全部死亡的极多，在此仅举两例。岳池县城居民王文清，1918年农历四月，染霍乱身亡。其住东城乡下的兄弟王文明前来治丧，返家后四五天，以同样病症死亡，王文明之子王应谋也被传染，几天内死亡。全家不到半月，连续死亡三人。一时间，人心惶惶，几乎街断行人。[4] 1939年达县霍乱流行，箭亭子街徐家大户，死了当家人，护理的媳妇又感染而死，停丧数日拟办丧事，进屋的亲友亦感染不起。达县商会主席袁博怀吁请政府干涉，把丧宴丧礼搬上大船，才阻止了霍乱蔓延。[5]

1　四川省达县地区卫生志编辑室编：《达县地区卫生志（1911—1985）》，成都：四川文艺出版社，1990年，第151页。

2　丰都县卫生志编纂领导小组编：《丰都县卫生志》，内部编印，1987年，第19页。

3　王鹏辉主编：《苍溪县卫生志》，四川省苍溪县卫生局编印，1988年，第70页。

4　四川省岳池县卫生局编，杨伯洲主编：《岳池县卫生志》，内部编印，1987年，第209页。

5　四川省达县政协文史资料研究委员会编：《达县文史资料·第4辑》，内部编印，1994年，第40—42页。

第三节　疫病分类流行特征

民国以来川东北地区广为流行的传染疾病，种类较多，包括天花、霍乱、伤寒、疟疾、痢疾、麻疹、流感、白喉、猩红热、百日咳等。从史料所载的疫病的发病频率、传播范围、危害时长、感染及死亡人数等综合来看，天花、霍乱、伤寒、疟疾、麻疹危害最大。

一、天花

天花是古老的疫病，在中外历史文献中都有记载，最早可追溯至古埃及时期，法老拉美西斯五世可能就死于天花。地理大发现以后的几个世纪，天花广泛传播至全球各地，成为世界上最可怕的疾病之一，一般能造成多达20％～40％的感染者死亡，且其中大部分是儿童。

天花由天花病毒引起，通过空气传播，发病较快，染病者脸部多起麻子，毒性重的痘点很密，毒性轻的则痘点较稀，在四川地区，天花俗称"烂痘子""麻子"。由于致死率高，天花严重威胁和危害人民生命和健康。天花与霍乱、鼠疫是民国时期中国社会的三大疫病，且在多个省份，天花为第一大疫病。川东北一直是天花疫区，各个县区都有发生，虽然对天花有一定的防治措施，但效果并不理想，天花依然严重危害着民众的生命安全及社会秩序。民间流传着"人人要过痘麻关，过了痘麻才算人"的谚语，"痘"指天花，"麻"即麻疹。

据统计：1913年奉节县天花流行，"安平一乡41户有64人染病，死亡52人"。1934年苍溪县天花大流行，"患者不下万人，死亡甚众"。1937年大竹、梁山，1938年奉节，1942年巫溪县等天花流行，"一日出丧数十起"。1944年云阳县民挨户染病，"死亡200余人，致居民离境逃亡"。1949年万县"龙驹场305户，1256人中，染病515人，死亡215人"[1]。1943年云阳县

---

[1]　四川省地方志编纂委员会编纂：《四川省志·医药卫生志》，成都：四川辞书出版社，1996年，第140页。

"江口场上 50 个小孩发病，死亡 48 人"[1]。南江县桃园、槐树两地患天花 200 多人，死 42 人，白头滩吴礼堂家 7 人全被天花夺去生命。[2]

巫溪先后发生四次天花流行，1920 年巫溪县"塘坊乡毛象等地有几十户人患天花，死亡 30 余人"；1931 年天花死亡 135 人；1941 年"谭家乡红岩患天花 97 人，死亡 48 人"；1942 年城厢镇患天花 300 余人，死亡 200 余人。[3] 在苍溪县，1929 年龙山、河地等地天花流行。河地赵家大院子（今河地镇龙马村）5 户人家，患天花 14 人，月余死亡 8 人。1943 年，唤马乡梁家祠堂大院子（今红花村一组）的 8 户人家，50 多人，不到一月，因患天花而死的就有 18 人。[4] 忠县 1918 年天花流行，"有的地方小儿患病率达 90％"，其中石宝乡麦地坝 40 户中有 120 人发病，死亡 13 人。1943 年拔山乡陈某一家 6 人患病。[5] 仪陇县天花常有发生，1933 年"日兴乡发病 300 余人，死百余人"，1942 年"二道乡白庙子 20 多个孩子患天花，死 5 人，其中李维传家 3 个孩子病死 2 个"[6]。1937 年春，云阳双江、黄古等地天花流行，患者 900 多人，死亡 100 余人。[7] 垫江县内常有天花流行，猖獗时，"漏户不漏村，且死亡率高"，据 1941 年县卫生院门诊统计，患天花者 222 人，死亡 22 人。[8]

二、霍乱

霍乱又称虎疫、虎烈拉，虎烈拉是霍乱日文发音"コレラ"的汉语音译。在四川称霍乱为"麻脚瘟""巴骨症""吊脚痧""清水症"[9]。霍乱由霍乱弧菌引起，在历史上分为霍乱和副霍乱两种，是分别由"古典生物型霍乱弧菌"和"埃尔托生物型霍乱弧菌"引起的传染病，目前统称为霍乱。霍乱是众多

1 云阳县志编纂委员会编纂：《云阳县志》，成都：四川人民出版社，1999 年，第 975 页。
2 南江县志编纂委员会编：《南江县志》，成都：成都出版社，1992 年，第 723 页。
3 巫溪县志编纂委员会编：《巫溪县志》，成都：四川辞书出版社，1993 年，第 644 页。
4 王鹏辉主编：《苍溪县卫生志》，四川省苍溪县卫生局编印，1988 年，第 70 页。
5 忠县志编纂委员会编纂：《忠县志》，成都：四川辞书出版社，1994 年，第 616 页。
6 四川省仪陇县县志编纂委员会编：《仪陇县志》，成都：四川科学技术出版社，1994 年，第 753 页。
7 四川省医药卫生编辑室：《四川疫情年表·续（公元 280－1949）》，四川医药卫生志编辑室编：《四川卫生史料·第 11 辑》，1987 年，第 48 页。
8 四川省垫江县志编纂委员会编纂：《垫江县志》，成都：四川人民出版社，1993 年，第 651 页。
9 霍乱在民间多被称为"麻脚瘟""巴骨症""吊脚痧"，苍溪等少数地区称之为"清水症"。

急性传染病的一种，也是烈性肠道传染病，中医认为是外袭性传染病，产生来源较多，如被污染的水源、食物、水果等，传染性极强，其主要症状是腹泻、呕吐等，短时间可出现脱水症状，故致死率较高，在夏季传播尤烈，流行区域广，人群普遍易感。在早期与其他肠胃疾病难以区别，故而防范、诊断、治疗、切断传染源都有较大难度，在世界史上曾经造成极大危害。

霍乱在世界上广为人知的大流行就有七次。1817 年霍乱从印度恒河流域的加尔各答被发现后，迅速传播至非洲和地中海沿岸，至 1824 年第一次霍乱大流行基本结束，后于 1827－1831、1852、1863、1881、1899、1961 年又先后发生了第二至第七次霍乱大流行，其中前六次霍乱流行都由古典生物型霍乱弧菌引起。在 19 世纪，霍乱在世界范围肆虐，被称为"最令人害怕、最引人注目的 19 世纪世界病"[1]。当今霍乱在全球部分地区依旧存在。

霍乱在四川的流行，最早见于《中江县志》："道光元年（1821 年），民病麻脚瘟，须臾气绝。"[2]《德阳县志》也有记载："同治七年（1868 年）六月麻脚病流行，邑中死二三千人，始自成都，达于近境，传染几遍。"[3] 后常有流行记载，每隔数年，必有大流行。但直到 1905 年，霍乱才被正式确认。[4]

霍乱也是民国时期危害极大的烈性肠道传染病，发病快、传播广、致死率高。民国时期四川于 1916、1920、1925、1939、1940、1945 年大范围霍乱流行，川东北多次受扰，其中抗战时期的三次霍乱流行，疫区广泛，危害甚大。从发病地区看，川东北剑阁、南部、广元、达县、巫溪、梁山、岳池等是霍乱极为严重的县区。

根据平昌县陈希尧、向中美等老中医回忆，1915 年秋季，霍乱大流行。尤其是麻石口、喜神滩等地流行最广，发病率很高，由一家一户传染到千家万户，"传染范围近百余华里，患病人数近万人以上，死亡达一万余人"。发

1　王文侠编著：《改变世界的 100 大医学发现》，武汉：武汉出版社，2008 年，第 40 页。
2　道光《中江县新志》卷七《祥异》，民国《中江县志》卷一五《祥异》。
3　四川省政协文史资料委员会编：《四川文史资料集粹·第 6 卷·社会民情编及其它》，成都：四川人民出版社，1996 年，第 697 页。
4　袁林著：《西北灾荒史》，兰州：甘肃人民出版社，1994 年，第 266 页。

病来势猛烈，吐泻交加，有的"朝发夕死"，在偏僻地区的病员，"将近三十里内外找不到一个医生"，故死亡极多。[1]

1916 年四川省进行疫病统计，各县都不同程度有霍乱发病和死亡记录。霍乱死亡 34478 人，占患病死亡总人数的 14.3%。

1919 年 8 月至 9 月，剑阁城关、武连、开封、汉阳等地有霍乱患者 1.7 万余人，占发病地区总人口的 19.3%，死亡 13800 多人。[2] 1920 年在川东北区域霍乱大流行，达县霍乱死亡达 15782 人，巫溪城厢镇霍乱死亡 300 余人。[3] 1925 年，广元县加川、普济一带霍乱大流行，死亡民众极多，甚至有军阀挖万人坑埋葬。

1939 年，川北多县受霍乱侵袭，流行区域有巫山、奉节、万县、梁山、垫江、南充、南江等地。南江县关坝乡石羊、东风两地"70 户人家患霍乱，死 20 人"[4]。1939 年，垫江全县霍乱大流行，斜滩、杠家、曲尾 3 个联保死于霍乱者达 440 余人。大沙联保有 6000 余人中，过半数的人患病，有 1000 多人死亡，有的户死绝而无人埋，只能抛尸于荒野。

1940 年，川北霍乱大流行，以剑阁、南部最为严重，波及昭化、阆中、广元、苍溪等地。[5] 是年 6 月，南部县升钟、阆中县思依的农民赶场将霍乱传入剑阁金仙场，疫病迅速蔓延，猛烈流行，并传至金仙、白龙、元山、开封、演圣、柘坝、仁和、罐铺、香沉、碑垭、杨村、鹤龄、大兴、武连等地，据县府疫情报告记述，此次全县发病 4 万余人，死亡 2 万余人，其中壮丁 8323 人。最严重的金仙镇死亡 2747 人，其中男 1770 人，女 977 人。[6]

---

1 平昌县卫生志编纂委员会编：《平昌县卫生志》，内部编印，1986 年，第 15 页。

2 四川省剑阁县志编纂委员会编纂：《剑阁县志》，成都：巴蜀书社，1992 年，第 831－832 页。

3 巫溪县志编纂委员会编：《巫溪县志》，成都：四川辞书出版社，1993 年，第 645 页。

4 南江县志编委会编：《南江县志》，成都：成都出版社，1992 年，第 723 页。

5 四川省省志卫生志编辑组：《解放前四川疫情》，中国人民政治协商会议四川省委员会，四川省省志编辑委员会编：《四川文史资料选辑·第 16 辑》，内部发行，1965 年，第 187－208 页。

6 四川省剑阁县志编纂委员会编纂：《剑阁县志》，成都：巴蜀书社，1992 年，第 831－832 页。

表 2—1 民国二十九年(1940)剑阁县部分乡镇霍乱死亡人数表

单位：人

乡镇名	死亡人数			报表时间
	合计	男	女	
金仙	2747	1770	977	9 月
开封	2051	1136	915	9 月
白龙	1912	1319	593	9 月
香沉	1644	986	658	11 月
罐铺	1000	600	400	7 月
马迎	1705	1071	634	7 月
武连	757	508	249	8 月
张王	471	354	117	10 月
下寺	138	132	6	11 月
杨村四堡	278	166	112	8 月
普安镇	647	482	165	8 月
仁和	1458	1006	452	10 月
柘坝	1637	1058	579	10 月
合计	16445	10588	5857	

资料来源：四川省剑阁县志编纂委员会编纂《剑阁县志》，成都：巴蜀书社，1992 年，第 832 页。

1941 年，奉节城区霍乱流行，死亡 500 余人，"棺材购之一空"[1]。1942 年 7 月，霍乱在剑阁县城关区的 8 个乡镇大流行，"流行面积占全县乡镇数的 20%，患者 2450 人，占发病地区总人口数的 5%，病死 1200 多人，占发病总数的 50%"[2]。1944 年夏，通江"瘟疫流行，尤以霍乱为甚"[3]。

---

1 刘方陶、李向东总编，四川省奉节县志编纂委员会编纂：《奉节县志》，北京：方志出版社，1995 年，第 635 页。
2 剑阁县卫生局编：《剑阁县卫生志》，内部编印，1989 年，第 196 页。
3 四川省通江县卫生局编：《通江卫生志（1912—1985）》，内部编印，1988 年，第 88 页。

1945 年，霍乱流行于全川 92 个县区，川东北各地霍乱都极为严重，危害甚大，致使人民"谈虎色变"。[1] 波及川东北的忠县、酆都、岳池、奉节、达县、广元、剑阁、渠县、大竹、垫江、云阳、开江、宣汉、开县、西充、巫山、巫溪、邻水、蓬安、南部、武胜、阆中、旺苍等县。是年，万县境内"患霍乱 158 人，死亡 32 人"[2]。大竹县霍乱"发病 1207 人，死亡 500 人"[3]。渠县 4－6 月因霍乱死亡 284 人。[4] 酆都 6 月霍乱流行，高镇"不少人家满门死绝"，"一天出丧二三十人"。[5] 梁山县从 6 月 21 日至 7 月底，共死亡 123 人，且不包括民工部队的死亡数。[6] 另有统计："虽经多方设法防治，无如人械不敷分配，计先后死去兵民二百余。"[7] 政府虽采取一定措施，却无法控制疫情。

岳池县于民国 1939 年、1940 年、1942 年、1944 年、1946 年，均有霍乱发生。岳池县城关镇一居委会 70 余岁老人王裕元和 80 余岁的老中医刘思其回忆：1939 年岳池虎疫（霍乱）流行，一般贫民罹此症而死者目见不鲜……[8]

广元县地处嘉陵江边，为川陕甘交通要冲，霍乱流行频繁。1920－1945 的 25 年中，副霍乱在广元有 10 次大流行。昭化县石龙肖家坝、白田李家沟、虎跳、黄龙、太公、龙潭及广元县河西均先后有传染，死者达 1000 余人。[9]

达县地处渠江支流州河之滨，为水陆交通要道，人口众多，一直是霍乱

1　欧阳彬主编，四川省医药卫生志编纂委员会编：《四川省医药卫生志》，成都：四川科学技术出版社，1991 年，第 123 页。

2　万县志编纂委员会编：《万县志》，成都：四川辞书出版社，1995 年，第 664 页。

3　四川省达县地区卫生志编辑室编：《达县地区卫生志（1911－1985）》，成都：四川文艺出版社，1990 年，第 151 页。

4　文世安总编辑，四川省渠县地方志编纂委员会编：《渠县志》，成都：四川科学技术出版社，1991 年，第 749 页。

5　丰都县志编委会办公室编：《丰都县志灾异编》，内部编印，1986 年，第 100－101 页。

6　民国梁山县政府民政科：《霍乱病亡情形》，梁平区档案馆藏，全宗号：J001，目录号：6，案卷号：094。

7　民国梁山县政府民政科：《改善卫生环境、救治霍乱的指令》，梁平区档案馆藏，全宗号 J001，目录号：6，案卷号：046。

8　四川省岳池县卫生局编，杨伯洲主编：《岳池县卫生志》，内部编印，1987 年，第 11、74 页。

9　广元市地方志编纂委员会编：《广元县志》，成都：四川辞书出版社，1994 年，第 740 页。

高发地区，曾发生多次大的霍乱流行。首次发生时民众不知病名，见患者四肢抽搐（水枯），谓之"麻脚瘟"，竟有一门连死数口，还殃及诊治者、探望者、往吊者，连锁的死难，令世人谈霍乱而色变。1920 年 7 月霍乱流行，猝然感染医药无效而死者，大街小巷不断发生。如箭亭子街段姓人家，首先段恒三病死，其母谢老太太哭子未毕，亦一病不起，谢家数日之内全家死了 5 口。1929 年霍乱流行，刘存厚的高参王天一之妻死于霍乱。1939 年，达县政府鉴于前两次霍乱流行之害，采取了一些防疫措施，死亡减少。1943 年霍乱流行，驻军一六三师徐营长感染病死，军方立即着眼全城，募集经费、组织隔离医院。[1] 1945 年初秋之际，达县霍乱症蔓延，患者未及用药而死。城市里有一家三口同日病死，死后无人敢去抬尸掩埋。当时驻防达县的国民党部队一六三师的士兵被传染致死者也不少。师部副官谢可橙出面向社会募捐，购备医药，在西圣寺设立临时防疫医院，最终刹住了疫症的传染。[2]

三、伤寒

伤寒是由伤寒杆菌感染所导致的一种急性的肠道传染病，伤寒杆菌主要经粪口途径传播，水源和食物被污染常导致爆发性流行，民众普遍易染伤寒杆菌，儿童、青年等群体更为常见，治愈后可获得持久而稳固的免疫力。伤寒患者的典型症状是持续高热、皮疹、腹痛、肝脾肿大和白细胞减少等。严重的伤寒患者可出现各种并发症，如中毒性肝炎、中毒性心肌炎、肠出血和肠穿孔等。

西汉末年，也就是汉平帝元始年间发生的那场大瘟疫，应该是史书有明确记载以来规模最大、持续时间最久的一场瘟疫。根据《汉书》记载，这场全国性大瘟疫，从元始二年（公元 2 年）一直持续到王莽的新朝地皇三年（公元 22 年），持续了 20 年，全国皆有疫情发生，造成的危害难以想象。学者多认为这场大瘟疫很有可能就是伤寒。

1　朱肇全：《霍乱四次肆虐达县》，见四川省达县政协文史资料研究委员会编：《达县文史资料・第 6 辑》，内部编印，2000 年，第 40—42 页。

2　杨奉禄：《民国时期达县发生的四次大自然灾害》，见四川省达县政协文史资料研究委员会编：《达县文史资料・第 6 辑》，内部编印，2000 年，第 302—304 页。

近代以来，伤寒在四川又称"窝儿寒""寒老二""寒气病"，与普通的感冒不同，伤寒是一种传播性较强的流行病。1916 年、1918 年、1920 年、1925 年、1932 年在不同地区广泛流行，感染人数极多，比较严重的县份有达县、巴中、忠县、剑阁、巫山等。

1918 年，忠县伤寒流行达 3 个月之久，"全县近半数人患病"。1937 年，"凌云、拔山、花桥有 2000 多人患伤寒病，死亡 500 多人"，"黄金乡死亡 269 人"。[1]

1920 年，达县伤寒流行，发病 3.28 万人，死亡 2.53 万人。1937 年 12 月，达县患伤寒病 137 人，死亡 4 人。[2]

1924 年、1925 年及 1944 年，巴中县三次伤寒流行，尤以 1924 年为甚，全县死亡万人以上，"茶坝乡乐丰场邓家沟 6 户 20 余人，无一幸免"，"恩阳河乡八庙场 300 余户，染病 100 余户，洞子寨王德辉家 4 人、王德洪家 5 人全部丧生"[3]。

剑阁县常有伤寒病流行，1932 年至 1933 年为流行高峰期，"城关、汉阳、武连、开封、金仙、白龙、江口等地区感病者 3 万多人，占流行地区总人口的 30%，死亡 300 余人"[4]。

据当时家住开县九岭乡的肖至刚回忆：伤寒 1932 年或是 1933 年爆发。病起在旧历三四月间。初期，听说某人病了、某人死了。逐渐病人、死人愈来愈多。进而天天死人，天天埋人，时常听到送丧的哭声，送葬的锣鼓声。最后，人与人间不敢往来，相互消息断绝，只见这里添了一堆黄土，那里增加一座新坟。一片悲惨，一片凄凉，处处笼罩着死亡的气息，人人心里充满死亡的恐怖，真是"万户萧疏鬼唱歌"。[5]

1　忠县志编纂委员会编：《忠县志》，成都：四川辞书出版社，1994 年，第 615—616 页。

2　达县市地方志工作委员会编：《达县市志》，成都：四川人民出版社，1994 年，第 640 页。

3　四川省巴中县志编纂委员会编纂：《巴中县志》，成都：巴蜀书社，1994 年，第 860 页。

4　四川省剑阁县志编纂委员会编纂：《剑阁县志》，成都：巴蜀书社，1992 年，第 831 页。

5　肖至刚：《我所经历的开县几次严重灾害》，政协开县委员会编：《开县文史资料·第 4 辑》，沈阳：辽宁教育出版社，2008 年，第 241 页。

1936 年，巫山县河梁、骡坪等伤寒大发，"乡民十有八九染病卧床，死亡者众"[1]，其流行中心，方圆两里内户户传染，户死 1 到 2 人不等。大树村民陈洪民全家 8 口，1 个月内死亡 7 人；东乡村民李其元家 12 人，3 个月内死亡殆尽。

云阳县长江北岸巴阳、竹溪一带，在 1916 年、1917 年伤寒、副伤寒流行，两次患者均达上千人，死者数以百计。1932 年、1935 年，巴阳、竹溪一带又发生流行，两次的患病人数亦上千人，死亡者亦以百计。[2]

广元县从 1914 年至 1941 年有 8 次伤寒大流行，先后病死者达千人。[3]

1914 年农历三四月间，苍溪县安子乡书房咀庞正基一家患伤寒，月余时间就死去 8 人，继而蔓延至庞姓的三家大院子，院里有 20 多户，120 多人，不到两月死亡 40 多人。1934 年歧坪、万安、漓江、月山、金斗等地伤寒流行，金凤地区（今万安乡天堂村）阎明德一家 7 口人，不到一月就死去 6 人。[4]

1920 年，营山县双河乡五团十甲颜映明一家三代 21 人患伤寒，死亡 8 人。1942—1943 年，营山县卫生院报告伤寒发病 382 人，死亡 25 人。[5]

四、痢疾

痢疾是一种以腹泻为主的肠道传染病，分为细菌性痢疾和阿米巴痢疾，一般是由于肠道细菌感染所引起，可通过粪口途径进行传播，一般常见症状有发热、腹痛、腹泻等。清代及民国时期，民众公共卫生知识缺乏，大多是仅从症状上判断传染病，故而对痢疾的认识是不清晰的，对于普通的痢疾，多将其与肠胃不适相混淆，在民间多称为拉肚子、闹肚子、肚子着凉；而对于严重的痢疾，由于同样有腹泻、腹痛的症状，多将其与霍乱相混淆，以致长时间对痢疾及其分类认识不足，甚至没有将痢疾作为传染病对待，最终延

1　四川省巫山县志编纂委员会编纂：《巫山县志》，成都：四川人民出版社，1991 年，第 498 页。
2　云阳县卫生局编：《云阳县卫生志》，内部编印，1992 年，第 95 页。
3　广元市地方志编纂委员会编：《广元县志》，成都：四川辞书出版社，1994 年，第 741 页。
4　王鹏辉主编：《苍溪县卫生志》，四川省苍溪县卫生局编印，1988 年，第 70 页。
5　营山县卫生局编：《营山县卫生志》，内部编印，1989 年，第 31 页。

误了预防与治疗。1897 年春，开县大部分地区痢疾流行，患者占全县人口的
50％，死亡率达 30％。[1] 这是清末时期痢疾较严重的一次大流行。民国时期
痢疾主要发生在忠县、巫溪、仪陇、西充、石砫等县。

忠县发生了 3 次大的痢疾流行。1914 年，据民国《忠县志》载：梁山、
垫江"痢疾流行，波及忠县，死亡者众且速"。1937 年，拔山患者达 4000 余
人，死亡 300 余人。1945 年，美国空军在梁山修建飞机场，忠县大量民工被
强征前往，多染上痢疾，丧生者甚多，幸存者带病回乡引起住地流行此病。[2]

1916 年，巫溪全县患"赤痢 1838 人，死亡 401 人"。1933 年 8 月，通城
一带痢疾流行，"患者 1700 多人，死亡 320 余人"[3]，其中朱显兰一家 17 口，
13 人患痢疾死亡。

1936 年，仪陇县城西街菌痢流行，土城门至西门口一段不漏户，因缺医
少药，无钱医治，"一月内病死 49 人，王明建、王明畅两家 7 人全病死"[4]。
同年，西充县仁和乡痢疾流行，全乡有 60％～70％的人患病，死亡率高达
10％～20％。[5]

1940 年，石砫县"悦来乡、楠木乡痢疾流行，一千余人染上此病，核桃
坝田国祥家 7 口人皆遭厄运，无一幸存；大冲谭善保一家 7 口，死亡 5 口"[6]。

1945 年，蓬安县"利溪乡胡家湾、高峰寺两地发生痢疾 400 余例，死 50
余人"，被医生疑诊为霍乱。[7]

五、疟疾

疟疾是由疟原虫引起的寄生虫病，通过疟蚊吸血而传染，古称"瘴气"，
民间多称"打摆子"，在西南地区传播极广，每年夏秋季节为高发季节。据
1937 年南京国民政府卫生署调查全国 204 处大医院所得之资料：在 10 种传染

1　四川省开县志编纂委员会编：《开县志》，成都：四川大学出版社，1990 年，第 498 页。
2　忠县志编纂委员会编：《忠县志》，成都：四川辞书出版社，1994 年，第 615 页。
3　巫溪县志编纂委员会编：《巫溪县志》，成都：四川辞书出版社，1993 年，第 644－645 页。
4　四川省仪陇县志编纂委员会编：《仪陇县志》，成都：四川科学技术出版社，1994 年，第 752 页。
5　西充县志编纂委员会编：《西充县志》，重庆：重庆出版社，1993 年，第 747 页。
6　向太槐著：《石柱县卫生志》，石柱土家族自治县卫生局编印，1985 年，第 41 页。
7　蓬安县志编纂委员会编：《蓬安县志》，成都：四川辞书出版社，1994 年，第 650 页。

病中疟疾竟占全数的 50.2%，在西南省份中，四川疟疾更为普遍，恶性疟原虫指数为 28%～41%。[1] 沿长江各县几乎每年均有发生，且流行面广，男女老幼均有患病，此病发病急，寒战、高热、头痛、面红等特征明显。且发作呈规律性、周期性，病后易复发。民间常视为鬼神作祟，以桃枝条抽打病人，谓之"除邪"。疟疾严重的县份有忠县、万县、城口、营山、垫江等。

以忠县为例，民国时期先后发生 8 次疟疾流行，是"川东疟疾流行的重疫区"，以长江沿岸一带为最。1912 年 10 月，"各乡寒疟流行，死者甚众"。1924 年，石宝乡"麦地坝 44 户，120 余人，患者达 70 余人，死亡 7 人"。1940—1941 年，"新生乡有 16 个保流行疟疾病，其中驻扎在高家梁的补训团一个连，有半数以上人患疟疾"。由驻军带来的恶性疟，祸及千家万户，"拔山乡患者达 2000 余人，死亡 50 余人"。1942 年"□井乡疟疾流行"，以"龙头摆"为最。1943 年，"妆溪、赶场、九亭 3 个乡 16 个保 60% 的人患疟疾病，磨子、官坝等乡疟疾流行成灾"。1945 年，蓬安县内"疟疾发病 800 例，死 80 例"。[2] 1948 年，"石宝区有 3 个乡疟疾流行，患者达 1.6 万人；黄金乡第 17 保 970 人中，疟疾患者占总人数的 90%，死亡 104 人"，造成稻谷熟落无人收割的状况。外来做短工者畏疟不敢进门，食宿在山坡上。丰收乡一青年在此地帮工，不幸传染，死于他乡。1949 年恶性疟蔓延石宝、双河、咸隆等乡，以石宝乡为最。[3]

万县疟疾发病率很高。1932 年，万县"走马乡发病 800 余人，死亡 40 余人"。营山县卫生院 1941 年 10 月报告疟疾 913 人，1942 年报告疟疾 499 人，1944 年 1—4 月报告疟疾 109 人，1946 年双河卫生分院报告疟疾 263 人。[4] 1947 年，武陵、新场疟疾流行，"仅寨子村就发病 526 人，发病率达 50.9%"[5]。

1　王世闻著：《战伤及西南多发病专题报告·疟疾》，西南军区后勤卫生部教育处编印，1952 年，第 2—3 页。

2　蓬安县志编纂委员会编：《蓬安县志》，成都：四川辞书出版社，1994 年，第 650 页。

3　忠县志编纂委员会编：《忠县志》，成都：四川辞书出版社，1994 年，第 613 页。

4　营山县卫生局编：《营山县卫生志》，内部编印，1989 年，第 45 页。

5　万县志编纂委员会编：《万县志》，成都：四川辞书出版社，1995 年，第 666 页。

据民国《城口县政概况》载："县民患疟疾者十有八九，因缺良医，购药尤难，以致死亡者每年不下数千。"[1]

1944—1946年，垫江县仅县卫生院门诊病人中，每年疟疾患者均在300人以上。[2]

六、麻疹

麻疹是由麻疹病毒引起的急性呼吸道传染病，我国古代称"斑""疮疹""肤疮""糠疮"等。由于地区不同，北方多称"疹子"，四川称"麻子""出麻子"，浙江称"瘄子"，江苏称"痧子"等。宋代钱乙著《小儿药证直诀》已将麻疹与天花区别，使其成为独立性疾病。明代龚信著《古今医鉴》（1576）首先提出麻疹病名，把历代民间俗称的疮疹、麸疮、痧子等，统称为麻疹。1629年，吕坤《麻疹拾遗》载，"麻疹之发，多在天行疠气传染，沿门履巷，遍地相传"，可见流行之盛，"麻细如芝麻，故名麻疹"[3]。

麻疹传染人群多见于儿童，以发热、上呼吸道炎、结膜炎、颊内出现麻疹黏膜斑及全身斑丘疹为特征，症状有发热、咳嗽、鼻流清涕、满身红疹等。一般在冬春季节发病，二三月达到高峰，四月后开始下降。麻疹传染性极强，人传人是其传播的主要渠道，麻疹病人是唯一的传染源，病毒可经飞沫传播或直接接触感染者的鼻咽分泌物传播，民众普遍易感。在发病进程上，民间有"发烧三天，出疹三天，退疹三天"之说。故而，历史时期麻疹常常造成大的死亡，尤其对于抵抗力低的儿童来说是一大灾难。

民国时期每遇大流行，因麻疹并发肺炎而死亡者数量骇人听闻。1916年，四川省政府统计全省麻疹患者155840人，死亡57726人，病死率36％。[4]"痘麻关，铁门槛"，麻即为麻疹。从各县发病情况看，广元、南江、云阳、忠县、垫江等县都是麻疹发病的重灾县。

1　四川省城口县县志编纂委员会编纂：《城口县志》，成都：四川人民出版社，1995年，第698页。

2　垫江县卫生志编纂领导小组编：《垫江县卫生志》，内部编印，1986年，第37页。

3　郭会军、杨建宇、刘志斌主编：《中西医结合传染病学》，北京：中医古籍出版社，2014年，第134页。

4　王峻：《麻疹防治简史》，载四川医药卫生志编辑室编：《四川卫生史料·第11辑》，内部编印，1987年，第6－7页。

广元县从 1923 年到 1949 年，有 13 次麻疹大流行，先后传及 28 个乡，死亡幼儿达 0.3 万余人。1943 年中有一月余时间，汉寿镇普遍受麻疹传染。小儿多在 1 至 10 岁左右易患此症，据警察局统计：死亡 380 余人。[1]

1944 年，南江县 14 乡麻疹大流行，1－6 月死者 16281 人，仅赤沙一乡患者即万余人，死亡达 2630 人。同年剑阁县麻疹大流行，三月内死亡小儿约万人。[2] 1945 年，南江县城麻疹大流行，据载：从东门至西门上百户人家的小孩均患麻疹，不治而死者不计其数，幸存者仅一二。正是"白塔山下堆枯骨，万人坑里埋裸尸"[3]。

民国时期，麻疹是云阳县流行次数最多、流行区域最广、致死率较高的一种严重危害儿童健康的传染病。[4] 1931 年，云阳麻疹大流行，"患者 1800 余人，死亡 800 多人"[5]。

其余较严重县份有：忠县，1918 年全县麻疹大流行，多数小儿患此病。[6] 苍溪县，在进行预防接种麻疹疫苗以前，发病占全县传染病的首位；1947 年麻疹大流行，白合乡五里村 72 户人家，死亡 41 人，徐国刚家一天内死去两个小孩。[7] 1935 年，巫溪涂尤坝麻疹流行，"患者 50 余人，死亡 20 余人"[8]。垫江城乡普遍流行此病，1946 年县卫生院"报告发病 222 人"[9]。达县地区，1943—1946 年麻疹历年发病数为 68 人、44 人、20 人、315 人。[10]

1　广元市地方志编纂委员会编：《广元县志》，成都：四川辞书出版社，1994 年，第 740 页。

2　王峻：《麻疹防治简史》，四川医药卫生志编辑室编：《四川卫生史料·第 11 辑》，内部编印，1987 年，第 6－7 页。

3　南江县卫生局编：《南江县卫生志》，内部编印，1984 年，第 12－13 页。

4　云阳县志编纂委员会编纂：《云阳县志》，成都：四川人民出版社，1999 年，第 976 页。

5　王峻：《麻疹防治简史》，四川医药卫生志编辑室编：《四川卫生史料·第 11 辑》，1987 年，第 6－7 页。

6　忠县志编纂委员会编：《忠县志》，成都：四川辞书出版社，1994 年，第 616 页。

7　王鹏辉主编：《苍溪县卫生志》，四川省苍溪县卫生局编印，1988 年，第 72 页。

8　巫溪县志编纂委员会编：《巫溪县志》，成都：四川辞书出版社，1993 年，第 644 页。

9　四川省垫江县志编纂委员会编纂：《垫江县志》，成都：四川人民出版社，1993 年，第 651 页。

10　四川省达县地区卫生防疫站编：《达县地区卫生防疫站志（1911－1985 年）》，内部编印，1992 年，第 73 页。

七、斑疹伤寒

斑疹伤寒，又称虱型斑疹伤寒，是由普氏立克次氏体引起、经人虱传播的急性传染病。主要临床特征为高热、头痛、皮疹和中枢神经系统症状，病程约 2－3 周。历史记录资料相对较少，仅有部分县有所记载。

四川省 1916 年统计，垫江县斑疹伤寒"发病 2757 人（男 1314 人、女 1443 人）"。1945 年 9 月，县卫生院报告斑疹伤寒"发病 10 人，死亡 1 人"[1]。1941 年，营山县卫生院报告 463 人，1944 年报告 18 人。[2]

八、流脑、乙脑

流脑又称流行性脑脊髓膜炎，乙脑称流行性乙型脑炎。二者症状较为接近，民国时期很难区分清楚，故记载较为笼统，多以脑炎称之。

民国初期，对于流脑，中医皆以温病论治，故流脑病史资料相对较少。及至中、晚期，诊断率亦低。1938 年《云阳新新新闻》有"云阳脑膜炎流行，患者多系小孩，已达 20 余人，且有患病后三小时死亡者"[3] 的报道。1938 年，巴中县脑炎流行，仅玉山天官场"染病者就达 480 余人，死亡 190 余人"[4]，幸存者大都留下痴、聋、哑等后遗症。1939 年和 1945 年，万县发生两次脑膜炎流行，死人甚多。[5] 1941 年春，巫溪县城厢镇流脑流行，死亡儿童 200 余人。[6] 1946 年，蓬安县流脑发病 4 例，病死 3 人。1947 年，发病 5 例，病死 3 人。[7] 达县记载较详，发病数和病死数都有记载，见表 2－2。

1　四川省垫江县志编纂委员会编纂：《垫江县志》，成都：四川人民出版社，1993 年，第 652 页。

2　营山县卫生局编：《营山县卫生志》，内部编印，1989 年，第 32 页。

3　云阳县卫生局编：《云阳县卫生志》，内部编印，1992 年，第 93 页。

4　巴中县卫生局卫生志编写组编：《巴中县卫生志》，内部编印，1989 年，第 199 页。

5　万县志编纂委员会编：《万县志》，成都：四川辞书出版社，1995 年，第 665 页。

6　巫溪县志编纂委员会编：《巫溪县志》，成都：四川辞书出版社，1993 年，第 644 页。

7　蓬安县志编纂委员会编：《蓬安县志》，成都：四川辞书出版社，1994 年，第 650 页。

表 2—2　1940—1948 年达县地区流脑历年发病数、病死数统计表

单位：人

年份	发病数	病死数
1940	2	1
1941	10	2
1942	2	0
1943	79	5
1944	89	1
1945	35	1
1946	6	0
1947	9	1
1948	46	1

资料来源：四川省达县地区卫生防疫站编《达县地区卫生防疫站志（1911—1985年）》，内部编印，1992 年，第 76 页。

九、白喉

白喉，俗称"锁喉风""哦子"，是由白喉杆菌引起的急性传染病。在人的咽喉里长了一层白色的膜，膜持续生长，使人喉咙疼痛，吞喊困难，全身乏力，直接影响呼吸，威胁生命。它还能放出一种毒来，毒性很强，能顺着血液到全身各部分。白喉的发病多集中在 2—5 岁的儿童，主要是这个年龄段的儿童来自母体的抵抗力已经逐渐丧失或减弱。感染后，白喉又会在人群间传播。与其他传染病相比，白喉的记载相对较少，但其致死率也是非常高的。

1916 年，四川省内务统计报告书载，垫江县发病 471 人（男 284 人、女187 人）。1945 年和 1946 年，垫江县卫生院"门诊患白喉者 25 人，死亡 3人"[1]。1920 年达县白喉流行，全县"发病 4145 人，死亡 2818 人"[2]。之后发

1　四川省垫江县志编纂委员会编纂：《垫江县志》，成都：四川人民出版社，1993 年，第 651 页。
2　达县市地方志工作委员会编：《达县市志》，成都：四川人民出版社，1994 年，第 638 页。

病记载较少，时有个例。

各县对白喉实施疫情报告较晚，大竹、渠县 1942 年首次报告白喉 3 例，死亡 1 例。[1] 1947 年，云阳县竹溪乡兴隆、兴华、中强村白喉发病 12 人，患者喉痛声哑、呼吸困难，死亡 11 人。[2]

十、百日咳

百日咳是由百日咳杆菌引起的急性呼吸道传染病，具有高度传染性，患者是唯一的传染源。百日咳是五六岁以下儿童最容易得的急性传染病之一。患百日咳的病人，常常会阵发剧烈咳嗽，每咳完后，在吸气时，会出现鸡鸣音。这种病的病程较长，大约 100 天，所以称为"百日咳"。民国时期，民间常有百日咳发生，但死亡率不高，故记载也较少。1946 年垫江县卫生院门诊病人中，有百日咳患者 69 人。[3]

十一、流行性感冒

流行性感冒，也称流感，是一种由病毒引致的疾病，传染性极高。流感病毒可以引起人以及禽鸟类、猪马牛、蝙蝠等多种动物感染和发病。在 19—20 世纪，流感是一个人类超级杀手。1889—1893 年，"俄罗斯流感"在整个欧洲夺去了约 100 万人的生命。1918 年，史上最骇人的西班牙流感导致约 5000 万人死亡，这占当时世界人口的近 3％。当时的人类面对病毒束手无策，几乎只能坐以待毙。直至 1933 年，科学家从患者体内分离出了流行性感冒病毒，才确定这是一种由病毒感染所引起的疾病。

开县是流感发病较多的县份，1918 年 2—5 月，铁桥、中兴、巫山、灵通、南雅等地发生流行性感冒，发病率 80％，死亡率 3％；1933 年 9—10 月，全县大部地区发生流行性感冒，发病率 80％以上，死亡率 2％—3％。1935 年，中和一带发生流行性感冒，不到一月时间死亡 200 余人。[4]

---

1 四川省达县地区卫生防疫站编：《达县地区卫生防疫站志（1911—1985 年）》，内部编印，第 78 页。

2 云阳县卫生局编：《云阳县卫生志》，内部编印，1992 年，第 104 页。

3 四川省垫江县志编纂委员会编纂：《垫江县志》，成都：四川人民出版社，1993 年，第 651 页。

4 四川省开县志编纂委员会编：《开县志》，成都：四川大学出版社，1990 年，第 498 页。

1939 年，蓬安县金溪场流感发病 400 余例，死 120 余人，徐家乡方广沟邓长贵全家 5 人均病死。1945 年 7、8 月份，"全县发病 1600 余例，死 120 余人"[1]。流感流行期间，仅有杨家等乡中医主动组织"义诊所"，为群众临时义诊治疗，政府无任何预防措施。1945 年 9 月，垫江县卫生院报告发病 38 人，死亡 11 人。[2] 1945 年，城口全县流行"鸡窝寒"（流行性感冒）。修齐乡周连光家开作坊所雇 40 多人中，有 30 多人因患流行性感冒死亡，农田乡 200 多人死于流行性感冒。[3]

十二、猩红热

猩红热属于急性呼吸道传染病，多数是由于感染 A 组 β 型溶血性链球菌所致。猩红热多数会引起皮肤出现点状斑疹，并且有较强的传染性，在感染后有 1 天到 12 天的潜伏期，根据疾病类型可分为普通型、中毒型、脓毒型等，并且不同的类型临床症状也有所差异。感染后细菌多数是在鼻咽部进行繁殖，会使体温升高，多数会伴有全身不适、头痛等症状，之后会在耳后、颈部等部位出现针尖大小的丘疹，在出疹同时舌头也可能会出现肿胀情况。

四川省 1916 年内务统计报告书载，垫江县发病 790 人（男 550，女 240 人）。1945 年 9 月，县卫生院报告发病 12 人，死亡 1 人。[4]

十三、回归热

回归热是由回归热螺旋体经虫媒传播引起的急性传染病，临床特点为周期性高热伴全身疼痛、肝脾肿大和出血倾向，重症可有黄疸。根据传播媒介不同，可分为虱传回归热（流行性回归热）和蜱传回归热（地方性回归热）两种类型。1946 年垫江县卫生院门诊病患者中有回归热患者 43 人，死亡 5 人。[5]

1　蓬安县志编纂委员会编：《蓬安县志》，成都：四川辞书出版社，1994 年，第 650 页。
2　四川省垫江县志编纂委员会编纂：《垫江县志》，成都：四川人民出版社，1993 年，第 651 页。
3　四川省城口县志编纂委员会编纂：《城口县志》，成都：四川人民出版社，1995 年，第 701 页。
4　四川省垫江县志编纂委员会编纂：《垫江县志》，成都：四川人民出版社，1993 年，第 651 页。
5　四川省垫江县志编纂委员会编纂：《垫江县志》，成都：四川人民出版社，1993 年，第 653 页。

十四、麻风病

麻风病是一种由麻风分枝杆菌引起的慢性传染病。我国周和秦汉时期称之为"疠风、大风、恶疾"，晋、隋、唐时称"癞、疠、恶风、大风"，宋元时又有称"麻风、紫殿风"的，明、清以来多称"大麻风、麻风"，也有称"癞病"的，民国时在城口等地称"大麻风"，新中国成立后统称"麻风"。[1] 麻风病是旧社会的顽疾之一，晚期病人有眉发脱落、鼻陷眼瞎、指趾残缺、骨破皮烂诸般毁形病状，病人自愧，人们看了害怕，故病患常遭社会歧视。

川东北的麻风病最早见于清道光年间的记载。据道光《昭化县志》载，道光时期，广元已有麻风病例。光绪二十五年（1899）天主教用银子买土地修建圣堂，建立麻风病院，收治病人。民国时期广元县患此病者死亡达100余人。[2]

在半封建半殖民地的旧中国，麻风病被人们视为不治之症，人们对其十分恐惧，往往视患麻风病为"天谴""神罚""大麻疯""天刑病"。当时在认识上把麻风病视为不治之症是符合基层医疗水平实际的，但对麻风病人缺乏关怀，甚至麻风病患者常常受到社会的歧视和残酷的迫害，有的被用火烧死，有的被活埋或坠到河里淹死，是极其违背社会人伦的。群众闻而生畏，患者自虑无治，听天由命。麻风病患者在精神上、肉体上都受到了残酷的迫害。

1920年，城口县岚天乡一盐商患麻风，全身起疙瘩，奇痒难忍，无药医治，家人将盐炒热后，人盐同置缸内，借以止痒，如是再三；后又将此盐销往修齐、高望一带，食者无一幸免。[3]

1923年，苍溪县镇水乡金斗村袁某某的妹妹患了此病，经医治无效。一天晚上，她的两个亲哥哥用绳子将她捆了，嘴里塞上帕子，背到嘉陵江石盘子坠了河。[4] 有的患者的亲人不忍下毒手，就交给乞丐让用上述办法将病人

---

1 陈正勇：《四川省麻风病防治史》，载四川医药卫生志编辑室编：《四川卫生史料·第6辑》，内部编印，1986年，第5页。

2 广元市地方志编纂委员会编：《广元县志》，成都：四川辞书出版社，1994年，第742页。

3 四川省城口县志编纂委员会编纂：《城口县志》，成都：四川人民出版社，1995年，第699—700页。

4 王鹏辉主编：《苍溪县卫生志》，四川省苍溪卫生局编印，1988年，第82页。

处死。

1929 年，石砫县境内即有麻风病存在。患上此病后即如同"行尸"，有的患者迫于种种压力，只好自缢，有的甚至被活埋。如枫木乡枫木台村李大妹，因患麻风病于 1934 年冬被活埋；又如冷水乡鱼泉村黄朝和因患麻风病，深感绝望而自缢，年仅 35 岁。[1] 1938 年，云阳县现人和街道发现首例麻风病人。[2] 1949 年，奉节县前进乡 1 个麻风病人，被当地村民活活烧死。[3]

南江县麻风病多在"上两、贵民、赶场、杨坝等山区流行，其他各区、乡都有不少散在患者。桃源、槐树，特别是九角山，在当时被称为麻风窝，有个别家庭全家患，有的几代患"[4]，政府毫无办法，未采取任何防治措施。

十五、鼠疫

鼠疫，也称"黑死病"，是世界上广泛传播的疫病之一，曾经造成大量人口的死亡。迄今为止，鼠疫已发生三次世界范围内的大流行，共造成数以亿计的人口死亡。鼠疫是由鼠疫耶尔森菌感染引起的一种自然疫源性疾病，是民国时期严格控制的疫病之一。1910 年，鼠疫在东北地区肆意蔓延，经过伍连德博士的不懈努力，成功地阻止了鼠疫的传播，这是中国有史以来第一个科学防疫与政府行为相结合的案例，其突出成效及重要抗疫实践，也给其他重大疫病的防治提供了经验和信心。

与当时全国流行的其他传染病相比较，鼠疫在四川虽有零星散发，但未在四川大范围流行，其原因主要有：一是四川作为内陆省份，具有地理上的相对封闭性，且不属于边境省份，而清末东北鼠疫的疫源来自俄国，是由外传内的疫病。二是在日本侵华时期，日本曾经在湖南、浙江等地使用鼠疫作为细菌武器，四川作为抗战大后方，受其影响较少。1945 年，万县卫生院统

1　向太槐著：《石柱县卫生志》，石柱土家族自治县卫生局编印，1985 年，第 94 页。

2　云阳县卫生局编：《云阳县卫生志》，内部编印，1992 年，第 8 页。

3　刘方陶、李向东总编，四川省奉节县志编纂委员会编纂：《奉节县志》，北京：方志出版社，1995 年，第 637 页。

4　南江县卫生局编：《南江县卫生志》，内部编印，1984 年，第 12 页。

计上报鼠疫 16 例。[1] 1942 年至 1946 年 9 月，垫江县鼠疫发病 12 人。[2] 这些是川东北各地方志中少有的鼠疫流行记录，其流行原因已经无从考察，不排除是由躲避战祸的外来人口所带来。

十六、黑热病

黑热病又称内脏利什曼病，是一种由杜氏利什曼原虫感染引起的慢性地方性传染病，可经白蛉叮咬而传播。患者多具有长期不规则发热、消瘦、肝脾肿大、全血细胞减少及血清球蛋白增多等表现。此外，还可在患者面部、腹部及手足等部位的皮肤上出现色素沉着。正是因为具有发热和皮肤色素沉着的特点，才得名"黑热病"。四川省 1916 年内务统计报告书载，垫江县发病 170 人（男 88 人、女 82 人），自后无病例报告。[3]

十七、炭疽

炭疽是由炭疽杆菌引起的人畜共患的一种急性、热性、败血性传染病。以突然高热和死亡为特征。炭疽整体上发病不多，相关记载较少。仅奉节县有记载，1943 年，奉节县"安坪乡三沱东湾村发生炭疽病，死亡 5 人，采取一般埋葬"[4]。

十八、脊髓灰质炎

脊髓灰质炎，是由脊髓灰质炎病毒引起的急性传染病，夏秋多发，6 月至 5 岁小儿最易得病，严重危害着儿童健康。症状为发热、头痛、腹泻、呕吐、颈后及肢体酸痛、强直，后期出现弛缓性瘫痪，故亦称"小儿麻痹症"。中医古代文献有"软脚瘟""痿疫"等记载，似指本病或包括本病在内。本病在四川各地呈散在发生，少数地区出现局部流行。

十九、疥疮

疥疮俗称"干疮"，是由疥螨在人体皮肤表皮层内引起的接触性皮肤传染

---

1 万县志编纂委员会编：《万县志》，成都：四川辞书出版社，1995 年，第 665 页。

2 垫江县卫生志编纂领导小组：《垫江县卫生志》，内部编印，1986 年，第 38—39 页。

3 四川省垫江县志编纂委员会编纂：《垫江县志》，成都：四川人民出版社，1993 年，第 653 页。

4 刘方陶、李向东总编，四川省奉节县志编纂委员会编纂：《奉节县志》，北京：方志出版社，1995 年，第 636 页。

病，多在家庭及接触者之间传播流行。其症状为：皮肤柔嫩之处有丘疹、水疱及隧道，瘙痒持续加剧。皮肤奇痒难以忍受，虽不致命，但传播迅速，覆盖人群广，感染者苦不堪言。忠县、垫江、万县、剑阁等县常年都有发生和流行，有确切记载的，如 1943 至 1944 年，由于国民党逃兵及后方医院伤兵身患该病，引起忠县广泛传染，黄金、干井、顺溪、县城等地均发生流行。[1]

　　上述十九类疫病，是民国时期川东北的主要疫病，多数疫病在各个时段和各个区域都有不同程度的流行，但结合发病频次和流行地区看，主要的疫病有天花、霍乱、伤寒、痢疾、麻疹、疟疾等六大类。在部分年份，多种疫病往往同时流行，危害叠加，这是值得注意的。如 1940—1941 年达县"患天花病 304 人，伤寒病 40 人，斑疹伤寒病 31 人"，同时"赤痢流行，高峰时日死亡 20 至 30 人"[2]。这些传染病给人民生命和社会秩序造成极大的危害，造成基层社会长期的恐慌，也是民国时期政府一直没有彻底治理的顽疾。

　　翻阅大量史籍不难发现，除了名称记载明确的疫病外，还有一些疫病记载为瘟疫、春瘟、鸡窝寒、窝儿寒等，具体属于哪种疫病，已难以考究。仅有少数可以参照史料详载的症状及资料可知其实际名称，如鸡窝寒、窝儿寒在不同地区分别指伤寒和流感。其余发病则难以辨别，这说明当时民间对疫病缺乏科学认识，卫生防疫知识还未普及，难以辨识疫病类型，从而笼统称之为"瘟疫"。如 1938 年双桂乡和人和乡瘟疫流行，患者达总人数的 60%，死亡甚多，一时棺材供不应求。1939 年曹家乡白坪村发生瘟疫，波及周围十余华里，历时 1 年。[3] 疫病虽然严重，但不知具体是何疫病，这是一个较普遍的现象。

第四节　疫病致死率特征

　　疫病的发病率、致死率是判断疫病严重程度的重要依据。从史料记录整

1　四川省忠县卫生志编辑组编：《忠县卫生志》，内部编印，1984 年，第 92 页。
2　四川省达县志编纂委员会编纂：《达县志》，成都：四川辞书出版社，1994 年，第 754 页。
3　忠县志编纂委员会编纂：《忠县志》，成都：四川辞书出版社，1994 年，第 615−616 页。

体来看，民国时期，天花、霍乱、伤寒、痢疾等主要疫病的发病率、致死率一直偏高，致死率多在 10%～80%。从时间来看，大规模的疫病感染者死亡主要发生在 1935 年前，主要原因在于川政未统一，社会秩序混乱，卫生防疫未有实质进行，故而，民国前期的发病率、死亡率整体上高于民国后期。

民国前期川东北部分县疫病发病、死亡情况梳理如下：

通江县：1916 年《通江县各类情况统计表》载，"不足 24 万人的县，是年死于传染病的多达 23612 人"，其中"霍乱，男死 360 人，女死 147 人；赤痢，男死 7123 人，女死 3177 人；伤寒，男死 8234 人，女死 2982 人；痘疮，男死 271 人，女死 242 人；疹热病，男死 352 人，女死 124 人；猩红热，男死 196 人，女死 191 人；白喉症，男死 90 人，女死 40 人；黑死病，男死 143 人，女死 70 人"[1]。

另据记载：1916 年通江县内疫病流行，"患者达 34922 人，死于霍乱、赤痢、伤寒、痘疮、猩红热、白喉、黑死病、疹热病八种传染病者达 23739 人，占当时总人口 237620 的 9.99%"[2]。

达县：笔者据史料统计，1920 年各类传染病患者 108258 人，死亡 76730 人，死亡率达 70.9%，各种传染病死亡率如下：

霍乱发病 18839 人，死亡 15782 人，死亡率为 83.8%；

痢疾发病 20702 人，死亡 16662 人，死亡率为 80.5%；

伤寒发病 32817 人，死亡 25265 人，死亡率为 77.0%；

痘疮发病 4255 人，死亡 2487 人，死亡率为 58.4%；

猩红热发病 3327 人，死亡 2034 人，死亡率为 61.1%；

麻疹发病 4847 人，死亡 3781 人，死亡率为 78.0%；

白喉发病 4145 人，死亡 2818 人，死亡率为 68.0%；

其他传染病发病 9663 人，死亡 7901 人，死亡率为 81.8%。

---

1 任祥祯主编，四川省通江县志编纂委员会编撰：《通江县志》，成都：四川人民出版社，1998 年，第 760 页。
2 通江县医药管理局编：《通江县医药志》，内部编印，1989 年，第 1 页。

1928 年达县伤寒流行，"发病者占总人口数的 30％，死亡率达病人数的 10％"[1]。而民国后期的情况如表 2—3。

表 2—3　1940—1948 年达县地区传染病发病率、病死率

年份	发病数(人)	病死数(人)	病死率(％)
1940	1560	11	0.71
1941	1111	9	0.81
1942	1862	7	0.38
1943	3004	24	0.80
1944	1981	22	1.11
1945	2248	198	8.81
1946	2708	57	2.10
1947	1931	42	2.18
1948	804	15	1.87

资料来源：四川省达县地区卫生防疫站编《达县地区卫生防疫站志（1911—1985 年）》，内部编印，1992 年，第 34 页。

民国后期防疫事业逐步开启，防疫措施发挥了一定的作用。从达县 1920 年代与 1940 年代发病数、病死率大致对比看，发病数、死亡数都有明显下降，1940 年代发病数多年在千例以上，病死率在 0.38％～8.81％不等。但在部分年份或局部地区亦有大量人口死亡，尤以 1939 年、1940 年、1945 年的霍乱最为严重。对于偏远县区和广大乡村，因各类散发的传染病防治不及时，死亡率依旧偏高。

1　四川省达县志编纂委员会编纂：《达县志》，成都：四川辞书出版社，1994 年，第 754 页。

第三章　民国时期川东北疫病的成因

自然灾害频发、公共卫生环境恶劣、人口流动复杂、日军轰炸频繁、防疫力量薄弱、社会秩序混乱、鸦片毒害身体等是民国时期川东北地区疫病发生的几个重要因素。

第一节　自然灾害频发

疫病与自然灾害的发生有着天然的联系，疫病往往是自然灾害的次生灾害，正所谓"大灾之后必有大疫"。自然灾害改变了人类与自然的相对界限，将依附于自然界动植物、微生物而广泛存在的细菌和病毒带到人类社会，例如动物腐烂的尸体及垃圾污染了的江河池塘等水源，导致细菌和病毒滋生，传染病继而爆发。

据梁鸿光先生的统计，自公元前 180 年至公元 1949 年，在中国六种自然灾害中，疫灾的发生率虽然仅占 18.1%，但每次成灾所造成的平均死亡人数却较多，达到 67730 人，占第三位，甚至高于洪涝灾害的直接死亡人数（见表 3—1）。[1]

表 3—1　中国部分灾害死亡人数(公元前 180 年—公元 1949 年)

灾型	次(权)数	百分比(%)	死亡人数(人)	百分比(%)	每次(权)平均死亡人数(人)
飓风	55	27.1	1234592	4.13	22447
涝灾	59.66	29.4	3398229.3	11.36	56960

---

[1] 梁鸿光编：《减灾必读——献给"国际减灾十年（1990—2000）"活动》，北京：地震出版社，1990 年，第 430 页。

（续表）

灾型	次（权）数	百分比（%）	死亡人数（人）	百分比（%）	每次（权）平均死亡人数（人）
疫灾	36.83	18.1	2494514.3	8.34	67730
寒灾	7	3.4	465000	1.55	66429
旱灾	15.66	7.7	11854333.3	39.62	756982
饥灾	28.83	14.2	10472110	35.00	363237

晚清以来，社会变动剧烈，水利设施荒废，水旱灾害较多，例如1896年春末夏初之际，开县遭受连续天干48天，引起痢疾流行，患者达50%，死亡达30%。[1]

民国时期，川东北水旱灾害极为频繁，灾民流离、死亡甚多。[2] 嘉陵江流域就有1920年、1921年、1931年、1934年、1936年、1945年共6个年份发生较大洪水。[3] 据统计，川内各地累计共发生水灾达114次。[4] 洪水往往对江河两岸的生态有直接破坏，人民粮食缺乏，清洁饮水无法保证，动物、牲畜尸体遍布，病菌丛生，因而生疫。1920年、1936年、1945年等多个水灾之年也伴随着较严重的疫情。

1914年，石砫县"天干没收成"，饥馑之岁，必有凶年，导致瘟疫流行，各门各户老少皆同，"致病因素皆因于缺粮而采食草根树皮不洁之物所致"，"野有饿殍以致病疫传染流行"。[5] 当时人民逃荒，老者转于沟壑，壮者散离四方，所病者尽是贫穷之人，富者患病极少。此次瘟疫显然是与食物缺乏、饮食不洁有关。

1920年代，川东北持续发生大旱，导致民众及牲畜饮水困难，疫病频发。

1　开县卫生局编：《开县卫生志》，内部编印，1985年，第276页。

2　马建堂：《民国时期川东北灾荒述论》，西南交通大学学报（社会科学版），2015年6期，第115—122页。

3　水利部长江水利委员会、重庆市文化局等编：《四川两千年洪灾史料汇编》，北京：文物出版社，1993年，第12页。

4　水利部长江水利委员会、重庆市文化局等编：《四川两千年洪灾史料汇编》，北京：文物出版社，1993年，第452—482页。

5　向太槐著：《石柱县卫生志》，石柱土家族自治县卫生局编印，1985年，第156页。

1924 年，平昌县"自春至夏大旱无收，夏瘟疫大流行，有的一家病死过半"[1]。1925 年，川省被旱 80 余县，灾民遍野，哀声连连，全川流行霍乱，其中川东北绥定、梁山、宣汉、阆中等县成重症区，达县霍乱"发病 18839 人，死亡 15782 人"[2]。同年，巴中"饥冠全蜀，夏瘟疫大作，死亡达 10 万人以上"[3]。另有统计，该年全省旱灾中有 30 万人死于瘟疫。[4]

1930 年，云阳县大旱，疫病遂发，痢疾大面积流行，波及"双江、复兴、黄岭、龙溪、马沱、三坝、建民、安乐、杨沙及云阳城区"[5]。

1935 年夏天，大旱 70 天。次年春旱、夏旱连伏旱，饿殍遍野，5 月 2 日《申报》（载通江通讯）称：自二月起"除巴中城乡每日饿死三四十人不计外，其余该县大小百余场，平均每一个场每日饿死饥民在 10 人以上"。据当时中国济生会特派员报告："通、南、巴三县土瘠民贫、连遭三年旱荒，颗粒无收。""疫疠太甚，每县日毙数百人。"[6] 大荒之后必有大疫，是年天花流行，无数生灵命归黄泉。

1936 年，武胜县大旱，疫病蔓延流行。[7] 1937 年，通江县内"持续大旱，十口九饥，疫病流行"，[8] 全家逃亡不绝于途。多地"旅省同乡会"发出呼吁书，渠县红十字会运大米七船五万斤至刘坪一带赈济灾民。

1940 年，川北大范围夏旱，沟塘干涸，群众无奈，只能饮用脏水，疫病因而爆发。7 月，剑阁、南部交界之升钟乡、思衣场、金仙场发生霍乱，迅速蔓延到昭化、阆中、广元、盐亭、梓潼、苍溪等地，及至整个川北。剑阁疫

1　四川省平昌县地方志编纂委员会编：《平昌县志》，成都：四川科学技术出版社，1990 年，第 629 页。

2　四川省达县志编纂委员会编纂：《达县志》，成都：四川辞书出版社，1994 年，第 754 页。

3　四川省达县地区卫生防疫站编：《达县地区卫生防疫站志（1911—1985 年）》，内部编印，第 1 页。

4　夏明方著：《民国时期自然灾害与乡村社会》，北京：中华书局，2000 年，第 76 页。

5　四川省医药卫生编辑室：《四川疫情年表·续（公元 280—1949）》，四川医药卫生志编辑室编：《四川卫生史料·第 6 辑》，内部编印，1986 年，第 58 页。

6　巴中县卫生局卫生志编写组编：《巴中县卫生志》，内部编印，1989 年，第 198 页。

7　中国人民政治协商会议文史资料委员会，四川省武胜县委员会文史资料委员会编：《武胜文史·第 7 辑·卫生专辑》，内部编印，2001 年，第 121 页。

8　四川省通江县卫生局：《通江卫生志（1912—1985）》，内部编印，1988 年，第 2 页。

情最重,初死二三百人,7—8月死亡即达7000余人,疫区纵横300余里,"约占全县2/3地区均有流行"[1]。

上述水旱等灾害对川东北各地影响巨大。一是长期干旱使水利系统遭到破坏,甚至连基本饮用水都无法保障,民众迫于无奈,不得不饮用不洁之污水,从而导致疫病四起。如云阳县痢疾时有发病,多在大的天灾之后,"居民因缺水,而饮用污秽水源,或食用不洁之物引起流行"[2]。二是大灾之年,饿死人数极多,尸骨遍野,无人掩埋,腐烂之尸体极易引起传染病。

第二节 公共卫生环境恶劣

疫病的滋生、传播多与环境关系紧密。在偏远的川东北县区,卫生机构建立较晚,卫生条件非常恶劣。部分县城环境虽有治理,但也有卫生机构迫于人力和经费,多为敷衍,形同虚设。广大乡村的水利体系复杂,河流、湖泊、堰塘、水池众多,几乎没有开展饮水消毒,无自来水可供饮用,居民除少部分饮用井水外,多数饮用河、溪、沟、田、池塘水,而这些水源水质污染较为严重;加之民众缺乏卫生常识,人畜杂居,粪污横流,蚊蝇乱飞,导致大量的传染病滋生蔓延。

1944年《达县磐石乡志》载:"居民不重清洁,不尚卫生,街铺较好,农村难堪,厨厕相连,人畜共处,牛溲猪便,狗粪鸡屎,恶臭扑鼻,污秽盈庭,柴草杂聚,竹木蔓生,光线不足,空气不鲜,沟渠不通,尘垢不除,矮屋陋室,曲梁斜柱,壁穿门倒,檐断瓦残,冬不暖,夏不凉,蛇虫蚁蝼,蚊蝇鼠蚤,蜘网密布,有碍健康,如此之家,十之八九。"[3] 这是达县乡村民众居住环境的真实写照,在川东北一带具有一定代表性。

剑阁城乡的卫生状况极差。1939年,县府发出的开展夏令卫生运动训令

1　四川省志卫生志编辑组:《解放前四川疫情》,中国人民政治协商会议四川省委员会、四川省省志编辑委员会编:《四川文史资料选辑·第16辑》,内部发行,1965年,第187—208页。

2　云阳县卫生局编:《云阳县卫生志》,内部编印,1992年,第97页。

3　四川省达县志编纂委员会编纂:《达县志》,成都:四川辞书出版社,1994年,第758页。

称："本县80%以上的国民，其生活方式不合卫生标准，体格多趋孱弱，死亡率高，而传染病倍感猖獗。究其实，斯在环境卫生之不讲求也。"[1]

苍溪城乡没有专门管理卫生的机构，城乡卫生条件极差。夏秋季到处是苍蝇、蚊子，各种疫病流行。东溪场有名的尿巷子，一到夏季臭气熏人，蚊蝇密度很高。东岳庙街面到处可见屎尿、垃圾，县城及乡镇市场更是"垃圾成堆，脏乱不堪"[2]。

蓬安县城中镇有"污水坑590个，露天阴阳沟15条，大街小巷私置尿桶542个"。人们总结有"四脏"：厨房脏、室内外脏、被帐脏、家具脏，"八多"：老鼠多、麻雀多、蟑螂多、苍蝇多、蚊子多、跳蚤多、尿桶多、病人多，当时有"蚊蝇如蜂群，臭气真难闻，病人多得很，药铺搞不赢"的说法。[3]

石砫县各场镇街道狭窄，房檐低矮，土街土坝坑洼不平，处处垃圾，杂草丛生。赶场后，"死禽死畜到处乱扔，狼藉满地"。场镇及途中所设店子，多系露天厕所，大街小巷，摆置便桶，雨天则屎尿遍地，晴天又臭气熏天。《石砫县临时参议会公函参秘字第144号》又云："饮用水虽多系泉水"，但所有的水井无台无盖，有的水井在阳沟、院坝边，甚至井口低于地面，一遇洪涝，水质污染严重，常常造成秋痢（菌痢）的流行。[4] 县城玉带河被人们称之为"臭水河"，政府虽曾组织疏通，但未有改善。

广元县城街头巷尾垃圾遍地。每到夏秋间，城东接引寺的淖池，下河街的母家巷一带，"臭水横流，蚊蝇成群"。全城仅有公厕3所，无专人管理，三元宫后垃圾堆成一座小山，正如时人所言："垃圾到处有，老鼠集队行，无风三寸土，有雨便泥泞。"[5] 这就是对当时广元城内卫生状况的写照。

平昌县江口场镇居民500余户，4500人。全镇无一个公共厕所，"满街密

1　四川省剑阁县志编纂委员会编纂：《剑阁县志》，成都：巴蜀书社，1992年，第838页。

2　王鹏辉主编：《苍溪县卫生志》，四川省苍溪县卫生局编印，1988年，第52页。

3　张德培主编：《蓬安县卫生志》，蓬安县卫生志编志领导小组编印，1986年，第46页。

4　向太槐著：《石柱县卫生志》，石柱土家族自治县卫生局编印，1985年，第64页。

5　广元市地方志编纂委员会编：《广元县志》，成都：四川辞书出版社，1994年，第736页。

集垃圾、果皮成山，人畜粪便遍地"，这就是场镇卫生的真实景况。对于江口场的卫生环境状况，当时有人形容其情景时写道："我们住在江口场，十户九遭殃。夏来蚊蝇如雷响，冬时臭虱铺满床。污泥浊水遍街涨，屎尿臭气如死丧。"[1] 农村卫生更不讲究，战事频繁时，农民群众处于饥寒交迫的困境，老弱者死于沟壑，少壮者散而之四方，妇孺则告贷无门，哀鸿遍野，江口镇李白圭先生是清末的一位老秀才，亲身经历了这个境况，以"感时"为题，作七律诗一首。[2]

感时

夫因兵乱守蓬茅，扶老携幼正日焦。

挖尽野菜连根煮，鲜砍生柴带叶烧。

强咽藜藿欲速死，不愿长生受煎熬。

屋网蛛丝力难扫，尽让门前满蓬蒿。

巫溪县城街道短而狭窄，河街敞猪甚多，满街猪粪；城内厕所，袒露街旁；城厢中心国民学校厕所接近讲堂，粪便横溢。[3]

垫江县卫生清洁很少开展，"城镇街巷、乡村内外，多污秽狼藉，气候炎热时，蚊蝇成群，臭气熏人"[4]，身患疥疮、头癣者，屡见不鲜。

开县汉丰镇除主要街道有人打扫外，小巷背街的清洁卫生就很差了，"污水、垃圾遍地皆是"，每遇大雨，污水漫涌，"几处公厕，无人打扫"[5]，露天粪坑比比皆是，一到夏天，苍蝇乱飞；汉丰镇的向头侨、老关嘴等地，卫生极差，臭气熏天，过往行人掩鼻而走。

广安县警察局负责管理、核发饮食业营业执照，但饮食卫生状况极差。1942年2月，县府称："各饭店、面馆大都秽浊不堪。"[6]

当时四川省省长张群也曾指出："一般民众不知讲求卫生，害病的机会非

1　平昌县卫生志编纂委员会编：《平昌县卫生志》，内部编印，1986年，第14页。
2　平昌县卫生志编纂委员会编：《平昌县卫生志》，内部编印，1986年，第14页。
3　巫溪县志编纂委员会编：《巫溪县志》，成都：四川辞书出版社，1993年，第640页。
4　四川省垫江县志编纂委员会编纂：《垫江县志》，成都：四川人民出版社，1993年，第645页。
5　开县卫生局：《开县卫生志》，内部编印，1985年，第45页。
6　四川省广安县志编纂委员会编纂：《广安县志》，成都：四川人民出版社，1994年，第711页。

常之多，尤其是传染病，有的传染病在其他国家已经绝迹，然而在中国还非常流行。"[1] 虽然各地开展了卫生运动，但卫生清洁多在城区开展，在农村收效甚微。以通江县为例，1946—1947 年四川省政府《视察通江卫生考核表》公共卫生栏内记载："应切实改良环境卫生"，"环境卫生与卫生教育颇多忽视"，该县防疫工作除种痘打预防针外，"对于环境卫生殊欠积极之推动"[2]。可见环境改善未有实效。

第三节　人口流动

一些传染病如霍乱、天花等具备人传人的基本特征，因而人口迁移一定程度上加速了传染病传播。川东北的人口迁移主要分为有组织的迁移和无组织的自发迁移。

一、军队调动引起的人口流动

民国时期，川内各军阀部队不断发动战争，变换防区，肆意流动，从而引起霍乱等疫病传播。

1919 年，滇黔军开赴四川，部分队伍驻酆都关岳庙，一个连有 35 人患烂痘子（天花），死亡 11 人，当时请郑痘科（浩然）医治并接种牛痘苗，疫情才得以控制。[3] 1920 年夏，熊克武部退守阆中，"军士染霍乱病，污染县城内水源，霍乱病在城内迅速蔓延，前后持续达 3 月，病死 1000 余人"[4]。

1931 年，国民党军队王陵基部在云阳县农坝拉民夫去通江、巴中、万源等地。民夫染天花回籍，造成流行，致半数以上家庭都有天花患者，李祥运家 9 口人死去 7 人，曾庆益家 11 人死去 7 人。同时，九龙乡疟疾、麻疹发生流行，其中疟疾"约有 800 人患病，死亡 30 多人"，麻疹"患者 1800 多人，

1　民国开江县卫生院：《关于 1941 年组织中西医工会及医疗工作的训令、办法、纲要》，开江县档案馆藏，全宗号：7，目录号：1，案卷号：1。
2　四川省通江县卫生局编：《通江卫生志（1912－1985）》，内部编印，1988 年，第 80 页。
3　丰都县卫生志编纂领导小组编：《丰都县卫生志》，内部编印，1987 年，第 20 页。
4　南充市志编纂委员会编：《南充市志（1707－2003）·中》，北京：方志出版社，2010 年，第 2193 页。

死亡 800 余人"[1]。1947 年，国民党罗广文部队从云南、贵州移驻忠县干井、顺溪等地，带来恶性疟疾，使该病在忠县广泛流行。[2] 由于军队频繁更改驻地导致的传染病流行较多，在民国时期四川社会具有一定的普遍性。

二、抗战时期的人口内迁

1937 年南京国民政府移都重庆后，加速了东部、西部地区的人流、物流的转换，也带动了西部主要城市人口的快速增长，重庆作为战时陪都，迎来了大量的国民政府党政机关、军队、企业、学校等。大后方人口也迎来爆炸式增长，到 1938 年年底，重庆市人口已经达到了 100 万，川东北各地如达县、万县等人口都有不同程度增长。梁山因建有军事机场，人口增加也较多。人口的迅速增长也给各类疫病防控带来极大压力。

三、民众的自发迁移

除了政府层面有规划、有步骤的迁移外，人口流动还包括广大民众非规划的、自发无序的战时逃难，且时间从 1937 年一直延续到 1945 年。如重庆市，一时间"四方难民，麇集于此，而市内环境卫生，及种种措施设备，均甚简陋、幼稚，故对霍乱侵入既便，流行更易"[3]。在人口西迁浪潮中，川东北由于特殊的地理位置及水陆空综合交通优势，成为民众内迁重庆、成都、西安和其他小城市的中转站，疫病易流行于此。

川东与湖南、湖北交界，日军在湖南常德进行了细菌战，导致一批难民携菌西迁赴川，在人口迁移过程，川内并没有建立起全面的交通检疫机制，虽然从档案资料看，当时曾在湖北宜昌至重庆及湖南至重庆的交通线上建立汉宜渝检疫所等机构进行检疫，但未能严格实施，从而使细菌扩散开来；此外，川东北毗邻的湖北、陕西在民国时期都是各类传染病的重灾区，也直接影响了川东北地区，导致四川疫病的病源多样化、复杂化。所以，民国时期

1　云阳县卫生局编：《云阳县卫生志》，内部编印，1992 年，第 7 页。
2　四川省忠县卫生志编辑组编：《忠县卫生志》，内部编印，1984 年，第 4 页。
3　重庆市档案馆、重庆师范大学合编：《中国战时首都档案文献（战时社会）》，重庆：重庆出版社，2014 年，第 378 页。

川东北的疫情防控形势持续严峻。

1940 年至 1941 年，正值抗战相持阶段，湖北宜昌被日本侵占，长江交通运输线被阻，大量难民逃入四川巫山；同时，国民党在长江南岸驻扎了不少炮兵、海军部队，由部队逃跑出来的士兵也比较多，最终导致了巫山县伤寒、痢疾大流行。

1942 年四川省卫生处防疫工作报告书载："值此抗战期间，各县市人口之变迁极大，东往西来，交通路繁，因之传染病乃易转移传播，兼之本省之环境卫生极不良好，而民众对于保健常识又甚缺乏"，"以本身之情形而论，则以霍乱、赤痢、天花、疟疾、伤寒等病最易形成流行状况"。[1]

第四节　日军轰炸频繁

1938 年 2 月 18 日至 1943 年 8 月 23 日，日军先后派出飞机约 9000 架次，对重庆及周边地区进行了长达 5 年多的轰炸。除了重庆、成都大城市外，日军主要轰炸的区域就是川东，尤其是有长江航运之便的万县、奉节、忠县等地及建有军事机场的梁山、达县等地。

1941 年 5 月至 8 月，日机先后 9 次轰炸忠县城，合计出动飞机 104 架（次），投炸弹 197 枚、烧夷弹 72 枚，炸死 46 人、伤 108 人，炸烧毁房屋 224 间，给全城人民造成极大灾难。[2] 在梁山县，日机 394 架（次）空袭 20 次，投弹 2971 枚；在万县，日机 299 架（次）空袭 19 次，投弹 1059 枚。[3] 另外，奉节、云阳、巫山、巫溪、达县、渠县、大竹、开县等地也遭受了较为严重的轰炸。

历次大轰炸造成社会秩序混乱、人民无序流动、生产秩序破坏、乡间尸

1　民国四川省卫生处：《四川省三十一年防疫工作报告卫生署制发疫情总报告样表》，四川省档案馆藏，档号：民 113-02-2995。

2　忠县政协学习文史工作委员会编：《忠县文史·文史资料选编·第 1 辑》，四川省忠县国营印刷厂印刷，1991 年，第 152 页。

3　中共重庆市委党史研究室著：《中国共产党重庆历史》，北京：中共党史出版社，2021 年，第 393 页。

横遍野，加速了疫病的滋生与传播。大轰炸往往直接造成民众伤亡和财产损失，还对防疫产生了较大影响。一是直接破坏医院、卫生院、药铺等机构，医护人员的伤亡较多，医疗物资损失极大。二是造成局部地区人口频繁地无序流动，不利于传染病的控制，尤其是在传染病流行期间，加快了传染病的传播速度。三是大轰炸使基础设施遭到破坏，造成水井、水缸、取水河段等水源被污染。四是大轰炸持续时间较久，应对空袭成为大后方的重要工作，川东前沿各县大多成立了空袭防护救治机构，占用了本就有限的防疫人力和资源。

第五节　防疫力量薄弱

川东北防疫力量的薄弱虽然不是疫病产生的直接原因，却是疫情不断扩大乃至失控的因素之一，防疫力量薄弱主要体现在两个方面。

一、防疫机制建立缓慢

据 1939 年《四川省概况》对传染病防治的介绍："四川省现尚无公共卫生行政机构，对于各种传染病之管理与预防，均未能遵照中央法令实行。政府既无传染病院之设立，一旦传染病流行即无法遏止，而各公私立医院虽备有隔离室，大都于管理发生困难。"[1]

二、防疫措施施行不力

以天花防疫为例，种痘虽可防疫，各县亦建有种痘局，但由于经费和防疫力量限制，缺乏有效的组织措施和痘苗供应，1937 年 9 月的《通江县民政视察表》称："因购买痘苗不易未种痘。"[2] 且有限的疫苗往往只能给官绅富豪子弟，民众无钱接种。川东北地处边远，财力拮据，各县区种痘未能普及，种 1 次牛痘需银圆 1 块或大米 2 升或小麦 2 升，穷苦人家无力承担，导致天花年年流行。即使种痘，也多为"瞎痘"，种痘失败而死亡者或毁容者甚多。

1　四川省政府编：《四川省概况》，内部编印，1939 年，第 7 页。
2　四川省通江县卫生局编：《通江卫生志（1912－1985）》，内部编印，1988 年，第 87 页。

此外，在疫情报告方面也多有不足。如渠县卫生工作相关文件要求"各级卫生机关报告传染病之发生"，但实际上多未报告；所要求的"施行霍乱、伤寒、白喉"的预防注射，仅在部分年份进行，且多集中在县城注射。[1]

防疫中对病死者尸体处置不当，往往也会使疫情蔓延。1921 年夏季，达县县城瘟疫流行，当时县里无卫生机构，兼之医药缺乏，患者无医疗人员抢救，多有死亡。当时无火葬场设施，人死后不能购备棺材者，大多埋在附近郊野[2]，由此造成更多人患病。1945 年梁山机场修建时，霍乱大流行，开江调去的 4000 名民工多数感染，当局采取了灭绝人性的应对之法，对病患者采取窒息、活埋等残酷手段，迫使轻病号潜逃回县，引起传播，蔓延全县，患者上万，死亡 600 余人。[3]

第六节　社会秩序混乱

民国时期，川东北地区社会长期动荡，据统计，"四川二十余年中，有四百余次之战争，大战五十六次，小战三百余次"[4]，严重破坏社会秩序。各路军阀只顾扩大力量，无暇顾及民生事业，使卫生事业裹足不前。对于民众来说，军阀田赋预征的实施是一大灾难，而征收次数，完全视各军首脑意旨而定。少则一年两征，多则数征、十征至十数征，如 1926 年时"广安县竟预征至一九三三年"[5]。广元一带曾有民谣说："民国不到二十载，征收已到八十年。"在万县刘湘防区，从 1919 年到 1935 年的 16 年间，由于恣意预征田赋，已征至 1956 年。[6] 人民除了负担沉重的田赋预征外，还要交纳其他苛捐杂税。

1　渠县县政府：《关于卫生工作实施纲要及经费开支预算书》，渠县档案馆藏，全宗号：1，目录号：2，案卷号：4815。

2　杨奉禄：《民国时期达县发生的四次大自然灾害》，载四川省达县政协文史资料研究委员会编：《达县文史资料·第 4 辑》，内部编印，1994 年，第 302－304 页。

3　四川省开江县志编纂委员会编纂：《开江县志》，成都：四川人民出版社，1989 年，第 592 页。

4　吕平登编著：《四川农村经济》，上海：商务印书馆，1936 年，第 551 页。

5　章有义编：《中国近代农业史资料·第 2 辑》，北京：生活·读书·新知三联书店，1957 年，第 580 页。

6　万县市粮食局编：《万县市粮食志》，内部编印，1989 年，第 42 页。

各县民众不堪重负，赤贫乃至破产之家极多，基层民众缺乏经济基础，防病防灾的能力自然减弱。

《四川忠县临时维持会暨全体难民快邮代电之通函》指出，"共和肇造，川乱频仍"，"预征借垫，习为常事。杀人放火，引为天职"。忠县"濒临大江，山多田少，商贩贸易，过而不留。虽号一州，不及一镇。比年驻军皆在一旅以上，筹垫款项，则在百万有奇。其匪徒之拉樋，流氓之敲诈，抢场劫镇，不一而足。忠民怯懦不敢言，恐遗祸也"。颜军（颜德基）来忠县月余，"筹款七八万元。极贫次贵，无一得免，鬻妻卖子，在所弗惜"，"人民为之掳尽，货财为之掳空。市井萧条，闾里为墟"，"城区之惨，现更及于四乡。旧谷早已无余，新谷不敢收获，农具毁尽，耕牛宰完，日居岩穴，夜伏深山，父子不能相见，兄弟妻子离散"。[1] 电文形象地指出了当时川东北社会的混乱状况。

第七节　鸦片毒害身体

在四川军阀统治时期，各方军阀为供养军队，滥用地方行政权力，普遍强迫人民种植罂粟以制作鸦片。种烟、吸烟对军阀、统治者均有利：种烟可以收"烟税"，吸烟可以收"红灯税"，不种烟则要收"懒税"。因此，军阀、土豪、劣绅强迫人民种烟。种植罂粟在川东北地区较为普遍，主要集中于宣汉、梁平、开县、石砫、云阳、巫山、忠县、垫江等地，以下川东地区为最，除了供本地吸食外，大量鸦片沿江而下，销往长江两岸各大城市，直达上海。长期的罂粟种植和鸦片吸食必然是恶果重重。

一、各地烟毒泛滥，导致民众身体孱弱

吸食鸦片对人的身体有巨大危害。吸烟成瘾者，精神萎靡，营养不良，肩不能挑，手不能提，尤似朽木，身体免疫力极差，难以抵御疾病。

1　池子华、崔龙健主编：《中国红十字运动史料选编·第1辑》，合肥：合肥工业大学出版社，2014年，第268页。

1917 年，石砫县驻军刘营长为了满足部队军饷，强迫石砫人民种植罂粟，不种者则罚以"抽懒捐"，强种罂粟，使石砫人民深受危害。[1] 南宾镇更是烟馆林立，当时仅百多户人的下街，就有烟馆 22 家，瘾民成天"吞云吐雾"，"烟雾弥漫"。乡间也如此，如当时桥头场上就有烟馆 43 家，乡下尚有 5 家。据《四川月报》1935 年 2 月载，"石砫乡村各处虽二三间茅舍，亦无不红灯高张，顾客络续"。

1930 年六七月间，开县（今重庆开州区）流行痢疾，不少人患此病。而在患者和死亡人之中，有烟瘾者为百分之八十左右。[2] 由此可见，鸦片实为社会一大公害。

据国民政府对四川巫山烟土情况的调查："四川巫山，毗连鄂境，山岭重叠，物产艰滞，素称贫瘠之区，惟烟土一项，有大宗出产。"产量方面："全县种烟区五千余亩，年可产二千余担，每担按千两计算，以县属北镇之大昌乡、南镇之南坪坝产量较多。"售吸方面："全县人口二十余万，瘾民占十分之三。有烟土商号十余家，较著名者为杜道崇、向子和、义巨昌、周亚光等，专办外销，运往宜、汉及河南境内出售，计每年外销烟土七万余担。"全县"共有烟馆二千余家，红灯七千盏，分列三等，月收红灯捐洋三千余元。县中无煮烟炉灶，由各烟馆自行熬煮"。[3]

据垫江县统计，1936 年，全县 67720 户中，就有 30592 户栽种罂粟，种烟户约占总户的 50%，面积 10575 亩，全县鸦片产量约 7000 担（每担 100 斤），纳捐瘾民达 10784 名。城乡烟馆林立，烟毒泛滥，一般有钱人家，办红白喜事，十有八九都要准备鸦片，客人来时就先吸烟，"视为待客之上品"，1937 年"全县吸烟人数达 80% 以上"。[4]

二、大量罂粟的种植导致许多地区出现"粮荒"

"烟进粮退"在川东北一带比较多见。以开县罂粟种植为例，1921 年，开

---

1 向太槐著：《石柱县卫生志》，石柱土家族自治县卫生局编印，1985 年，第 1 页。
2 开县卫生局编：《开县卫生志》，内部编印，1985 年，第 52 页。
3 秋浦：《国民政府军委会禁烟督察处查报四川巫山等县烟土产销情形报告》，《民国档案》，2011 年第 03 期，第 45—46 页。
4 垫江县卫生志编纂领导小组：《垫江县卫生志》，内部编印，1986 年，第 41 页。

县知县彭蕴玉依仗女婿张冲是驻防万县地区的军阀旅长，不顾全县人民的反对，下令"劝种"罂粟，强迫征收烟捐40万银圆，充助军费。是年秋天，便出现了"铲掉小春种鸦片，种上鸦片交烟捐"[1]的景况。1923—1926年，杨森的部属吴行光、魏楷挪驻梁山时，强迫屏锦、回龙、云龙一带农民种罂粟，按窝抽税，名"窝捐"，不种的则抽"懒税"，导致粮食种植大量减少。1936年，梁山县城有专门制鸦片的炉灶、经售鸦片烟的铺子、馆子达50多家，各乡场也有2—5家烟馆。[2]直到1939年3月国民政府下令禁止种植罂粟，强行铲除了烟苗。从此，大面积种罂粟得到制止。

另据1961年省卫生厅卫生志编写人员的访问记载：民国时期"通、南、巴三县曾一度有三分之一的田地种烟，粮食因之锐减"，不少劳动者均吸毒成瘾。据南江县老医生张师古介绍：1922年前后，南江城有大小烟馆20多家，种植罂粟十分普遍，个别地区，除了放不干的水田外，其余土地全部种烟，约占耕地面积的60%。[3]

在忠县，烟毒泛滥，危害极大，人们将这一现象编成了歌谣，形象地指出了鸦片的各种危害。

歌谣一[4]

一盒鸦片烟，二十四文钱，

三口把瘾过，四肢得安然，

五更睡不着，六亲不喜欢，

七（其）事也不大，八分当一钱，

九九不会转，十（实）在也惨然，

冬（东）西都卖尽，腊（拿）来就吃完。

1　开县卫生局编：《开县卫生志》，内部编印，1985年，第53页。

2　郑亚春：《解放前后梁平烟毒种禁概况》，载梁平县政协文史委员会编：《梁平文史资料·第7辑》，内部编印，2003年，第133—134页。

3　南江县卫生局编：《南江县卫生志》，内部编印，1984年，第15页。

4　四川省忠县卫生志编辑组编：《忠县卫生志》，内部编印，1984年，第28页。

歌谣二

洋烟毒本赛砒霜，

贻恨何须怨外洋。

原有精神消枕上，

无穷岁月误灯旁。

一针挑尽平生福，

数口吸残万丈光。

自食人间烟火后，

赤心肠变黑心肠。

除了上述因素外，气候的差异也是疫病发生的因素之一。据记载，奉节县"夏秋多热病痢疾"，万县"八月以后，天气陡热，长到百度以上（华氏100 度为 37.78 摄氏度），恶疫流行，生活最苦"[1]。

上述因素都是导致疫病滋生或流行的原因，但促使局部疫病大范围、长时间流行却是由多种因素共同作用导致的。

1933 年九十月间，开县爆发了大规模的流感。当时蒋介石调集国民党军队 20 余万，分六路向川陕革命根据地发动进攻，其中五、六路经开县进攻达县、宣汉、万源等地。同时，命令各县组织民团、民夫配合作战。一时间，蒋军、民团、民夫聚集在开县三汇口、中和、义和等地，"卫生条件很差，垃圾成堆，便溺横溢，死尸遍地"[2]，因而引起伤寒的流行。疫病最早爆发时，当地政府不但不给予治疗，反而催逼他们抱病回家，故而病菌随之播散。初起以三汇口、义和、中和为重，不几天三合、临江、铁桥等地相继流行，不到两月，全县普遍流行，致使广大人民群众深受其害。开县"有百分之八十的人罹患此病，流行时间达一年之久"，直到次年的十月始告平息。[3] 故而，在上述疫病流行中，既有军阀驻军环境卫生恶劣的因素，也有当时政府消极防治的因素，还有人口流动聚居等因素。

1　周传儒编著：《四川省一瞥》，上海：商务印书馆，1926 年，第 18－22 页。

2　开县卫生局编：《开县卫生志》，内部编印，1985 年，第 45 页。

3　开县卫生局编：《开县卫生志》，内部编印，1985 年，第 45 页。

第四章　民国时期川东北卫生体系的建设

第一节　民国前期当局的防疫建设

中国现代防疫事业开启于伍连德博士的防疫实践。1912 年，伍连德博士在哈尔滨成立了东三省防疫事务总处，这是我国近代史上第一个常设防疫机构，开创了我国近代防疫事业先河。

1919 年 3 月，北洋政府设立的中央防疫处正式成立，刘道仁、严智钟分任正、副处长，地址设在北京城南的天坛神乐署旧址内。其成立无疑具有时代意义，这是由政府设立的第一个国家级专业防疫机构，即使当时在全国服务覆盖的区域比较有限，但毕竟代表着中国传染病防疫机构已初步建立，为中国近代医药卫生事业尤其是防疫事业奠定了一个较为科学的基础。1928 年 6 月，北伐军进驻北京，南北统一，北京改为北平特别市。中央防疫处由南京国民政府接管，隶属国民政府内政部。1922 年，它所能生产的生物制品还只有抗脑膜炎血清、抗链球菌血清、白喉抗毒素、霍乱疫苗、伤寒疫苗、牛痘疫苗等 15 种；到 1934 年，已能生产各种治疗和防疫用血清、疫苗和诊断材料 48 种，包括：抗毒素及血清类、疫苗类和诊断材料。其中大部分产品质量好、疗效显著，颇受国内外好评，在预防和治疗各种烈性传染病中发挥了积极作用。

1929 年 2 月，国民政府卫生部召开第一届中央卫生委员会会议，由卫生部次长刘瑞恒主持。2 月 23 日，以余云岫为首的一批西医在会议上共提出《废止旧医以扫除医事卫生之障碍案》《统一医士登录办法》《制定中医登记年限》《拟请规定限制中医生及中药材之办法案》四个废止中医的提案，这些旨在消灭中医的提案在当时得以通过。1935 年 12 月，中央防疫处全部迁到南京，处址设在黄浦路一号卫生署内，继续以生产各种生物制品为主。全面抗战开始后，防疫处又先后迁至湖南长沙、云南昆明。

民国时期，国民政府设立了一批专门的疫灾防治机构，如海港检疫处、中央防疫处、西北防疫处、蒙绥防疫处、全国经委黑热病研究队、华中华南华北防疫团、卫生署医疗防疫队、卫生部医疗防疫总队等。抗战时期，中国战时环境卫生学会、中国卫生工程学会两大学术团体在卫生防疫工程建设方面也发挥了积极作用。1934年以后，各省、县也陆续设立了卫生防疫机构。

从四川的防疫事业发展来看，政府防疫职能整体上较全国发展较晚，且功能有限。主要是受军阀混战影响，川内经济文化遭受破坏，社会事业一片凋零，卫生发展停滞不前。1916年，四川省警务处第三科管理"饮食料之检查，公共场所之清洁，传染病预防"[1] 等事项，缺乏专业性，防疫自然不被重视。个别县已经开设种痘局，如1916年，开县虽设有种痘局，但力量有限，有种痘医生1人。[2]

1928年，全省卫生行政事务改由省府民政厅第二科第二股管理，其职责包括"预防疫病"等。诸多事务只设1名科员主管，防疫规定自然成为空谈。1916年，北洋政府颁布了《预防传染病条例》。1928年9月18日，南京国民政府内政部颁布了《传染病预防条例》。1930年，南京国民政府公布了《传染病预防条例》，规定伤寒、斑疹伤寒、赤痢、天花、鼠疫、霍乱、白喉、流行性脑脊髓膜炎、猩红热等9种传染病在法定传染病管理范围之中。1940年增加了疟疾病。1944年，国民政府公布的《传染病防治条例》又增加了回归热，至此共11种传染病属管理范围。然而这些防疫条例并未在川东北有效实施。究其原因，主要是因为当时的四川长时期处于"防区制"的统治模式之下，川渝大地军阀林立、战事频仍、政局动荡、财力匮乏，社会经济均遭破坏，故而，四川公共卫生事业发展迟缓，防疫体系没有建立起来，重大瘟疫仍频频发生。川东北各县内均无专门的常态防疫机构，防疫工作多由县警察局、

1　四川省地方志编纂委员会编：《四川省志·大事纪述·上》，成都：四川科学技术出版社，1999年，第56页。
2　四川省开县志编纂委员会编：《开县志》，成都：四川大学出版社，1990年，第497页。

医院兼管，预防注射由当地医院负责。只有较少县份建立了临时性的防疫委员会，开展较为专业的临时性防疫工作，如 1929 年万县市民医院对城区居民作预防注射；1932 年鼠疫流行时万县成立"临时防疫委员会"，作为临时防疫机构。[1] 民国前期缺乏全省统筹的地方防疫，依旧在人员力量上、防疫技术上、卫生经费上表现出明显的不足。

第二节　民国后期卫生防疫体系的筹划推进

一、卫生机构的建立

1935 年的川政统一为全省卫生防疫的全局筹划提供了保障，尤其是抗日战争全面爆发后，全国一些医疗单位及卫生人员迁入四川，使四川省卫生事业有了一些发展。与此同时，南京国民政府西迁重庆，四川成为抗战大后方，川渝成为国民政府统治的中心地区，而川东地区为抗击日军西进的前沿，为了稳定后方及适应军事医疗的需要，行政院催促四川尽快成立卫生处。随之，川东北公共卫生与防疫事业渐有所发展。

1938 年 5 月 2 日，经省务会议议决，为推动全川卫生机构的建立，于民政厅内成立"四川省卫生委员会"，统筹全川卫生事宜。"委员会"为筹划设计机关，统筹指导全川卫生事业规划。8 月，省府颁布四川省卫生试验所、四川省会卫生事务所两个组织的规程，期于短时间内建设全省卫生基本事业，确定卫生试验所之职责在"办理各种细菌培养及病理检验"[2]，省会卫生事务所为推行各项卫生事务之模范机关。至于各县卫生设施，则全川只有新都实验县已确立卫生制度，且当时还在积极推进中，其余县份卫生行政机构尚未建立。

从全省医疗资源分布来看，据 1939 年统计，当时全省医院可分省立、市立、县立、区立及教会立五种，其中省立医院仅在省会成都设有，市立医院

1　万县志编纂委员会编：《万县志》，成都：四川辞书出版社，1995 年，第 663 页。
2　四川省政府编：《四川省概况》，内部编印，1939 年，第 1 页。

仅在成都、重庆设有，县立医院计有万县县立医院、酃都地方医院、广汉地方医院、新都卫生院等，各院均有简单的设备。其中新都实验县因推行公医制度、试验保健方法，卫生设施则普遍领先于全县其他乡镇，即便如此，也属"成立不久，尚未能达到公共卫生理想目的"。区立医院，即三峡实验区于北碚设有医院1所，办理全区医疗及预防工作，"该院因经费不充，故未能将整个卫生计划推行"[1]。另有一些教会医院，多由教会创办，统计全省教会医院共24处，分设于成都、重庆、彭县、资中、荣县、仁寿、乐山、宜宾、泸县、富顺、涪陵、忠县、遂宁、三台、绵竹、阆中、雅安等17地，其中川东北忠县、阆中设有教会医院。

1940年5月18日，省府批准将省立烟民调验所改为县卫生院，颁布《改省立烟民调验所为县卫生院所办法》，调验所改设卫生院的有20余县，涉及川东北的就有奉节、梁山、渠县、剑阁、云阳、忠县、邻水、宣汉、开县、垫江、开江等10余县。[2] 以烟民调验所建立卫生院，这是县域卫生机构形成的开始。

1940年10月，四川颁布《县卫生组织大纲》，规定各级卫生组织的形式。其中，县为卫生院、区为卫生分院、乡镇为卫生所、保为卫生员。[3] 12月，卫生署制订《县卫生工作实施纲领》，其中就包括关于防疫工作的组织实施。[4] 后又颁布了《四川省各县卫生院组织规程》，初步建立了各县卫生防疫工作标准，明确了县卫生院在城乡防疫管理中的主导作用，卫生防疫在形式上开始实施。

《四川省各县卫生院组织规程》第二条规定："卫生院隶属于县政府，受四川省卫生处之指挥，监督掌理全县一切卫生行政及技术事宜。"而第三条则

1　四川省政府编：《四川省概况》，内部编印，1939年，第1页。
2　民国开江县卫生院：《关于1940年组织卫生院调查医护人员的训令、代电》，开江县档案馆藏，全宗号：7，目录号：1，案卷号：2。
3　民国开江县卫生院：《关于1940年组织卫生院调查医护人员的训令、代电》，开江县档案馆藏，全宗号：7，目录号：1，案卷号：2。
4　民国开江县卫生院：《关于1940年医防工作的训令、代电》，开江县档案馆藏，全宗号：7，目录号：1，案卷号：1。

对卫生院的职责作出了说明：（1）办理全县医药救济事项；（2）办理全县学校卫生事项；（3）办理全县妇婴卫生事项；（4）办理全县环境卫生事项；（5）办理全县防治传染病事项；（6）办理全县卫生教育及烟毒宣传事项；（7）实施全县医药管理；（8）调查全县各种地方病；（9）举办全县病理及卫生检验；（10）检验及勒戒全县烟毒人犯；（11）办理全县生命统计。

其第五项明确指出卫生院要"防治传染病"，而其余关于环境、卫生各项职责的规定也有助于推动防疫。四川省卫生处和各县卫生院的建立，是卫生建设的一大进步，但从履行防疫职能来看，它们防疫专业性并不强，防疫仅是基层卫生院若干工作之一。

二、县卫生院概况

四川公立卫生院在 1937 年开始少量设立，1940 年开始大量筹备设立，是年，川东北宣汉、开江、大竹、渠县、奉节、梁山（今梁平）等县卫生院相继成立。1941 年，开县、忠县、云阳、阆中卫生院成立。同年 4 月，张群在第一届四川全省卫生行政技术会议讲话中指出，全川仅建立"三十九个县卫生院，八个县卫生所，六个特约卫生院"[1]。1943 年，南江、巴中卫生院成立。1944 年，旺苍卫生院建立。1945 年，巫溪、苍溪卫生院建立，巫山县在空袭救护队的基础上建立丙等卫生院。1946 年，昭化卫生院成立。地处偏远的万源县、城口县卫生院到 1947 年才建立，通江卫生院 1948 年建立，青川卫生院 1949 年建立。

上述卫生院多是由其他机构改建而来，来源五花八门，如戒烟所、烟民调验所、戒烟医院、救济院施医所、卫生所、民众教育馆附设的卫生事务所、空袭救护队等，整体上缺乏相应的建院标准，设备多沿用戒烟所等的设备，大多非常简陋。

1944 年，各卫生院有了等级划分，共分特等、甲等、乙等、丙等、丁等

1　民国开江县卫生院：《关于 1941 年组织中西医工会及医疗工作的训令、办法、纲要》，开江县档案馆藏，全宗号：7，目录号：1，案卷号：1。

五等，各县等级如下[1]：

特等：温江、乐山

共 2 县

甲等：成都、重庆、郫县、双流、彭县、资中、简阳、荣县、巴县、
江津、綦江、璧山、眉山、丹陵、宜宾、筠连、泸县、隆昌、
富顺、万县、南充、遂宁、安岳、乐至、绵阳、广汉、德阳、
什邡、达县

共 29 县

乙等：华阳、灌县、新津、新都、新繁、资阳、仁寿、威远、永川、
江北、合川、荣昌、大足、铜梁、邛崃、大邑、夹江、南溪、
江安、合江、涪陵、酆都、开县、云阳、大竹、广安、长寿、
岳池、蓬安、武胜、中江、三台、潼南、蓬溪、绵竹、广元、
江油、彰明、开江、理番

共 40 县

丙等：北碚、蒲江、彭山、洪雅、青神、屏山、犍为、沐川、高县、
长宁、叙永、纳溪、古宋、酉阳、南川、彭水、黔江、武隆、
奉节、忠县、巫山、巫溪、城口、渠县、梁山、邻水、垫江、
营山、南部、盐亭、射洪、金堂、梓潼、剑阁、苍溪、阆中、
昭化、北川、巴中、宣汉、万源、南江、茂县、松潘

共 44 县

丁等：马边、峨边、雷波、庆符、洪雅、旺苍、汶川

共 7 县

从该年各类卫生院的经费来看，除特等不载外，其余各等每年依次为：
甲等卫生院 112464 元，乙等卫生院 84120 元，丙等卫生院 58692 元，丁等卫
生院 44076 元。但实际上由于卫生经费来源并不固定，由各县自行负担较多，

---

1 《四川各县市卫生院等级表》，载四川医药卫生志编辑室编：《四川卫生史料·第 2 辑》，1984 年，
第 43 页。

卫生经费多达不到四川省卫生处所规定数额。

在人员配置方面，"甲种卫生院 15 人，乙种卫生院 11 人，丙种卫生院 8 人，丁种卫生院 8 人"[1]。部分县卫生院设置公共卫生护士、防疫护士、防疫助理员等职位，但人数极少，如云阳县卫生院内仅有公共卫生护士 1 个，防疫助理员 1 人，整体上防疫力量极为薄弱。

川东北各县卫生院仅有达县、南充、万县三县的为甲等，其余为乙等和丙等，卫生经费极少，人员配备极少，而川东北各县人口众多，卫生发展缓慢，长期得不到重视，不利于防疫事业的开展。

由于县卫生院的覆盖范围有限，部分卫生院实施巡回诊治与防疫办法，在局部起到一定作用。1942 年，达县"因经费支绌，各区乡镇之卫生分院，所以致无法成立"，鉴于各乡镇不能享受医药之便利，故于本年夏秋两季疾病易生之际，"组织巡回医疗队一队派往各乡镇巡回治疗"，成绩颇佳。[2] 但遇到大范围疫病时，受限于人员、经费，防疫工作依旧难以开展。

此外，各县卫生院以西医为主，但设备简陋，药品缺乏且药费昂贵。1945 年 7 月，梁山县霍乱蔓延，但县卫生院连基本的生理盐水都十分缺乏，不得不函请驻地的卫生署医防总队"酌赐生理食盐水数磅，以资应用"[3]。1946 年，通江县卫生院仅有病床 10 张。

第三节　县卫生院运行情况

广元县卫生院：1939 年 9 月，广元县卫生院成立，是成立较早的一批卫生院之一。借用商会在下河街四王庙房屋 8 间，作为门诊和职工宿舍。有简单医疗设备和常用药品，仅能治疗一般皮肤病及普通内科疾病，医生、护理、助产事务员共 4 人。1943 年，人员增至 16 人，但仍无病床。1949 年广元解

1　《四川省政府三十三年度政绩比较表·卫生》，1944 年，第 1 页。
2　民国达县卫生院：《达县卫生院三十一年度工作报告》，四川省档案馆藏，档号：民 113-01-0447。
3　民国梁山县政府财政科：《防霍乱配生理盐水的函》，梁平区档案馆藏，全宗号：J001，目录号：18，案卷号：036。

放前夕，医院只有事务员 3 人。[1] 医护人员极少，设备极简，不能承担医疗和防疫的重任。广元地处川、陕、甘三省交界，历来为交通要冲，人口往来络绎不绝，如此要地，卫生防疫力量却极为薄弱，导致广元多次发生重大疫病。

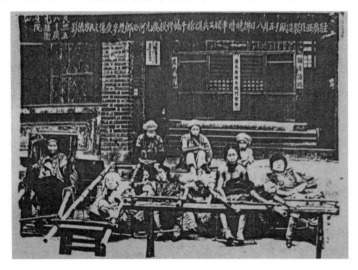

民国时期广元县卫生院

青川县卫生院：青川县的卫生院成立很晚，成立时已接近解放。1948 年秋，四川省政府卫生处委派璧山县卫生院主任医师余国光任青川县卫生院筹备主任。余上任后，一无开办经费，二无医卫技术人员。据记载："政府因人力、财力不充裕，其经费向乡保摊派，每乡 50 元，每保 10 元。"结果无指望，延至第二年 2 月，县财政拨款，"第一次 10 万元，第二次 173200 元"，经过 3 个月的筹建，卫生院于 1949 年 4 月 15 日才正式成立。[2] 在人员组织方面，余国光任院长，另有医师、护士、助产士、药剂员、会计员、事务员等 7人。设备十分简陋，"只有几瓶西药片，一具听诊器，几柄手术刀，剪、镊凑合起来"。开展门诊治疗，收费昂贵，多为当地官员、富人诊治，平民百姓就医者甚少，群众反映说："医院对门开，有病无钱莫进来。"

1　广元市地方志编纂委员会编：《广元县志》，成都：四川辞书出版社，1994 年，第 763 页。
2　光耀：《青川县卫生史上之首见》，中国人民政治协商会议四川省青川县委员会文史资料研究委员会编：《青川文史资料·第 1 辑》，内部编印，1987 年，第 49－50 页。

昭化县卫生院：1944 年 12 月开始筹备，其间并不顺利，筹备处主任周子尚因办理不善被免职，后由杨恩九代理。1945 年 3 月 8 日移交，时有院长 1 人，医师 1 人，护士 3 人，助产、司药、事务各 1 人，工疫 3 人，计 11 人。1946 年 5 月 1 日正式成立，地址在民众教育馆，辛明甫任院长。1948 年 11 月进行了人员裁减，仅保留医师、护士、助产士各 1 人，工役 2 人，计 5 人。

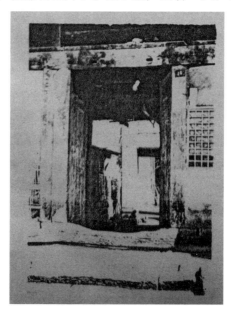

民国时期昭化县卫生院

剑阁县卫生院：1940 年 7 月，剑阁县将烟民调验所改建为卫生院，院址设在普贤阁，有院长、西医师、护士等 6 人。1942 年迁双剑公园内，设门诊部、住院部，置简易病床 14 张，负责妇婴卫生、环境卫生、卫生教育、防疫实验、烟毒检验等工作，配有院长、医师、护士、助产士、药剂士、行政、勤杂等 31 人。先为丙等，后改为乙等。1946 年减为 16 人，1949 年再减为 6 人，病床 5 张，房屋 266 平方米。[1]

苍溪县卫生院：1944 年 9 月，成立卫生院筹备处，一面呈请上级委派院

1　四川省剑阁县志编纂委员会编纂：《剑阁县志》，成都：巴蜀书社，1992 年，第 820 页。

长，一面寻找公共宅院，加以整修，并设置职员，充实内部设备。1945 年 1 月 1 日，成立县卫生院，定为乙等卫生院，职掌全县卫生行政和医疗业务工作。设病室 2 间，病床 6 张。6 月 11 日院长何文成到任。院内有医师、助产士、公卫护士、公务员、公役等 7 人。1946 年 3 月，何文成辞职。6 月 1 日，四川省卫生处批准谢丕显为院长。卫生事业费占全县事业费的 0.86％。全年门诊 8196 人次，出诊 1358 人次，急诊 2 人，无住院病人，平均每天诊断 20 多人次。院址在兴贤街。1949 年 8 月，张开文任县卫生院代理院长，直至苍溪解放。[1]

旺苍县卫生院：1944 年 3 月 1 日，旺苍设卫生院，院址设于民生路赵家祠（今文昌街），按丁等县编制，配职工 11 人。实有院长 1 人，医师 2 人，司药、杂务各 1 人。有西医诊断室、西药房、注射室、换药室。卫生院无病床，设备极为简陋，只能治疗小伤小病。后来抗日援华团和美国红十字会赠送了一批药品，但分给旺苍的仅一些普通药品。卫生院业务萧条，有名无实。[2]

阆中县卫生院：1941 年，在阆中县城大东街成立阆中县卫生院，设内科、外科、妇产科。有卫生技术员及管理工役人员共 23 人。[3]

南部县卫生院：1942 年始建南部县卫生院，据该年卫生工作报告记载：卫生院为丙等卫生院，设院长、医师、护士长、护士、公卫护士、助产士、药剂师、事务员各 1 人，助理员 2 人，总计 10 人。但由于地处偏远，人员难以通过自招等途径解决，卫生院"待遇菲薄，而交通又极困难，聘请人员殊感不易。至今医师一席，几经遴选，均未成功，已向省方呈请委派中"[4]。只能由省卫生厅从中协调进行委派。该年卫生院每日上午 9 至 12 时为诊疗时

1 王鹏辉主编：《苍溪县卫生志》，四川省苍溪县卫生局编印，1988 年，第 17 页。
2 四川省旺苍县志编纂委员会编纂：《旺苍县志》，成都：四川人民出版社，1996 年，第 514—515 页。
3 四川省阆中市地方志编纂委员会编纂：《阆中县志》，成都：四川人民出版社，1993 年，第 776 页。
4 民国南部县卫生院：《南部县卫生院三十一年度工作报告》，四川省档案馆藏，档号：民 113-01-0447。

间，1942 年统计，共诊疗 9248 人次。治疗方面，发药 3679 人次，包扎 2760 人次，治眼睛 2892 人次，治疗牙齿 87 人次，治疗耳朵 471 人次，注射 174 人次，手术 68 人次，其他 435 人次。1946 年的四川省内务部资料记载："南部县仅有中医师 16 人，余者水平低下。"据《南部县志》载，1949 年，全县仅有医疗卫生机构 1 个，人员 8 名，无固定病床。城乡缺医少药，多种传染病流行，危害人民健康。[1] 另据当地老人回忆，南部只有 1 所丙等卫生院，在西门外关岳庙内，占地 170 平方米。设备简陋，无固定病床，仅有听诊器、注射器和几把外科用的刀、剪、镊子等；有 6 名职工，无正式医师、药师，只能应付日常门诊，诊治一般疾病。卫生防疫工作是个空白，传染病常流行。[2]

西充县卫生院：1944 年前，西充县历代政府均未设立专门的卫生行政机构。1945 年 7 月 1 日，西充县卫生院成立。院址在晋城镇大西街肃王庙（现为居民住宅）。按丙等卫生院编制，职工有 8 人，赵德凯任院长。1949 年 5 月，改任杨俊明为院长，职工减至 6 人。[3]

南充县卫生院：1939 年 11 月 9 日，四川省第十一行政督察区专员公署与南充县政府将省立南充民众教育馆附设卫生事务所改为甲种南充县卫生院。卫生院实行卫生行政与医疗合一，行政上隶属南充县政府，业务上由四川省卫生实验处管辖，原卫生事务所所长徐铠为第一任院长。因院址未定，一切公务仍在鹤鸣山白塔寺原卫生事务所办理。卫生院之家具、药品、模型、图书均是向民众教育馆借用。

1940 年 1 月，卫生院迁城内文昌巷 1 号。由于经费减半且难如期领取，人员难聘，加之药品昂贵，购买困难，县卫生院虽列入甲种县卫生院，但是门诊没有分科，更没有一张病床。每日上午门诊。3 月，全院有职员 15 人，其中，院长兼医师 1 人，护士长、护士、公卫护士、助产士、药剂士、会计各 1 人，助理员 5 人，卫生所代理主任 3 人。设有医务室、卫生指导室、卫

1 四川省南部县县志编纂委员会编纂：《南部县志》，成都：四川人民出版社，1994 年，第 696 页。
2 陈绍武：《南部县人民医院四十年》，政协四川省南部县委员会文史资料委员会编：《南部文史资料选辑·第 2 辑》，内部编印，1989 年，第 137 页。
3 西充县卫生局卫生志编纂领导小组编：《西充县卫生志》，内部编印，1986 年，第 18 页。

生教育室、烟毒调验和总务室。4 月 14 日，奉南充县政府令，卫生院迁至果山公园假山北麓、栖凤街原戒烟医院院址。该址曾多次作过军队营房，破烂不堪，经稍事维修后，用篾席隔成了内科诊断室和外科换药室。药房仅有少量磺胺、阿司匹林、吗啡等药品。没有化验设备，晚上用油灯照明。12 月 16 日，院长徐铠因"人事复杂，下年预算反而减少，且经费积久不发"而辞职，由毕业于华西协合大学、在四川省卫生实验处农村卫生行政人员训练班结业的医学博士杜明义继任。

1941 年 1 月 4 日杜明义到职，带来全套产科器械。随即增聘人员，开展截肢和简单的修补手术。同年 7 月，"设病床 8 张，病人住院自带被盖、蚊帐，伙食自理"。住院病人的治疗由门诊医生负责，护理无专人。7 至 9 月，门诊 4147 人次，住院仅 69 人次。

1945 年 10 月，卫生院在西门外甘露寺附近附设南充县公立医院，杜明义兼任院长。医院有 3 幢砖木结构房屋，面积为 1500 平方米左右。此时，卫生院在栖凤街有房屋 52 间，面积 2000 平方米左右，设有病床 25 张。除门诊外，还兼行种牛痘、注射霍乱疫苗、查验烟瘾、管理学校环境卫生以及办理医师开业执照等。卫生院及附设公立医院，1 至 9 月门诊病人 30220 人次，收治住院病人 257 人次。8 月 24 日嘉陵江涨大水后，霍乱流行，卫生院派助理员何其国在药王街设临时霍乱病院，收容霍乱病人。年末，卫生院共有 15 人：医师 4 人（其中院长 1 人），护士 5 人，助产士、化验员各 1 人，事务助理 4 人。

1948 年 1 月 1 日，改卫生院附设公立医院为省立南充医院，专司医疗工作，院长仍由杜明义担任。卫生院专办卫生行政事宜。3 月，卫生院有 13 人，其中院长、医师、护士长、卫生稽查、会计各 1 人，公卫护士 4 人，事务员、助理员各 2 人。4 月，省立南充医院有医师 6 人，助产士 2 人，药剂员、检验员、护士长各 1 人，护士 5 人，其他人员 8 人，共 24 人。[1]

---

1 南充市医药卫生志编纂委员会编：《四川省南充市医药卫生志》，内部编印，1987 年，第 76—78 页。

整体来看，南充县卫生院的建设情况在川东北地区位居前列。各地县城以外的农村区域，往往极少建立卫生机构，而南充县于 1943－1948 年先后在芦溪、长乐、东观、龙门、青居、李渡、飞龙、集凤、李家等农村地区建立了卫生所。[1]

蓬安县卫生院：据蓬安县卫生院 1942 年的工作报告记载：该年 4 月份奉令开始筹备本县卫生院，负责人员当即于成都聘请医师及工作人员，并采购药械等项。至大体就绪时，于 4 月 20 日到达县城，与县府商洽院址问题，议定城西民生工厂做院址。7 月 10 日正式开幕，邀请当地县府及各机关法团首长亲临指示，于各方赞助之下展开一切应办工作。[2] 7 月，正式建立县卫生院，初定为丙级，职工 11 人，其中医师 2 人，公卫护士 1 人，护士 3 人。设内科、外科、妇产科和门诊室，有简易病床 5 张。1945 年，卫生院由丙级升为乙级，简易病床增至 10 张。能治疗内科一般性常见病，年门诊约 1.1 万人次，年住院病人 15 至 20 人次。[3] 1944－1945 年，蓬安县先后在利溪、周口乡设公立卫生所，有职工 5 人。[4] 据 1945 年统计，卫生院全年发药 9782 人次，包扎 12359 人次，治牙病 201 人次，治耳病 946 人次，注射 398 人次，手术 89 人次，接生 47 人次，住院 14 人次，施种牛痘及预防注射的人数极少，而且在这极少的预防接种人数中，也只限于城镇机关、学校人员。

营山县卫生院：1941 年 7 月 1 日，在县城磨子街东岳庙内成立营山县卫生院，属乙种县卫生院编制，设病室 4 间，病床 8 张，分门诊、住院和药房。设院长 1 人，医师 2 人，药剂士 2 人，护士 2 人，助产士 1 人，事务员 1 人，公役 1 人。1942 年 10 月，该院因地处偏僻，医疗条件差，由乙种降为丙种。1944 年 12 月，院址迁至正西街救济院内，王元一任院长。1945 年，县卫生协进委员会发动县内绅士募捐木制家具 100 件，充实设备，业务稍有进展，

1　四川省南充县志编纂委员会编纂：《南充县志》，成都：四川人民出版社，1993 年，第 778 页。
2　民国蓬安县卫生院：《蓬安县卫生院三十一年度工作报告》，四川省档案馆藏，档号：民 113-01-0447。
3　蓬安县志编纂委员会编：《蓬安县志》，成都：四川辞书出版社，1994 年，第 656 页。
4　蓬安县志编纂委员会编：《蓬安县志》，成都：四川辞书出版社，1994 年，第 658 页。

就诊者逐渐增多，该院又由丙种升为甲种，病室增至 8 间，病床增至 16 张。院内设内外科诊察室、候诊室、药房挂号室、库房、手术室、护士室、消毒室和办公室，职工增至 15 人。1948 年，院内分设门诊部和住院部。县卫生院成立后，内科能治疗一般常见病和多发病，外科能施行一些创伤缝合、割瘤等手术，有 2 名护士打针、发药。1942 年，门诊治疗 19534 人，住院 21 人。1944 年，增设卫生稽查和公卫护士各 1 人，开始作疫情报告和生命统计。[1]1944 年 1 月，在双河场寿佛殿成立双河卫生分院。设主任 1 人，配医师 1 人，助产士 1 人，助产员 1 人，公卫护士 1 人。[2]

岳池县卫生院：1940 年，岳池县政府颁布了《县各级卫生组织大纲》，"厘定县卫生之组织、人员、经费及工作标准"。经四川省政府批准，1940 年 4 月 1 日，岳池县卫生院在县城和溪公园成立，直属县政府，在县长指导之下，掌管全县卫生行政和技术事宜。1944 年开设住院部，设病床 10 张。县卫生院设有总务室、医务室、卫生指导室、防疫检验室、卫生教育室。

每室由院长指定一人负责。有关全县卫生行政及技术事宜，由院长及所召集之院务会办理。1946 年 8 月，岳池县政府调令中称："惟卫生工作向与民政关切至密，今后有关行政事项可由县卫生院主办，第一科协助。"

1944 年，经四川省政府批准，先后成立了西溪乡卫生所、罗渡乡卫生分院、苟角乡卫生所，为县卫生行政第二级机关，直属县卫生院，兼受当地区长、乡长的督促，办理辖区内的卫生行政及技术事项。[3] 1947 年 12 月，平安乡（今坪滩镇）募筹资金建立了平安乡卫生所。[4]

石砫县卫生院：1944 年 11 月 24 日，石砫县政府奉令筹建石砫县卫生院，筹备主任为黄鱼梁。1945 年 8 月 27 日，石砫县卫生院成立，第一任院长为毛芸久。卫生院工作人员有：院长毛芸久、医师胡国亨、护士长邵兴才、公卫护士贺宗亨、护士秦定客（女）、药剂员邵伯章、助产员秦素兰（女）、事务

1　营山县卫生局编：《营山县卫生志》，内部编印，1989 年，第 64 页。
2　营山县卫生局编：《营山县卫生志》，内部编印，1989 年，第 78 页。
3　四川省岳池县卫生局编，杨伯洲主编：《岳池县卫生志》，内部编印，1987 年，第 22 页。
4　四川省岳池县卫生局编，杨伯洲主编：《岳池县卫生志》，内部编印，1987 年，第 12 页。

员陈巨贤。地址在县城正街三清观。设有内科室、外科室、调剂室、候诊室、病室、收发室,另有职员寝室3间。全院房屋面积约270平方米。成立时为丁等卫生院,1946年增加了预算,改为丙等卫生院。隶属于石砫县政府,兼受省卫生处指导,除负责本院医疗卫生工作外,还兼管全县卫生防疫、医疗保健、医政、清洁卫生、预防接种、母婴保健、卫生宣传等项工作。1948年,县卫生院派邵伯章、秦素兰二人到第三区成立分院一所,后因经费无预算,不到一年时间就被撤销。1949年12月,石砫县临时人民政府接管县卫生院,留用医师毛芸久等7人继续工作。[1]

垫江县卫生院:前身是垫江县戒烟所。始建于1936年3月,地址设在东外街武圣宫,"以戒鸦片为主,预防治疗为辅"[2]。1939年3月,奉令改置省立垫江县戒烟医院。1940年4月又改为垫江县烟民调验所,5月迁至南外街药王庙,7月改名垫江县卫生所,工作任务以防疫救护和烟民调验为主,兼负学校、环境、妇幼卫生。1941年6月更名垫江县卫生院,当时省定为丙等县卫生院,有医务人员13人,设内科、外科、五官科、皮肤科、产妇及小儿科,病床10张,可收治为数不多的病人。[3] 1943年6月,升级为乙等卫生院,但预算不敷,仍按丙等卫生院经费开支。月支经费800元,由省禁烟督办公署每月补助300元。不足部分由地方自行筹集。卫生所以防疫救护及烟民调验为中心工作,其他如学校卫生、环境卫生、妇幼卫生也量力而行。与其他县份不同,垫江县除了县级卫生院外,还设立了不少乡卫生院,卫生事业的覆盖面较广,便于乡村群众就医,对疫病防治也极为有利。1942年7月后,除新民乡外,武安、桂阳、普顺、沙坪、裴兴、长安、周嘉、沙桥等19个乡(镇)相继建立卫生所,有卫生人员60人,设西外科和妇产科,地址一般设在祠堂庙宇。只因设备设施较为简陋,技术水平低,就诊者极少,于

---

1 向太槐著:《石柱县卫生志》,石柱土家族自治县卫生局编印,1985年,第17页。
2 垫江县卫生志编纂领导小组编:《垫江县卫生志》,内部编印,1986年,第1页。
3 四川省垫江县志编纂委员会编纂:《垫江县志》,成都:四川人民出版社,1993年,第633—634页。

1944 年先后撤销。[1]

表 4－1　民国时期垫江县各乡(镇)卫生所一览表

名称	建立时间	地址	医护人员组成
武安乡卫生所	1942 年 10 月	乡公所右横楼下	西医 1 人、公卫护士 1 人、助理员 2 人
桂阳镇卫生所	1941 年 10 月		公卫护士 1 人、助理员 2 人
峡云乡卫生所	1942 年 10 月		公卫护士 1 人、助理员 2 人
普顺乡卫生所	1942 年 9 月	普顺新建善堂	护士 1 人
晓兴乡卫生所	1943 年 1 月	复兴桓侯宫	公卫护士 1 人、护士 2 人
沙坪乡卫生所	1942 年 9 月	下中街武圣宫	西医 1 人、公卫护士 1 人、助理员 1 人
太平乡卫生所	1942 年 9 月	川住庙	公卫护士 1 人、助理员 2 人
曹回乡卫生所	1940 年	关庙	
大石乡卫生所	1942 年 10 月	万天宫	护士 1 人、助理员 2 人
西沤乡卫生所	1942 年 9 月	育婴堂	公卫护士 1 人、助理员 2 人
龙岗乡卫生所	1942 年 11 月	乡公所	公卫护士 1 人
长安乡卫生所	1942 年 11 月	万王宫	公卫护士 1 人、助理员 2 人
永安乡卫生所	不详		公卫护士 1 人
裴兴乡卫生所	1942 年 8 月	万寿宫	
界摊乡卫生所	1942 年 7 月		医护人员 2 人
董砚乡卫生所	1942 年 10 月	禹王宫	公卫护士 1 人、助理员 2 人
周嘉乡卫生所	1942 年 7 月	东文庙	医护人员 2 人、助理员 2 人
沙桥乡卫生所	1942 年 9 月	黄子岩	
城溪乡卫生所	1942 年 9 月		公卫护士 1 人、助理员 2 人

资料来源：垫江县卫生志编纂领导小组编《垫江县卫生志》，内部编印，1986 年，第 7 页。

忠县卫生院：1940 年 7 月在戒烟医院基础上成立卫生所，是忠县第一所公立医疗机构，所长由省卫生部门委派，经费每月由省卫生实验处补助 800

---

[1]　四川省垫江县志编纂委员会编纂：《垫江县志》，成都：四川人民出版社，1993 年，第 635 页。

元，禁烟督办公署补助 300 元。次年改为丙等卫生院，设有院长、公卫护士、助产士各 1 人，护士 3 人，工友 2 人。后经费增加，省府补助 1600 元，另有禁烟督办公署补助 600 元。1948 年升为乙等卫生院，有工作人员 16 人，设简易病床 10 张。[1]

梁山县卫生院：1931 年 3 月 1 日，梁山县立医院成立，数月后解体。1940 年 7 月 1 日，正式成立梁山县卫生院，分门诊、住院两部，门诊设内、外科诊断室，住院部设内科、外科、传染病室及助产室等，有医生、护士、司药共 5 人。1941 年，设简易病床 15 张。[2]

开县卫生院：1939 年以前，开县无一所公立卫生机构，私人开业行医者亦为数不多。1940 年 7 月 22 日，县政府奉令将开县烟民调验所改为开县卫生所，是开县第一个公立卫生单位，有职工 9 人。1941 年，卫生所更名为卫生院，被省定为乙种县卫生院，有职工 20 人。全县则仅有私人诊所 6 处，西药房 4 个，中药铺 21 个，个体开业西医 7 人、中医草医 135 人。1945 年已增至私立医院 2 所，诊所 4 个，西药房 2 个，中药铺 380 个，个体中医草医 767 人，助产士 5 人，接生婆 15 人。[3] 1942 年，院址迁至今体育场北面县中医院住院部处，1949 年迁至西街福音堂，分设门诊、住院两部，有业务用房 300 平方米，简单的医疗器械 30 余件，病床 10 张，职工 8 人。[4]

云阳县卫生院：1940 年 7 月 1 日，四川省卫生实验处训令云阳县成立卫生所，"开办经费除利用烟民调验所旧有设备外，余就县筹措"[5]。1941 年 4 月 1 日，改为县卫生院，初建时定为乙等卫生院，设置院长 1 人，医师 1 人，护士长 1 人，护士 1 人，公卫护士 1 人，防疫助理员 1 人，卫生宣传员 1 人，助产士 1 人，药剂生 1 人，事务员 2 人，助理员 2 人，共 13 人。1945 年提升为甲等卫生院，设置院长 1 人，医师 2 人，稽查护士 3 人，护士长 1 人，护士

1　忠县志编纂委员会编：《忠县志》，成都：四川辞书出版社，1994 年，第 620 页。
2　龙建平主编，梁平县志编纂委员会编纂：《梁平县志》，北京：方志出版社，1995 年，第 646 页。
3　开县卫生局编：《开县卫生志》，内部编印，1985 年，第 8 页。
4　四川省开县志编纂委员会编：《开县志》，成都：四川大学出版社，1990 年，第 495 页。
5　云阳县卫生局编：《云阳县卫生志》，内部编印，1992 年，第 9 页。

2 人，助产士 1 人，药剂员 1 人，事务员 2 人，助理员 2 人，工役 4 人，共 19 人。[1] 县卫生院呈报设有"简易病床 21 床，医疗器械仅有注射针、管、煮沸器、外科刀、剪、钳、锯、凿和天平、听诊器、血压计等，总价值 465070 元（折人民币 46.50 元）"[2]，大部分由省卫生实验处提供。

城口县卫生院：1945 年 3 月 1 日，城口县政府第 77 号呈文指出：县卫生院切实普遍种痘预防天花传染，"查本县并无合格卫生人员，请即指派合格卫生人员来县，以便组设县卫生院，并请将本县应配痘苗迅寄下县"[3]。城口县地处偏远，卫生力量有限，尤其是专业卫生人员极为缺乏，只能呈请上级部门指派人员。1947 年，县卫生院才成立。

武胜县卫生院：1942 年，县卫生院成立，配有卫生稽查 1 人，负责推行预防注射和种痘事宜。

邻水县卫生院：1940 年 7 月，邻水县奉令将原烟民调验所改组为卫生所。以天后宫为所址，因该处空气不佳，另以江西街公共空房为所址，于 1940 年 7 月至次年 2 月驻此。遵照县各级卫生组织大纲之规定，又因该驻地屋舍不多，随即以团绅公寓为院址，于 1942 年 2 月迁入，并向县府请发整修费 12000 元，将院内门诊部、手术室、药剂室、办公室及男女病室等整修就绪。[4] 据 1942 年档案资料记载：卫生院设门诊部，诊疗时间每日午前 7 点至 12 点，午后两点至 5 点。全年初诊 2181 人，复诊 8005 人，免费 4651 人，住院患者为 28 人。[5] 1943 年卫生院初诊 4623 人，复诊 10844 人，住院 39 人，接生 66 人。

广安县卫生院：1940 年，广安县国民政府创办广安县卫生院，并批准县卫生院制定的《临时防疫办法》。1941 年，县卫生院设立公共卫生护士、卫生

---

1 云阳县卫生局编：《云阳县卫生志》，内部编印，1992 年，第 189—190 页。
2 云阳县卫生局编：《云阳县卫生志》，内部编印，1992 年，第 137 页。
3 民国城口县政府：《为呈请指派合格卫生人员来县组设卫生院并将应配痘苗寄县以便遵照施放由》，四川省档案馆藏，档号：民 113-01-0447。
4 民国邻水县卫生院：《邻水县卫生院三十一年度工作概况报告》，四川省档案馆藏，档号：民 113-01-0447。
5 民国邻水县卫生院：《邻水县卫生院三十一年度工作概况报告》，四川省档案馆藏，档号：民 113-01-0447。

稽查各 1 名，负责卫生防疫工作。

巫山县卫生院：1941 年 7 月 1 日，巫山县成立县空袭教护队，张颖华任队长兼医师，有护士 2 人，助理护士 2 人，事务员 1 人，工役 2 人，养病室 1 间，药房 1 间，病床 3 张。1942 年底，以空袭救护队为基础，筹建县卫生院，1944 年开业，列为丙等卫生院。[1] 巫山县地处偏远，卫生院成立较晚，且等级较低，无法达到治疗疾病和防治传染病的要求。

奉节县卫生院：1940 年 7 月，四川省卫生实验处委任杨念五为奉节县卫生院筹备主任，10 月 1 日奉节县卫生院成立，院址在月牙街 24 号。县卫生院是行政业务合一的卫生机构，隶属于县政府，受省卫生实验处的指挥监督，全院有院长、医师、护士长、护士、公共卫生护士、助产士、药剂生、事务员各 1 人，助理员 2 人，工役 3 人。设防疫及疫情报告室、环境卫生及卫生教育室、门诊及病房、妇婴卫生室、总务室，置病床 20 张。1941 年 8 月 25 日，卫生院遭日机轰炸，中弹 2 枚，公物、器材全部被毁。院址迁至月牙街 14 号居士林内，病床减至 10 张。1948 年，院址移至左城清净庵旧庙内。[2]

通江县卫生院：经多次向四川省卫生处申请，1945 年通江县卫生院成立，有院长 1 人，医师 2 人，护士 1 人，助产士 1 人，工人 1 人，共 6 人。院址在诺江公园大门外，只设门诊，无病房；建院不久，房屋被十区保安司令部的部队占用，迁院至李公祠。通江县卫生院的工作主要是进行种痘等预防注射和治疗一般的常见病、多发病。1946 年 12 月 15 日，四川省政府视察员王淮普对卫生院进行了视察，在《视察通江卫生考核表》中称："该县无其它医院，每日诊病人数约四十人，住院人数不多。"又在所填《卫生调查表》中称："内部人员除院长合格外，其余卫生人员大部由二十一军传习所卒业，小部由其它护士训练班卒业。"1947 年 5 月 8 日，省政府视察员湛宝光视察通江，在《四川省政府民国三十六年上期通江县卫生调查表》中写道："门诊平均每日诊男女各科病人四十人，出诊平均每日诊病人三人，急诊平均每日诊

1　四川省巫山县志编纂委员会编纂：《巫山县志》，成都：四川人民出版社，1991 年，第 489 页。

2　刘方陶、李向东总编，四川省奉节县志编纂委员会编纂：《奉节县志》，北京：方志出版社，1995 年，第 639－640 页。

五人，住院人数一至四月共十一人，平均住院日数每人住院三日。"[1]

宣汉县卫生院：1940 年 5 月，在县城学坝街文昌宫，以县烟民调验所为基础建立宣汉县卫生所，次年 3 月改为县卫生院，丙等。1948 年迁东门外李家祠，次年借用县商会楼房约 200 平方米。卫生院负责全县医疗、预防业务和卫生行政事务，兼司全县烟民调验业务。编制 10 人左右，除院长和医师各 1 人外，其余都是初级卫生技术人员。日门诊平均 15 人次，收取挂号费、急诊费、出诊费和药费。1944 年，县卫生院在二区（南坝）、三区（土黄）、四区（胡家）区署所在地分别建立派出机构——区卫生所。分设所长、助理员各 1 人，负责办理辖区内医疗预防事项。[2] 1949 年 8 月撤销，药械由县卫生院接收，人员自谋出路。

巫溪县卫生院：1945 年 6 月，始建巫溪县卫生院，有内、外科室、药室等 6 间，面积 76 平方米，额定职员 8 人，工役 3 人，兼理卫生行政事务。医疗器械有镊子、钳子、5 毫升空针、10 毫升空针、听诊器、扩阴器、简易刀包、急救包、脱脂棉、体温表等，数量较少，多是 1 具（包、个）。[3]

巴中县卫生院：1943 年 3 月，始建立巴中县卫生院，省卫生处任命华西医科大学医学博士李光祖为院长。李未到职，由何子芳代理。全院有医护人员 8 人。1949 年 6 月，任命华西医科大学毕业的李辉祖为院长，职工增至 13 人，其中医生 3 人、助产士 1 人、药剂员 2 人、护士 3 人、事务员 1 人、工役 3 人。[4]

酆都县卫生院：1940 年 8 月 21 日《酆都日报》刊登《县卫生所的使命，在延长人生寿命》一文，称："县卫生院所负使命以推行公共卫生，加强民族体魄为原则。……至于公共卫生一词，原为预防疫病之一种科学技术，目的在于延长人生寿命，增加身体健康，由有组织之社会设计改良环境卫生、预防传染病，灌输个人之卫生常识及组织医学救国之机关，一面积极推广防疫措施，一面治疗有关疫病，俾个体得到健康，再臻于整个民族保持康强。不

1　四川省通江县卫生局编：《通江卫生志（1912—1985）》，内部编印，1988 年，第 58 页。
2　四川省宣汉县志编纂委员会编：《宣汉县志》，成都：西南财经大学出版社，1994 年，第 821 页。
3　巫溪县志编纂委员会编：《巫溪县志》，成都：四川辞书出版社，1993 年，第 635 页。
4　四川省巴中县志编纂委员会编纂：《巴中县志》，成都：巴蜀书社，1994 年，第 843 页。

过，关于推行公共卫生的步骤，以适应地方环境需要而有缓急，得先由城市普及于乡村，因其对象是在大多数的民众，乃至整个民族。"[1] 又据 1941 年《四川省酆都县概况》第三章第二节"设施"记载："县卫生院治疗方面：先设门诊部作医疗救济工作，求诊者，外科占三分之二，且多属贫苦。预防方面：注意普遍预防，并组织巡回工作队前赴乡村工作。"[2]

南江县卫生院：1942 年 9 月 17 日，南江县临时参议会第四次会议决议："暂设卫生分院，其所需经费照分院核算编列。"次年，南江县政府在施政计划中提出：照省卫生处规定，设置卫生分院一所，以健全其卫生行政机构，推进卫生和卫生行政事务。于是南江县在 1943 年正式筹建了卫生院，同年南江县政府任命刘颖为南江县卫生院院长，此人系赶场乡人，原系国民党刘存厚部队的军医处长，在部队贩货回乡做生意，未返部队。卫生院的地址选在南江镇上河街的同善社内，即原文化馆地址，有穿木结构的房屋 4 间，面积约有 127 平方米，暂设药房和诊断室，卫生院所需经费由地方财政按丁种卫生院等级俸给。当年支卫生院开办费 11000 元。

县卫生院的人员编制及其薪俸待遇均由县政府决定。1944 年南江县政府核定县卫生院职员 8 人，杂役 5 人。职员每月按 8 市斗食米供给。生活补助费 260 元。抗日战争胜利后，县政府在施政计划中称：员、役、警的设置应以事务繁简与经费枯荣二者为对象，胜利后之工作，应由动而静，由繁入简之趋势，为顾及地方财力，核定卫生院裁减护士长 1 人，护士 1 人。1947 年县政府核定，县卫生院实设职员 7 人，杂役 3 人，裁减助产士 1 人。公费支给标准，增加 15 元。1949 年 10 月，县参议会第十届扩大会议决议：县烟毒调验所撤销后，业务由县医院办理。卫生院裁减职员 3 人，杂役 1 人。在经费支配方面，县卫生院吸收的人员，大部分由院长刘颖个人决定，个别人员由县政府直接安插。整体上工作人员未经过正规学校的正规训练，防病治病知识极少，只能医治一些小伤小病，未开展外科手术。

1　丰都县卫生志编纂领导小组编：《丰都县卫生志》，内部编印，1987 年，第 4 页。
2　丰都县卫生志编纂领导小组编：《丰都县卫生志》，内部编印，1987 年，第 4 页。

卫生院的药物极少，有破胺类的片剂，还有安华比林、盘尼西林、九一四等针剂，没有设中药房。卫生院只有空针、听诊器、体温表、量杯、金属镊子、酒精煮沸器等简单医疗器械，未设病床和病室。卫生院的经费，由县政府在地方财政中拨给极少的数量，主要用于卫生院职工的体给费。[1] 院长、医生、杂役人员的待遇，均按级别而定，等级相差悬殊：院长每月俸薪 200 元左右，医师每月 150～180 元；护士、助产士每月 100～140 元；杂役每月只有 12 元左右。卫生院的药价、诊断费、治疗费等，均没有统一的收费标准，由院长、医生根据不同时期的具体情况自定。当时卫生院医生坐堂行医，主要给政府官员、驻军和一些有钱人治病，一般群众很少到卫生院就诊。

除了各县卫生院在四川省卫生处的指导下进行防疫运作外，在抗战时期，战时联合防疫办事处也是一支重要的卫生防疫力量。

全国防疫联合办事处成立于抗战中期，以军民联合防疫为主要任务。1940 年 5 月 2 日召开全国防疫会议，决定设立战时防疫联合办事处，由卫生署、军医署、后方勤务部卫生处及中国红十字会总会救护总队等四个机关联合组设，并决定 5 月 7 日开始筹备工作。[2] 会址位于南京黄浦路一号。同年 6 月 5 日，由后勤部、军政部、卫生署等机构共同公布战时防疫联合办事处组织办法。1941 年 3 月 4 日，军委会防疫防毒会议通过决议，决定加强战时防疫联合办事处组织，其职责主要有：

一是协调各地做好防疫信息收集。当时全国各地疫情报告计有疫情旬报、疫情文件、疫情总报告表及疫情旬报汇报表三种。

二是对各地重大疫情进行指导。1940 年 7 月，川北一带霍乱流行，卫生署派防疫专家伯力士于 8 月 4 日起程赴蓉，并会同四川省卫生处处长陈志潜前往调查。惜至盐亭，因洪水泛滥，道路阻碍，未得深入，但仍得有少数病例，知其确系霍乱。嗣为更求详细明了疫情起见，复由卫生署于 9 月 13 日派遣技士钱大椿前往调查，经过 50 日之久，始于 11 月 3 日返渝，曾编有《川

1　南江县卫生局编：《南江县卫生志》，内部编印，1984 年，第 6 页。
2　《全国防疫联合办事处概况》，四川省档案馆藏，档号：民 113-02-4818。

北霍乱流行报告书》一种。[1]

　　三是开展疫病防治宣传。战时防疫处编印了《霍乱防治实施办法》《天花防治实施办法》《鼠疫防治实施办法》《疟疾防治实施办法》等以进行防疫宣传。[2]

　　从该防疫联合办事处具体工作来看，其工作内容包括开展各地传染病之调查、进行传染病知识宣传、印刷传染病有关资料、组织医务技术人员开展传染病之研究等相关的预防准备工作，但很少进行实际的传染病防治工作，如疫苗注射、传染病救治等。从其实际工作的区域来看，主要服务于中部与东部沦陷各省份，尤其是江苏、浙江、江西、湖北、湖南、广东等日本发动了细菌战的区域；从关注传染病种类看，鼠疫、霍乱是其关注和研究的焦点。整体来看，其在抗战大后方的防疫作用较为有限。

1　冉微、姚淳怀：《战时防疫联合办事处 1940—1941 年工作报告》，《民国档案》，2022 年第 1 期，第 28—49 页。

2　冉微、姚淳怀：《战时防疫联合办事处 1940—1941 年工作报告》，《民国档案》，2022 年第 1 期，第 28—49 页。

第五章 民国时期川东北政府组织的防疫

第一节 疫情报告的实施

疫情报告是指在疫情发生后，由染疫人员或防疫工作人员主动逐级上报疫情的发病时间、地点、症状、种类、伤亡情况及初步干预情形，并对疫源进行初步分析。西方国家较早建立了疫情报告制度，实践证明，科学的疫情报告对疫情控制有重要的作用。

在民国前期，四川军阀割据不断，政府政务未统一，医疗机构不健全，防疫事业未真正开始，各县政府、警局监管防疫，疫情报告制度尚未建立，在局部地区由警局负责疫情上报。加之医卫人员不足，防疫管理混乱，疫情报告极少。1916 年，四川省政府对卫生发展、公私医院、种痘机构、医务人员、传染病发病、死亡人数等进行了较为全面的统计，对社会发展有着重要的指导价值。然而，本次统计是政府层面对社会事业的统计，还并非专业的防疫报告。

1919 年防区制正式形成后，川政由各军阀分区控制，社会统计停滞不前。在川东北部分县，即使有报告也仅限于县域内部，逐级上报机制尚未形成。由于各级政府自上而下的防疫指导不足，在一些地区，防疫甚至处于自发状态。

值得注意的是，最早的疫情报告并不是卫生院成立、防疫体系建立后才有的。中国红十字会作为救死扶伤的志愿机构，是最早开始作疫情报告的机构。1935 年 10 月，中国红十字会渠县分会按照四川省政府关于填报法定传染病月报的规定，上报"赤痢 24 例、伤寒 16 例、流行性感冒 12 例、疟疾 12 例"[1]，此为达县地区执行疫情报告制度之始，也是关于川东北疫情报告的较早记录。

在抗战期间，战时防疫联合办事处也进行了局部疫情统计与报告，从全国看，疫情报告主要围绕受日本大肆侵略的中东部省份，如浙江、福建、安徽、江西、广东等省份，西部省份涉及较少。涉及的疫病主要围绕日军发动细菌战所制造的鼠疫、霍乱、伤寒等传染病。对于四川地区的疫病也有一定涉及，1946 年 10 月 23 日，第 35 期《疫情简报》载：四川广元，4 月份患霍乱 2 人，死亡 1 人；5 月份患霍乱 2 人，死亡 1 人。[2]

整体上，川东北各县的疫情报告基本是在卫生院建立后才开始实施的。自 1935 年开始逐渐出现，而以 1939—1940 年最多。现将民国时期川东北各县卫生院所作的疫情报告择其要者整理如下。

南充县卫生院于 1939 年成立后，开始统计疫情，并向四川省卫生实验处（1941 年改名"四川省卫生处"）报告疫情。但工作马虎，统计不全，时报时停。1942 年，南充县上报"霍乱、伤寒、赤痢、斑疹伤寒、回归热、疟疾、天花、白喉、猩红热、流脑、鼠疫等 11 种疾病"[3]。是年 8 至 10 月上报："痢疾 157 人，回归热 7 人，麻疹 1 人，疟疾 128 人，伤寒 1 人。"1943 至 1946 年未上报疫情，县卫生院院长被省卫生处记过一次。这既说明当时逐级上报疫情已经成为制度，也体现出在具体落实中基层并未真正重视疫情上报。南充县作为人口稠密的交通要县尚且如此，其他偏远县份则对报告更为漠视。1947 年后南充县卫生院又恢复了疫情上报："痢疾 87 人，伤寒副伤寒 35 人（死 1 人），流脑 8 人（死 2 人）。1948 年上报斑疹伤寒 4 人，痢疾 77 人，伤寒、副伤寒 32 人，麻疹 47 人，疟疾 283 人，其他急性传染病 282 人。"[4]

1　四川省达县地区卫生防疫站编：《达县地区卫生防疫站志（1911－1985 年）》，内部编印，1992 年，第 30 页。

2　战时防疫联合办事处编：《战时防疫联合办事处疫情简报》，四川省档案馆藏，档号：113-02-2515。

3　南充市医药卫生志编纂委员会编：《四川省南充市医药卫生志》，内部编印，1987 年，第 46 页。

4　四川省南充县志编纂委员会编纂：《南充县志》，成都：四川人民出版社，1993 年，第 804 页。

岳池县卫生院 1940 年成立后，由县卫生院向四川省卫生实验处作疫情旬报。1942 年报告："城关发现霍乱 4 例，病死 3 例。"据 1948 年县卫生院法定疫情统计表记载：1－12 月县卫生院诊治伤寒、赤痢、白喉、流行性脑脊髓膜炎共 29 例，死亡 1 例。[1] 不少传染病患者未到县卫生院诊治，就没有进行统计。

达县、大竹、渠县卫生院 1941 年 1－12 月向四川省卫生处上报"伤寒 54 例，斑疹伤寒 33 例，赤痢 225 例，天花 4 例，疟疾患者 661 例，死亡 2 例，回归热患者 13 例、死亡 1 例"。1942 年，宣汉县卫生院疫情旬报称："天花发病 13 例，病死 1 例。"[2]

巫溪县卫生院于 1945 年成立后，开始统计上报疫情，但无严格的报告制度和严密的报告网，时报时停。1947 年，县卫生院上报全年发生传染病 6 种 118 例。1948 年，上报全年发生传染病 10 种 313 例。[3]

据垫江县卫生院统计，1942 年至 1946 年 9 月，各主要传染病的发病人数为：天花 113 人，鼠疫 12 人，白喉 17 人，猩红热 12 人，霍乱 30 人，伤寒或副伤寒 205 人，痢疾 466 人，流脑 23 人，回归热 1 人，疟疾 920 人，麻疹 222 人，百日咳 39 人，流感 344 人，结核 443 人，其他 17 人，总计 2894 人。[4]

苍溪县卫生院 1946 年向四川省卫生处呈报疫情："天花 10 例，赤痢 40 例，白喉 2 例，回归热 2 例，伤寒 2 例，疟疾 217 例。"[5]

万县长期无完善的疫情报告制度，仅县卫生院有不完全的疫情统计。如 1945 年，境内"患霍乱 458 人，死亡 32 人；患鼠疫 16 人，死亡 5 人；患伤寒 2 人；痢疾 101 人；流脑 5 人；疟疾 287 人"。1948 年，龙驹天花流行，仅

1　四川省岳池县卫生局编，杨伯洲主编：《岳池县卫生志》，内部编印，1987 年，第 67、74 页。
2　四川省达县地区卫生防疫站编：《达县地区卫生防疫站志（1911－1985 年）》，内部编印，1992 年，第 67 页。
3　巫溪县志编纂委员会编：《巫溪县志》，成都：四川辞书出版社，1993 年，第 643 页。
4　垫江县卫生志编纂领导小组编：《垫江县卫生志》，内部编印，1986 年，第 38－39 页。
5　四川省苍溪县志编纂委员会编：《苍溪县志》，成都：四川人民出版社，1993 年，第 857 页。

7 月份就死亡 120 余人。[1]

1946 年石砫县报告天花"有 9 例,死亡 6 例"[2]。从报告看,虽然对天花进行了长期的种痘预防,但死亡率依旧偏高。

1948 年 7 月,四川省政府训令指出,"现在时居夏令,疫疠易生,应早日防治,避免蔓延",特制定《三十七年度夏季防治霍乱实施办法》,[3] 要求各县遵照办理,随时具报。然而从实际执行情况来看,各地的上报数远远低于实际的感染人数与死亡人数,误报、瞒报、漏报比较普遍。

第二节　防疫机构的运作

一、卫生院的防疫运作

卫生院作为四川省统筹建立的县级卫生机构,是川东北较为系统的基层卫生医疗及防疫机构,各卫生院不仅在建立时间、人员设置、设备药品、医技水平等方面有较大差异,在具体的运作执行上也差异明显。

以鄜都为例。1939 年 10 月 3 日,鄜都县第二区署向鄜都县政府报告:本年飞龙镇"瘟疫流行,死亡甚巨","查该镇遭此瘟疫,职署早有所闻,拟欲设法救治,以补救万一,赖灾区太广,力量不足,兼赖中医现时药材均感困难,理应将疫病死情形,据实钧府鉴核,悯念民命,挽救善后,商请医院如何设法施救之处,静候示遵"。鄜都县政府则于 10 月 6 日发文回复第二区署:"该区飞龙镇瘟疫流行,死亡甚巨,情殊可悯,着由本府配发黄荆丸五十粒,霍乱散十包,以资救济,并饬地方医院派员前来分别诊断,仰即转饬遵照为要。"

从上述呈文和回复可见,当时政府对疫病猖獗流行,可谓一筹莫展。下级政府只能向上送公式化的呈文请求援助,而上级政府则敷衍了事,配发黄

1　万县志编纂委员会编:《万县志》,成都:四川辞书出版社,1995 年,第 664 页。

2　向太槐著:《石柱县卫生志》,石柱土家族自治县卫生局印,1985 年,第 79 页。

3　四川省政府训令《三十七年度夏季防治霍乱实施办法》,广元市档案馆藏,档号:2-1-429。

荆丸五十粒，霍乱散十包。实乃杯水车薪，无济于事。至于地方医院是否派员前往诊治，史料未见记载，所以，《酆都县卫生调查情况》中只得含糊其词地写："本年流行之疟疾及霍乱症等，以第二区为普遍，死亡人数约占百分之一。"[1]

酆都县的防疫运作仅为一个个案，但却说明了局地政府应对疫情反应迟缓，对关系人民生死的疫病防治问题，漠不关心，敷衍了事。

1945 年 6 月，重庆爆发霍乱，7 月 25 日，广元县卫生院即开始了疫情报告，卫生院院长赵炳维给县府呈文，"查重庆新桥新开寺、白市驿等处先后发生霍乱，均经检验证实"，"切实注意从速准备疫症及必要防治器材"，加紧防治，免资蔓延。并请求遵照《传染病防治条例》及 1944 年 8 月公布的《四川省各县市设置临时检疫站及实施检疫办法》办理，可"临时征用当地开业医护人员协助"，"设置夏令卫生防疫会临时检疫站，凡旅客无注射证者，即时施以防疫注射，并给证明，以防止成渝两道霍乱之流行"，"设置夏令卫生委员会临时疗养院，以资准备收容患者之治疗"。宣传方面，则可"会同各公私学校、街头茶馆演讲卫生常识，张贴卫生标语及有关传染病漫画"。防疫方面，"实施捕杀苍蝇运动，每日每户五十，小铺二百，大铺三百至六百，每日可捕杀一万五千，发动全市公私医院诊所医师，同时会同军警宪保甲长，作普遍防疫注射，取缔市面冷食品，例如凉粉酸梅汤及一切水果等，均在禁例，每十日清洁检查一次，不洁铺，予以相应之处罚，公共厕所施以石灰洒扫，至传染病或疑为传染病之死亡"，"每日分派能员视察流疫情形，必要时得施以巡回防疫工作"[2]。

种痘、注射疫苗在各县也表现出较大的差异。蓬安县政府 1945 年 5 月 8 日以呈文形式对卫生院提出要求：本年春季扩大种痘，派本院卫生教育防疫医疗巡回队赴各乡镇各学校巡回种痘，不分男女老幼，普遍接种，以防天花传染。并制作标语各处张贴，每遇逢场日期并做宣传工作，说明种痘之意义、

1　丰都县卫生志编纂领导小组编：《丰都县卫生志》，内部编印，1987 年，第 19 页。
2　民国广元县政府、广元县卫生院：《令准备防治霍乱流行案》，广元市档案馆藏，档号：4-1-133。

传染天花之危险；在学校讲演卫生教育及公共卫生常识等工作[1]。1948 年，广元县城厢镇因连年霍乱、伤寒流行，11 月 29 日，县政府令卫生院"派员前往治疗，以免瘟疫流行"，县卫生院派护士胡光明施行免费注射。[2]

据 1942 年 10 月 1 日《巫溪县防疫会议记录》，当时毗邻的奉节霍乱猖獗，死亡甚巨，省卫生厅要求做好计划事项、预防霍乱，会议决议：一是由县府配备防霍乱针药为市民注射，由乡镇公所督促市民接种，在民众教育馆进行注射，有医师 3 人，检查住户清洁；二是配置霍乱药品；三是发放防治霍乱经费。[3] 说明省卫生厅在疫情防控方面虽有一定指导，但多为疫情信息提示，没有实质性的人力、物力支持，而县府在防疫中的作用更大，直接负责疫苗接种、卫生清洁等事项。

由于卫生院人力有限，各机关团体、学校人数较多，彼此往往通过信函往来，提前沟通，函告疫苗接种需求情况，再由卫生院安排上门接种，提高了接种效率。1942 年 3 月，四川省立万县师范学校致函卫生院，"本校业于三月一日开学，全体师生约有八百余人，时值春令天花流行之期，本校为预防起见，必须施种牛痘"，特请卫生院发给"牛苗二十打，以便布种"。[4]

二、实施交通检疫

人口流动对疫病传播的影响极大，战争期间人口流动频繁，开展交通检疫，对及时发现疫病、为高危人群进行强制接种极为重要。抗日战争期间，日军在华东、华中多省使用了细菌武器，川东北靠近抗战前沿，防疫压力极大。国民政府成立了汉宜渝检疫所以进行交通检疫。分别设置了水路和陆路检疫站点，起始点都在重庆城区，终点都在万县。水路站点依次为：朝天门，

---

1 民国蓬安县政府：《为呈报办理普通种痘预防天花传染情形请鉴核备查由》，四川省档案馆藏，档号：民 113-01-0447。

2 民国昭化县政府、昭化县卫生院：《为派护士胡光明前来施行免费注射由》，广元市档案馆藏，档号：2-1-429。

3 民国巫溪县政府：《民国三十一年巫溪县防疫会议记录》，四川省档案馆藏，档号：民 113-01-0447。

4 民国万县卫生院：《万县驻县单位有关防疫注射疾病诊治的信函与本院复文》，全宗号：J075，目录号：001，案卷号：036。

负责检疫长江下游船只；太平门，负责检疫长江上游船只；千厮门，负责检疫嘉陵江及长江下游船只；北碚，负责检疫嘉陵江及涪江船只；万县，负责检疫长江上下游船只。陆路站点依次为：一品场，负责检疫西南公路车辆；新桥，负责检疫成渝公路车辆；北碚，负责检疫渝北公路车辆；万县，负责检疫万县梁山公路车辆。

由此可见，川东多地为水陆检疫覆盖区域，尤其是万县，承担着水陆检疫双重任务。当时万县分站设主任 1 人，检疫员 2 人，检验员 3 人，工役 1 人。主要工作职责包括：检查长江上下游船只；为船只旅客进行预估注射，办理注射凭证，查验霍乱感染者、疑似感染者及接触者；对染疫车船进行消毒。[1] 汉宜渝检疫所 1942 年度防治霍乱工作报告载：6—10 月共检验船只 332 只，检疫人数 97869 人次；注射疫苗 102244 人；检疫飞机 14 架、中国旅客 207 人、外国旅客 93 人、机师 42 人；检疫军车 2016 辆、客车 217 辆、商车 916 辆、公车 3909 辆、过往旅客 30173 人。[2] 交通检疫对于阻止疫病蔓延起到了积极作用。

第三节　疫苗注射的推广

注射疫苗为防疫的最主要手段，大规模的预防接种能起到很好的预防效果，降低传染病的发病率。当时疫苗种类有限，主要有：牛痘苗、霍乱疫苗、伤寒疫苗、霍乱伤寒混合菌苗。疫苗注射主要由各县卫生院实施，各县卫生院主要注射两类疫苗：一是组织民众免费打防疫针，预防霍乱、伤寒等传染病；二是组织种牛痘，预防天花。

剑阁县：1939 年 7 月，县府拨款 500 元，购痘苗数十管，始在"县城机关、学校种牛痘 700 余人"。1940 年 4 月，县卫生院医务人员在普安、武连、

1　民国万县卫生院：《汉宜渝检疫所三十一年度临时检疫工作计划》，全宗号：J075，目录号：001，案卷号：030。

2　卫生署汉宜渝检疫所：《关于报送一九四二年度防治霍乱工作报告上重庆市卫生局的呈》，1942 年 12 月 07 日，重庆市档案馆藏，档号：00660010006800000001000。

元山、开封、金仙、白龙、剑门等小学"给教师 66 人和学生 1468 人种痘和注射防病疫苗"[1]。是年夏秋，霍乱大流行，省上仅拨来少量霍乱、伤寒疫苗，在县城逢场天，强迫群众注射各 412 人次。1946 年，购回霍乱、伤寒混合疫苗，在县城注射 313 人次[2]。

苍溪县：1946 年，全县"种牛痘 1336 人，注射霍乱菌苗 318 人、伤寒菌苗 16 人"。1948 年秋，县卫生院派人在县城西门摆摊进行预防注射，接受者甚少。1949 年，县卫生院采用新法种痘 561 人，使用霍乱、伤寒及副伤寒菌苗注射各 120 人。[3]

西充县：1948 年，卫生院对"县内 510 人接种牛痘，注射霍乱、伤寒混合疫苗"[4]。

阆中县：1940 年，柏垭发生霍乱，县政府派医务人员赴疫区"接种霍乱疫苗 2000 人（份）"。1943 年，县卫生院进行伤寒及副伤寒菌苗接种。1945 年，县卫生院派人为县政府地方行政干部训练所的人员注射疫苗，"为阆中县地方法院监狱所的犯人接种霍乱疫苗 200 人（份）"。1947 年后，每年春、秋季，县卫生院和部分乡村个体医生用"划痕法"接种牛痘。[5]

南充县：1939 年霍乱流行，省卫生实验处给南充县"分配霍乱菌苗 50 瓶，仅供 1500 人注射，接种率占总人口的 3‰"。1940 年，接种牛痘 8333 人，注射霍乱菌苗 12796 人。1941 年，"县城注射霍乱菌苗 330 人"[6]。

蓬安县：1928 年春，蓬安县利溪乡医生吕万方、王贵廷等"从南充购回牛痘苗 300 人份，为富家子女接种预防天花，每人收银元一元"[7]。1940 年 7 月，蓬安城中广济医社、周口利民医社，在周口、城中开展霍乱菌苗注射，至 1946 年共注射 16958 人次。1943 年 1 月，蓬安县县长梁翼镐批示县财粮科

1　四川省剑阁县志编纂委员会编纂：《剑阁县志》，成都：巴蜀书社，1992 年，第 830 页。
2　四川省剑阁县志编纂委员会编纂：《剑阁县志》，成都：巴蜀书社，1992 年，第 830 页。
3　四川省苍溪县志编纂委员会编纂：《苍溪县志》，成都：四川人民出版社，1993 年，第 858 页。
4　西充县志编纂委员会编纂：《西充县志》，重庆：重庆出版社，1993 年，第 752 页。
5　四川省阆中市地方志编纂委员会编纂：《阆中县志》，成都：四川人民出版社，1993 年，第 760 页。
6　四川省南充县志编纂委员会编纂：《南充县志》，成都：四川人民出版社，1993 年，第 805 页。
7　蓬安县志编纂委员会编：《蓬安县志》，成都：四川辞书出版社，1994 年，第 649 页。

拨防疫费 4000 元，到四川省卫生处统一购牛痘苗，当年县内"初、复种共14970 人次"[1]。1943 年 5 月 20 日，成立防疫委员会。1944 年 3 月 18 日，民国政府公布了《种痘条例》，号召民众普遍种痘，以预防天花。1944 年，县卫生院利用逢场天，"在交通要道强迫行人接种预防伤寒、霍乱混合菌苗"，至1946 年底共注射 3295 人次。1945 年夏，蓬安县卫生院组织卫生防疫巡回医疗队，赴周口、金溪、河舒、兴隆等地宣讲卫生知识，接种牛痘。从 1943 年至 1949 年，全县种牛痘苗近 5.26 万人次，注射伤寒、副伤寒及霍乱菌苗近3.66 万人次，覆盖面积甚少，未能控制天花等病流行。[2] 由于部分民众惧怕疫苗接种，1944 年，县卫生院和城中警察所派员在城门守候（当场天），或择其交通要道，强迫过路行人打针，然拒者甚多，而边远山区无人问津。[3]

营山县：1941 年，安固乡天花患者 200 人，死亡 57 人。1942 年，县卫生院、县警察分驻所共同派员去县城学校和西门口给学生和过路行人接种，"接种牛痘苗 9491 人"。1943 年 3 月，县卫生院"派医师去城守、城附镇接种牛痘苗 882 人"[4]。

岳池县：1940 年卫生院建立后，承担了预防接种工作。5 月，县卫生院向省卫生实验处的统计报告称："在城区除联合本地各诊所，逢场期派员在街头接种外，另组织种痘队分赴少数乡镇巡回，以期深入农村，计当年接痘苗 1万余人，其中：尤以中小学生为数甚多，约占接种人数 2/3。"后在 1941 年、1945 年、1946 年、1948 年共种痘 40780 人份。[5]

巫溪县：1942 年前，仅接种过牛痘苗，以后霍乱、伤寒及霍乱伤寒混合疫苗等陆续接种，然数量极少，且多数在城厢、宁厂两镇。1943 年 2 月，省政府分发到县痘苗 40 打。县政府分给城厢镇 30 打，宁厂镇 10 打。1945—1947 年，全县共接种霍乱疫苗 2852 人次，伤寒疫苗 25 人，霍乱伤寒混合疫

1 张德培主编：《蓬安县卫生志》，蓬安县卫生志编志领导小组编印，1986 年，第 57 页。
2 蓬安县志编纂委员会编：《蓬安县志》，成都：四川辞书出版社，1994 年，第 649 页。
3 张德培主编：《蓬安县卫生志》，蓬安县卫生志编志领导小组编印，1986 年，第 57 页。
4 营山县卫生局编：《营山县卫生志》，内部编印，1989 年，第 27 页。
5 四川省岳池县卫生局编，杨伯洲主编：《岳池县卫生志》，内部编印，1987 年，第 70 页。

苗 1635 人。[1]

武胜县：1942 年由县卫生院开始进行预防接种，当年"共接种霍乱菌苗 1492 人次，伤寒菌苗 1555 人次，牛痘苗 873 人次"。当时由于尚未接种脊灰、卡介苗、百白破三联、麻疹及流脑、乙脑等疫苗，儿童中的麻疹、白喉、百日咳、脊灰、流脑、乙脑等传染病流行十分猖獗，高峰年间全县"儿童发病数以万计，病死儿童数以千计"[2]。

宣汉县：1942 年，宣汉霍乱流行，是年 11 月 26 日，县政府致电省卫生处请求"派员携防疫药苗，莅临防治"[3]。

达县：达县地区利用生物制品进行人群免疫接种工作始于 1939 年，直到 1949 年以前，只有牛痘苗、霍乱菌苗、伤寒副伤寒混合菌苗等制品，由达县卫生院实施接种。据《达县卫生院三十一年度工作报告》记载："（1942 年）霍乱预防注射共计 8022 人，其他检验血液大小便等共计 182 件，检疫 1 项，计出发 8 次，工作 8 处，检查 10 次，隔离 24 人。"[4]

垫江县：从垫江县卫生院 1939—1947 年门诊预防注射统计情况来看[5]，垫江县虽有开展注射预防，但历年之间各类疫苗注射缺乏连续性（表 5-1）。

表 5-1　垫江县卫生院 1939—1947 年门诊预防注射统计表

单位:人

年份	牛痘	霍乱	伤寒
1939	5811	—	—
1940	—	—	—
1941	—	—	1292
1942	5715	1339	7292

1　巫溪县志编纂委员会编：《巫溪县志》，成都：四川辞书出版社，1993 年，第 643 页。
2　中国人民政治协商会议文史资料委员会，四川省武胜县委员会文史资料委员会编：《武胜文史·第 7 辑·卫生专辑》，内部编印，2001 年，第 113 页。
3　四川省宣汉县志编纂委员会编：《宣汉县志》，成都：西南财经大学出版社，1994 年，第 826 页。
4　民国达县卫生院：《达县卫生院三十一年度工作报告》，四川省档案馆藏，档号：民 113-01-0447。
5　垫江县卫生志编纂领导小组编：《垫江县卫生志》，内部编印，1986 年，第 40 页。

（续表）

年份	牛痘	霍乱	伤寒
1943	5475	1564	6802
1944	2954	—	—
1945	—	—	—
1946	1246	4110	—
1947	1246	6066	—
合计	22447	13079	15386

邻水县：在防疫检验方面，1943 年，邻水县特办临时防疫组 1 组，共有 4 人，春季由该组赴本县周围乡镇，巡回种痘总计接种 3639 人；夏季开展预防注射工作，注射霍乱疫苗 1890 人，伤寒霍乱疫苗注射 6996 人，水井消毒 32 次，并散发传单标语宣传传染病之由来及防治方法。[1] 1945 年春夏两季，县府先后派员分赴各乡镇办理防疫工作，主要是针对天花、霍乱进行防治。

开江县：1942 年春季，县卫生院派医护人员分赴各乡镇学校举行防疫检查，种痘人数为 3213 人，夏季注射霍乱预防针人数为 3580 人。[2]

营山县：1941—1949 年，卫生院给 21576 人接种伤寒菌苗。[3]

酆都县：1942 年 6 月 10 日，《酆都日报》的一则消息称，时届夏令，卫生院为预防疫疾发生，"特办大批霍乱伤寒疫苗，实行普遍送打霍乱伤寒预防针，每日午后一至五钟在该院稻谷仓街注射"。1945 年 7 月 30 日，《酆都日报》又载：县卫生院从重庆获取"霍乱苗浆已运到县，共四十大瓶"，"继续免费注射"。酆都县卫生院 1947 年度春季工作报告称：防疫方面（种痘）：初种 2010 人，复种 2720 人，共计 4730 人。1948 年，酆都县政府秘书室医疗情况统计称：1948 年 1 至 9 月，去县卫生院注射混合疫苗的男 69 人，女 48 人，

1　民国邻水县卫生院：《邻水县卫生院三十二年度工作概况报告》，四川省档案馆藏，档号：民 113-01-0447。

2　民国开江县卫生院：《开江县卫生院三十一年度工作概况书》，四川省档案馆藏，档号：民 113-01-0447。

3　营山县卫生局编：《营山县卫生志》，内部编印，1989 年，第 31 页。

种牛痘者男 936 人，女 547 人。[1]

万县：1931 年即有万县民众接种牛痘。此后，万县防疫委员会曾组织县卫生院、红十字会医院、省卫生署医药防疫第九队、省卫生署万县检疫所、山东医学专科学校门诊部、妇女救护班及川东医院等为城乡居民预防接种，[2]使时疫得到一定的控制。万县的辅助防疫机构较多，便于疫苗注射开展。

第四节　疫苗注射的局限

疫苗注射是防治传染病的有效办法，但是从川东北防疫实际来看，疫苗注射受到多因素的限制，仍具有很大的局限，主要体现在以下五个方面。

第一，疫苗种类较少且数量有限。

民国时期生物制品种类有限，仅有牛痘苗、霍乱菌苗、霍乱伤寒混合菌苗等制品，只有天花、霍乱和伤寒等少数疫病有防治措施，部分疫病在当时还未引起关注，如麻疹是由麻疹病毒引起的急性呼吸道传染病，当时还没有麻疹疫苗，故儿童因麻疹死亡极多。

据 1939 年《四川省概况》统计，四川地区的疫苗及痘苗主要有四个来源：一是留法医师王良在重庆主办的疫苗制作所。其生产有伤寒、赤痢、霍乱等八种疫苗，内服、注射两种均有，多销售给军队。二是设立于成都的巴斯德研究所。其位于成都北门外张家巷，设备尚佳，专门制造痘苗。后因消毒不严，经华西大学医学院检测，发现痘苗中含链球菌及葡萄珠菌，于是信用日坠，销售减少。三是成都民生痘苗制造所。设立于成都市下草市街，主办人为张心如医师，一切设备，均合乎科学。其产品颇得医界信任，销路极宽，有供不应求之势。四为其他制造所。其他各处如重庆、新都亦有制造痘苗者，但设备颇不完善，消毒亦不严密，其产品价廉，销路颇广，但危险性

1　丰都县卫生志编纂领导小组编：《丰都县卫生志》，内部编印，1987 年，第 4 页。
2　重庆市万州区龙宝移民开发区地方志编纂委员会编：《万县市志》，重庆：重庆出版社，2001 年，第 1061 页。

极大。[1]

同时，疫苗数量极为有限，各县没有常备疫苗，都是发生疫情后上报省卫生实验处申请发放疫苗。1939 年 7、8 月，达县、巴中、通江、宣汉等县霍乱流行，函告省卫生实验处"请发疫苗"，最终仅获发"疫苗 40 瓶"。[2] 云阳县传染病流行猖獗，仅有牛痘、伤寒、副伤寒、白喉、霍乱疫苗作预防接种，且"供应数量甚微"，达不到预防目的。一旦疫病流行，官员大都听之任之，群众自救无力，死亡率很高。

1944 年，梁山县卫生院采购的疫苗主要来源于四川省卫生处卫生材料厂，从 2 月 24 日及 5 月 11 日购买疫苗情况来看，当时主要购买了牛痘苗、霍乱疫苗。牛痘苗单价 30 元/打，购买 100 打，总价 3000 元。霍乱疫苗单价 60 元/瓶，购买 70 瓶，总价 4200 元。加上包装邮寄费用 1680 元，总计购买疫苗及邮寄费 8880 元。[3] 此项开支对于没有直接收入来源的卫生院来讲，是一笔不菲的开支，许多卫生院往往因为没有足额的经费购买疫苗，导致防疫难以实效开展。

第二，疫苗来源不稳定且流通受限。

为了提高人民群众免疫力，四川省卫生实验处在三官堂街成立了"四川卫生试验所"，由周绪德医生任所长，专门生产牛痘苗和防治霍乱、伤寒、副伤寒等的生物制品，由于规模不大，产量有限，远不能达到防疫要求。

民国时期政府始终对疫苗缺乏控制力，防疫体系内的计划流通和市场流通往往同时存在。在抗战时期，疫苗奇缺，只能向外采购。1941 年，达县霍乱、伤寒、天花流行，达县卫生院院长龚守棻组织医护力量预防，然经费不足，"向社会人士捐募 1800 元"，还派人到上海、缅甸购买牛痘苗、伤寒霍乱混合菌苗，在达县首次开展了预防注射工作。[4] 1946 年，开江县的疫苗既有

---

1 四川省政府编：《四川省概况》，内部编印，1939 年，第 3 页。
2 四川省达县地区卫生志编辑室编：《达县地区卫生志（1911－1985）》，成都：四川文艺出版社，1990 年，第 61 页。
3 民国梁山县卫生院：《梁山县卫生院岁出预算分配表》，四川省档案馆藏，档号：民 113-01-0900。
4 四川省达县地区卫生志编辑室编：《达县地区卫生志（1911－1985）》，成都：四川文艺出版社，1990 年，第 334－335 页。

购买于省卫生处的，也有购买自万县五洲合记大药房有限公司的。[1] 这说明疫苗的来源并不稳定。

在疫苗配送方面，各制造所及疫苗公司，均实行邮寄配送。然川东北多县地处偏远、交通不便、路途艰险，邮寄疫苗弊端甚多，经常延误疫病防治。

第三，大规模疫苗注射实施较晚。

在抗战以前，仅有防治天花的牛痘苗，新式种痘法依旧较少，其余疫苗使用极少。从覆盖地域看，仅在少数县开始零星使用疫苗防治传染病。1930年，云阳首次开展伤寒、副伤寒疫苗和白喉疫苗预防接种，[2] 但此后未持续。

除天花外，多数传染病没有通过疫苗进行防治，故在抗战前疫病死亡率居高不下。1935年，川北宣汉县患伤寒、霍乱而死的随处可见。是年5月，县政府"拨给防疫经费2000元"，配置急救药品"济世金丹"和"雷击散"200剂分发给交通沿线居民；购置薄板棺材500具，组织人员掩埋路尸；出动警察、驻军"监督环境卫生、食品和个人卫生制度的实施"，但无奈防疫经费拮据，卫生力量薄弱，相关药品质量欠佳，影响了防治效果，死者甚众。[3]

整体上，各县于抗战时期才开始有组织的疫苗接种。达县地区最早的疫苗使用是1939年在大竹县进行的天花痘苗接种。1940年，各县相继开始大规模疫苗接种。据统计：1940年，渠县、大竹两县共接种痘苗1903人，霍乱菌苗注射7827人。1941年，大竹、渠县、达县、开江、宣汉、邻水县卫生院共种痘苗33053人，霍乱菌苗预防注射7941人。1945年，四川省第10区（原大竹专区）、第15区（原达县专区）的11个县预防接种牛痘苗、霍乱、伤寒副伤寒混合菌苗等生物制品208576人份。[4] 上述疫苗为免费接种，接种后，当地发病数较为减少。1945年2月，邻水县卫生院医师护士分赴18个乡镇为

1　民国开江县卫生院：《关于1946年经费报告、支撑凭证簿及员工领米名册》，开江县档案馆藏，全宗号：7，目录号：1，案卷号：2。

2　云阳县卫生局编：《云阳县卫生志》，内部编印，1992年，第7页。

3　四川省宣汉县志编纂委员会编：《宣汉县志》，成都：西南财经大学出版社，1994年，第826页。

4　四川省达县地区卫生志编辑室编：《达县地区卫生志（1911－1985）》，成都：四川文艺出版社，1990年，第155页。

当地民众一律免费种痘，当年病症发生甚少。[1]

在疫病严重之时，省卫生实验处也会参与救治。1940 年，川北多地霍乱大爆发，7 月 26 日，四川省卫生实验处派"3 名医务人员携带了 800 瓶霍乱疫苗到剑阁开展预防注射"，但杯水车薪，贻误防治，死亡众多。[2] 1946 年，通江全县接种牛痘初种 876 人，复种 705 人，伤寒霍乱疫苗注射 390 人次。[3]

第四，疫苗注射重城市、轻农村。

各地疫苗多在城市进行注射，尤其在大疫之年疫苗昂贵，流通受阻，乡村多数传染病无疫苗，故致死率极高。相对于农村极少的防治记载，城区防治的记载则较多，城乡防疫差距明显。以霍乱疫苗注射为例，1939 年南充县霍乱流行，四川省卫生实验处给南充分配霍乱菌苗 50 瓶，仅供 1500 人注射，"接种率占总人口的 3‰"；1940 年南充县"注射霍乱菌苗 12796 人"[4]。1941 年，奉节县"霍乱疫苗注射 4337 人"[5]。蓬安县卫生院利用逢场天，在交通要道强迫行人接种预防伤寒、霍乱混合菌苗。[6] 1945 年，云阳城区发生霍乱，省卫生处发来"霍乱菌苗 60 支，预防注射 1044 人"；同年 6 月，万县城区霍乱流行，万县中心卫生院在石佛寺设临时霍乱医院进行治疗。[7]

除了卫生院主导疫苗注射外，在部分地区医院也承担了疫苗注射，如万县各医院未设传染科，一般慢性传染病由内科兼治。如遇时疫流行，则由县防疫委员会组织各医院进行防治。

相对来看，农村疫苗注射记载极少。酆都县霍乱流行时，县政府曾派巡

1　四川省达县地区卫生防疫站编：《达县地区卫生防疫站志（1911－1985 年）》，内部编印，1992年，第 69 页。

2　四川省地方志编纂委员会编纂：《四川省志·医药卫生志》，成都：四川辞书出版社，1996 年，第141 页。

3　四川省通江县卫生局编：《通江卫生志（1912－1985）》，内部编印，1988 年，第 87 页。

4　四川省南充县志编纂委员会编纂：《南充县志》，成都：四川人民出版社，1993 年，第 85 页。

5　刘方陶、李向东总编，四川省奉节县志编纂委员会编纂：《奉节县志》，北京：方志出版社，1995年，第 635 页。

6　蓬安县志编纂委员会编：《蓬安县志》，成都：四川辞书出版社，1994 年，第 649 页。

7　万县地区卫生志编纂委员会编纂：《万县地区卫生志》，成都：四川民族出版社，1996 年，第 124页。

警阻止农民进城赶场，并将农民及摊贩出售之水果倾入粪坑，禁止食用。县卫生院、地方医院虽曾多次组织过种牛痘，实行免费打霍乱、伤寒预防针，但范围均限于城内，数量甚少，不能遏制传染病在全县范围内蔓延流行。广大农民患病，无钱无医，只能听天由命。1946 年 8 月 1 日，《酆都日报》以"隔离病院水佛宫免费治疗霍乱症"为题进行报道："卫生院已将防疫药品购运回酆，自八日起，在各交通街道普遍注射防疫针。关于隔离病院，亦已决定设立在水佛宫内，并已布置就绪，如有患霍乱症者。可速送该院免费治疗。"[1] 但未见隔离医院收治病人情况。

第五，注射实效性较差。

1942 年 5 月上旬，南部县"将防疫费千元全部动支，借垫汇省请购疫苗浆，以期较多人数得以免费注射，无如交通困难"，迟迟未发货。后经电报催促，10 月 11 日才自省卫生处运出，10 月 20 日到县。时令既晚，注射者极少：该年种痘 159 人，复种 293 人；霍乱预防注射 599 人；伤寒霍乱混合疫苗注射 90 人[2]，远低于卫生院的预期。

第五节　疫病治疗措施

除了预防外，疫病发病后的治疗极为关键，直接关系到民众生命安危。民国后期陆续成立的卫生院是疫病治疗的主要渠道。

以开县卫生院为例，1941－1947 年每年门诊人次分别为：1941 年 4041 人次，1942 年 5443 人次，1943 年 12733 人次，1944 年 5999 人次，1945 年 14000 人次，1946 年 88039 人次，1947 年 58558 人次。1942 年县医院门诊为 5443 人次，其中不少是疫病患者。[3] 1946 年，开县卫生院组织成立母亲会，广泛接纳会员，会员权利包括儿童体检、种痘、胎前检查、产后访视、传染

1　丰都县卫生志编纂领导小组：《丰都县卫生志》，内部编印，1987 年，第 21 页。
2　民国南部县卫生院：《南部县卫生院三十一年度工作报告》，四川省档案馆藏，档号：民 113-01-0447。
3　开县卫生局编：《开县卫生志》，内部编印，1985 年，第 22 页。

病之预防注射及治疗，[1] 也可以领取卫生常识印刷宣传品等。

云阳县卫生院 1941 年至 1949 年，"日平均门诊量 10 人次左右"，1947 年入院人数为 21 人，病床使用率仅为 3％。[2]

垫江县 1941 年卫生院门诊病人中，天花达 222 人，死亡 22 人；卫生院 1942—1944 年治疗各类病人 9836 人，其中传染病 1214 人，占 12.3％；1944 年卫生院门诊病人中，伤寒患者就达 128 人；1946 年治疗各类病人 6545 人，其中传染病 1099 人，占 16.8％。[3]

据 1941 年岳池县卫生院内科各类疾病统计数据，白喉、赤痢、伤寒、疟疾、肺结核等传染病占门诊内科病例的 22.04％，即大约每 5 位患者中就有 1 位患传染病。详见表 5—2：

表 5—2　岳池县卫生院内科（包括传染病）统计（1941 年）

序号	病名	人次	所占比例
1	白喉	2	0.18％
2	赤痢	54	4.78％
3	伤寒	8	0.71％
4	疟疾	120	10.62％
5	肺结核	65	5.75％
6	寄生虫病	139	12.30％
7	肠胃病	335	29.65％
8	呼吸系统病	55	4.87％
9	心肾病	18	1.59％
10	营养不良	284	25.13％
11	其他	50	4.42％
	合计	1130	100％

资料来源：四川省岳池县卫生局编，杨伯洲主编《岳池县卫生志》，内部编印，1987 年，第 123 页。

1　开县卫生局编：《开县卫生志》，内部编印，1985 年，第 55 页。
2　云阳县卫生局编：《云阳县卫生志》，内部编印，1992 年，第 137 页。
3　垫江县卫生志编纂领导小组编：《垫江县卫生志》，内部编印，1986 年，第 28、37 页。

达县卫生院 1942 年在内科治疗传染病方面，治疗伤寒 10 人，斑疹伤寒 1 人，赤痢 51 人，回归热 3 人，麻疹 7 人，疟疾 114 人，其他寄生虫病 162 人，肠胃病 1881 人，呼吸系统疾病 727 人，肺结核 120 人，心肾病 34 人，营养不良 792 人，其他 521 人。[1]

邻水县卫生院 1943 年统计，当年共治疗天花 12 人，白喉 20 人，猩红热 33 人，霍乱 7 人，伤寒 127 人，斑疹伤寒 22 人，赤痢 107 人，流行性脑膜炎 6 人，回归热 20 人，麻疹 0 人，疟疾 185 人。卫生院当年共计就诊各类病人 4623 人，住院 39 人，其中，上述传染病患者合计 539 人，占 11.7％。[2]

除卫生院外，部分医院也是承担救治工作的重要力量。省立万县医院 1946 年"诊治各种传染病患者 2533 人次"，传染病患者"占该院全年总诊治数的 25％"[3]。其中霍乱 9 人，天花 2 人，流行性脑膜炎 9 人，急性结膜炎 614 人，肺结核 504 人，赤痢 74 人，疥疮 1321 人。

各地救治大多在城市进行，在农村开展的救治极其少见。在农村是否开展救治，主要取决于乡村管理者的重视程度与管理水平。云阳白岩乡 1938 年流行麻疹时，该乡乡长于静侯组织全乡医务人员 30 人，分赴各处划片包干治疗，减少了死亡。[4]

第六节　天花防治

一、从人痘到牛痘的转变

中医称天花为"痘疮""烂豆子""出麻子""出烂痘子"等，以儿童及青

1　民国达县卫生院：《达县卫生院三十一年度工作报告》，四川省档案馆藏，档号：民 113-01-0447。

2　民国邻水县卫生院：《四川省邻水县卫生院治疗疫病分布表》，四川省档案馆藏，档号：民 113-01-0447。

3　毛世坦主编，万县市中心人民医院志编纂委员会编：《万县市中心人民医院志·建院 70 年纪 (1928－1998)》，内部编印，1998 年，第 78 页。

4　云阳县志编纂委员会编纂：《云阳县志》，成都：四川人民出版社，1999 年，第 976 页。

少年发病率最高，疫势猛烈，死亡率高，幸存者面部多留下斑痕，毁容终生，民谚有"小儿难过痘麻关"之称。天花传播虽猛，但种痘预防较易成功，种痘法大致经历了种人痘、种牛痘两个阶段。

清代典籍对种痘有较多记载，种痘皆使用"人痘"，接种方法分为"痘衣法"和"鼻苗法"，后"鼻苗法"逐渐替代了"痘衣法"。

"痘衣法"就是让正常人穿上天花感染者的内衣，让其接触弱病毒环境而产生抗体。这种方法是存在一定危害性的，极容易让正常人感染上天花病毒，且难以控制感染程度。

"鼻苗法"相对较好，又可分为浆苗法、旱苗法和水苗法，其不同在于痘苗的选择，一般选择逐渐好转的天花患者的痂屑，痂屑就是苗。

"浆苗法"是直接用棉花团蘸取天花患者的痘浆，然后塞入种痘者的鼻腔中，以此激发免疫力，浆苗法也有一定的危险性。

"旱苗法"是把天花患者的痂壳收集研末，接种时用一小管或谷草节将痂末吹入鼻孔，也称"吹苗法"。其过程为：取天花患者痘痂，混入人奶内研细和匀，然后吹进 1－3 岁未患过天花的儿童鼻孔，被吹者吹入后 1－3 天开始发烧，6—7 天全身现红点（疹），疹内渐成浓浆，而后结痂。再取此痂贮存瓶内，作第二者接种的痘苗。接种者从吹鼻到结痂需服三次中药，第一步服发表药（解表剂），第二步服胀聚药（补中益气汤），第三步出痘末期服清凉剂（银翘散或人参败毒散）。当时使用"吹苗法"收费亦高，"1 人 1 次收费五角至一元，可买大米 30—60 斤。收费高者有上三元的。"[1] 此法也并非完全有效。据载，清光绪年间，云阳传入人痘"吹苗法"，结果"无效率占 10％"，[2]虽然预防率仅有 90％ 左右，却也极大地抑制了天花传播。

"水苗法"则是把苗研末打湿后，用棉花团蘸后塞入种痘者的鼻腔。后两种方法比较安全可靠，因为久置一个多月的痘痂相当于减毒活疫苗，植入人体后，人体受感染的概率大大减小。

1　云阳县卫生局编：《云阳县卫生志》，内部编印，1992 年，第 91 页。
2　云阳县志编纂委员会编纂：《云阳县志》，成都：四川人民出版社，1999 年，第 975 页。

从种痘的原理来看，种痘和现在的疫苗原理类似，就是让正常人接触低剂量或者低活性的天花病毒，诱发个体免疫系统工作，从而让正常人产生一定的抵抗力。但早期痘苗制备方法存在较多隐患，早期种痘的疫苗都是直接取材于患者，古人称为"时苗"。这类疫苗危险性较大，相当于用人工的方法感染一次天花。后来经过不断的改进，发明了熟苗法。即将出得好的痘痂，连续接种七次以上进行减毒，最后选择最好的痘痂，作为疫苗接种，此法降低了痘苗毒性，安全性可控，提高了防治效果。

清末，除了传统的鼻苗法外，在川东北又有"火痘"和"土牛痘"接种痘苗，故当时预防天花接种有"鼻苗""火痘""土牛痘""牛痘"等法。

火痘：又称天苗，是收集体质肥胖患者的痘痂研成末，于每年农历二三月接种。在被接种者手臂处用小刀或针划"十"字痕，撒痘痂末于划痕处即为接种。或将痂末以人奶调成糊状，在上臂三角肌处划"十"字，敷上糊状物。为保险起见，一般接种 3 颗，如消毒不严，感染化脓，会造成相互传染。

土牛痘：就是把天花接种于牛身上，然后取下痘痂研末，接种时用人奶调成浆液，在被接种者上臂三角肌处划一"十"字，点上浆液即可，一般接种 3 颗，其收费高低不等，1 颗约收 300 钱。

牛痘苗的发明成为防治天花的革命性创举。牛痘苗是从患牛痘病的牛身上取出痘疱中的浆液，接种到牛犊身上，使其发病，再从牛犊身上的痘疱中取出痘浆，把所含病毒的毒力减弱，用甘油保存起来，也叫牛痘苗或痘苗。痘苗接种到人体上，可以预防天花。

川东北各县牛痘苗传入时间不一，部分县在清末已传入。清光绪十六年（1890），夔州府知府创设牛痘局，管理民间种痘事宜；巫山县始种牛痘，因疫苗少、价钱昂贵，接种对象仅限于少数富豪人家。[1] 清光绪二十三年（1897），南充县设牛痘局，采取吹苗法进行预防，后改为划痕法接种牛痘。光绪二十四年（1898），夔州知府刘心源派中医王经益赴汉口学习牛痘接种技术，王经益回奉节县后，在牛痘局内为民种痘 20 余年。之后，县内多改"放

1　四川省巫山县志编纂委员会编纂：《巫山县志》，成都：四川人民出版社，1991 年，第 496 页。

水痘"为牛痘接种。[1] 云阳等县直到民国初期才传入牛痘。清光绪二十五年（1899），保宁知府唐冀捐银 400 两，创办了"官牛痘局"，免费种牛痘。[2] 种痘的专业人士在广元等多地被称为"痘仙""种痘医生"，巫山等地也称"痘花"。

二、民国初期牛痘的接种

民国初期，种痘法逐渐代替吹苗法，即用小刀在臂上划痕后，再用玻璃小管蘸药吹于划痕处。从川东北社会实际来看，掌握种痘方法的仅为少数中医界人士，整体上种痘的技术和力量资源稀缺。因各地种痘价格昂贵，民间预防天花大都沿用人痘。

民初，各县种痘局负责接种牛痘，各县不同程度进行了种痘。据 1916 年《中华民国五年度四川省内务统计报告书》记载，当时种痘局已在四川多数县份建立，而川东北地区仅有仪陇、广安未设立种痘局。从举办性质看，有官立、公立之分，详情如下：

官立种痘局：阆中 1 所，痘医 1 人；达县 1 所，痘医 2 人；渠县 1 所，痘医 1 人；万源 1 所，痘医 1 人；梁山 1 所，痘医不详。

公立种痘局：苍溪、南充、营山、邻水、云阳、开县各 1 所，痘医都为 1 人；仪陇、广安未设种痘局。

种痘人数情况见表 5－3：

表 5－3 1916 年川东北各县种痘人数 [3]

单位:人

	男	女		男	女
阆中	316	218	开县	141	152

1 刘方陶、李向东总编，四川省奉节县志编纂委员会编纂：《奉节县志》，北京：方志出版社，1995 年，第 635 页。

2 四川省阆中市地方志编纂委员会编纂：《阆中县志》，成都：四川人民出版社，1993 年，第 760 页。

3 四川省长公署政务厅内务科编：《四川省内务统计报告书·中华民国五年度》，内部编印，1920 年，第 643－646 页。

（续表）

	男	女		男	女
苍溪	98	72	达县	4368	3056
南充	214	423	开江	0	0
营山	102	97	渠县	215	248
仪陇	548	363	大竹	38	36
广安	0	0	万源	98	52
邻水	168	142	忠县	0	0
云阳	69	56	梁山县	246	210

从种痘人数看，种痘最多的是达县，人数达 7424 人，但此种痘人数远远小于当时达县居民数量，其余县份种痘人数从几十到几百不等，广安、开江、忠县种痘人数都为 0。从种痘人群看，据载多集中在县城的政府人员、学校师生等群体。[1]

民国初期，种牛痘法逐渐代替吹苗法，预防效果虽好，但受药源、技术等限制，未能及时推广，故天花发病率仍高。由于官办种痘局覆盖面有限，民间有识之士也在推动种痘事业。1918 年，云阳云安人贾生清、涂道子、张履顺等联合当地盐灶户、绅士成立牛痘局，贾任局长，雇医生种痘诊病。[2] 1920 年后，巴中县一些私人药房、诊所开始从外地买回牛痘苗接种，然价格昂贵，所能接种的人并不多，故土法种痘仍广泛施行。[3]

整体来看，民国初期种痘费用昂贵，种痘人数较少，种痘质量不高，天花控制不力，甚至出现天花人为的流行。1918 年，苍溪元坝、石门、张王一带天花流行。当地一位姓阎的医生，将人工痘痂研末吹入鼻孔，企图达到阻止天花流行的目的。结果用法不当，反而造成人为的流行，死者甚多，当地群众要他偿命，

1　云阳县志编纂委员会编纂：《云阳县志》，成都：四川人民出版社，1999 年，第 975 页。
2　云阳县卫生局编：《云阳县卫生志》，内部编印，1992 年，第 5 页。
3　巴中县卫生局卫生志编写组编：《巴中县卫生志》，内部编印，1989 年，第 185 页。

他迫于压力，最终自缢而死。[1]

三、新牛痘苗的推广

民国中后期，新牛痘接种法逐渐出现，即采用生物技术制造的生物制品疫苗，技术上较为成熟，安全稳定，防治效果好。采用新法种痘多发生在 1930 年以后，随着新法牛痘接种在全川各地的逐步推广，在局部地区控制了天花的大规模流行。但因痘苗价格昂贵、痘苗制品紧缺等原因，免费种痘未能成为全民性的公共防疫行为。即便在各县开展的痘苗接种，也因各县财力不同，执行各异。在较为偏远地区和广大农村地区，依旧流行传统牛痘法种痘。

1931 年，垫江县开始新法种牛痘，但因收费昂贵，民间仍盛行人浆痘。1935 年，云阳县城薛集生、李四培牵头，以本城绅士出面组织牛痘局。由薛集生任主任，局内设医生 1 人，年俸 30 元银圆，由城隍庙田课支付。[2]

1936 年，四川省政府民第 09453 号训令要求各地实行普遍春季种痘，各县开办种痘员训练班，培训种痘人员。《四川省十五区专员公署廿四年度施政报告书》第七部分"卫生"中明确指出：种痘为预防天花之唯一良法……本署按部颁种痘条例，于 1935 年秋季、1936 年春季，通令各县宣传，不得敷衍……尽量施种，以资提倡，并在卫生清洁与市政管理方面有明确规定。[3]

1936 年，酆都县地方医院在上海卫生实验处购买了一批牛痘苗，分两期进行接种，第一期 1825 人，第二期 753 人。1937、1938 年地方医院又分别在南京中央防疫处、汉口中央防疫处购回牛痘苗，接种 4520 人、5268 人。[4] 1944 年 11 月 7 日，卫生院拟订了《酆都县种痘员训练班实施计划大纲》。酆都县卫生院呈送的 1947 年度春季县政会议工作报告称："防疫方面（种痘）：初种 2010 人，复种 2720 人，共计 4730 人。本院为推广防疫于乡镇（村），目前已派员分赴双路、

1　王鹏辉主编：《苍溪县卫生志》，四川省苍溪县卫生局编印，1988 年，第 70 页。

2　云阳县卫生局编：《云阳县卫生志》，内部编印，1992 年，第 8 页。

3　民国达县县政府：《四川省十五区专员公署廿四年度施政报告书》，达川区档案馆藏，全宗号：1，案卷号：095。

4　丁维农：《民国时期丰都的妇幼卫生防疫工作》，中国人民政治协商会议四川省丰都县委员会文史资料研究委员会编：《丰都文史资料选辑·第 6 辑》，内部发行，1989 年，第 99—106 页。

高镇、湛普、佛建、树人、镇江等乡施种牛痘;其他较远之乡镇亦有备函领取自行施种者。"1948年,"种牛痘者男936人,女547人"[1]。

1937年春,四川省卫生实验处拨发牛痘苗2000管,在垫江城镇和学校施种。1939年10月,垫江县戒烟医院统计各学校种痘人数:简易女师校93人,简易附小198人,博爱小学18人,短期小学50人,城北短期小学41人,幼稚园27人,城厢小学39人,高峰小学68人,合计534人。[2] 1942年,垫江县卫生院和警察局派员去县城学校和各城门口给学生与过路行人接种牛痘苗,共5715人接种,以后每年都开展一次预防接种,至1947年共接种牛痘苗34467人次。1939—1947年,垫江全县种牛痘49278人次。[3]

1931年3月,梁山县立医院成立后,当年种痘7560人。[4] 1935年,梁山县种痘仅2361人,占应种人数的1‰—2‰,且疫苗质量低劣,办法落后,接种率低,免疫效果不佳,加之未进行普种,漏种较多,以致天花依然流行。1937—1940年,七星乡红花、仁安两村天花流行,死亡小孩200人。[5]

1940年5月,新生活运动促进会全国总会给宣汉县新生活运动促进会发来牛痘苗50打,在城区和南坝镇免费接种,南坝镇接种10打,共683人。此后,县卫生院和各区卫生所每年都开展接种牛痘,注射伤寒、霍乱菌苗等预防业务,并将痘苗分发给部分民间痘科医生使用。虽接种人数逐年增加,接种地区逐年扩大,但仍局限于机关、学校和部分主要场镇。[6]

1941年,奉节县临时防疫委员会成立,推广注射霍乱、伤寒疫苗。是年,霍乱疫苗注射4337人,牛痘接种1797人。1948年,种痘1052人,注射霍乱疫苗158人,伤寒疫苗17人,霍乱伤寒混合疫苗3316人。[7]

1941年,阆中县卫生院在春季进行了种痘,2—4月种痘人数分别为:34人、

1　丁维农:《民国时期丰都的妇幼卫生防疫工作》,中国人民政治协商会议四川省丰都县委员会文史资料研究委员会编:《丰都文史资料选辑·第6辑》,内部发行,1989年,第99—106页。
2　垫江县卫生志编纂领导小组:《垫江县卫生志》,内部编印,1986年,第34页。
3　四川省垫江县志编纂委员会纂:《垫江县志》,成都:四川人民出版社,1993年,第649、651页。
4　龙建平主编,梁平县志编纂委员会编纂:《梁平县志》,北京:方志出版社,1995年,第652页。
5　龙建平主编,梁平县志编纂委员会编纂:《梁平县志》,北京:方志出版社,1995年,第652页。
6　四川省宣汉县志编纂委员会编:《宣汉县志》,成都:西南财经大学出版社,1994年,第828页。
7　四川省奉节县志编纂委员会编:《奉节县志》,北京:方志出版社,1995年,第635页。

156 人、187 人，合计 377 人。[1] 5 月以后未进行种痘。

1942 年 3 月，邻水县卫生院购备牛痘苗 30 打，同时，明锣晓谕，不取费用，连县城周围 20 里以外民众也踊跃到院种痘，该年共种牛痘苗 30 打，放种 895 人。[2]

1942 年，蓬安县卫生院与城中镇镇长商得工作办法，召集镇内各保长开始首次卫生座谈会，说明预防接种之意义，并规定"镇内初生儿及学龄儿应至镇公所种痘"，虽经多次卫生宣传，结果 4 月份种痘者仅 400 人。5 月份在学校机关团体发动种痘，相信者固多，不相信者亦不少，种痘者计 738 人。6 月份种痘工作暂时停顿，开始研究预防注射办法，卫生院会同警察所长，首先召集苦力工人及城区绅民，说明预防注射之意义，并施行霍乱疫苗注射；召集经营饮食者及商人劝导预防注射，学校师生、市民普遍注射。6 月份计 412 人，7 月份分治疗组及预防组，种痘 262 人，预防注射计 543 人，并按人发给说明书一张。8 月份预防组注射 1440 人。9 月份因霍乱疫情时有所闻，疫苗注射计有 546 人，种痘 11 人。10 月份 328 人，11 月 298 人。[3]

据 1943 年统计，万县城区居民"种牛痘 1.3 万人，注射伤寒疫苗 1063 人，霍乱疫苗 5192 人"[4]。万县农村则无人过问。1945 年 2 月，邻水县政府令卫生院医师护士分赴"18 个乡镇，一律免费种痘，当年病症发生甚少"[5]。4 月，巫山县痘苗数量增多，接种范围扩大，政府颁令推行种牛痘，全县种痘 2000 人。至 1949 年，巫山全县共接种牛痘疫苗 7844 人，注射霍乱疫苗 4576 人，霍乱混合疫苗 5192 人。[6] 1946 年，通江全县"接种牛痘初种 876 人，复种 705 人，伤寒霍乱

1　阆中县卫生院：《阆中县卫生院医务疾病分类防疫检验、学校妇婴卫生、环境卫生教育、药械消耗月报、疫情旬报表》，四川省档案馆藏，档号：民 113-02-4107。

2　民国邻水县卫生院：《邻水县卫生院三十一年度工作概况报告》，四川省档案馆藏，档号：民 113-01-0447。

3　民国蓬安县卫生院：《蓬安县卫生院三十一年度工作报告》，四川省档案馆藏，档号：民 113-01-0447。

4　万县志编纂委员会编：《万县志》，成都：四川辞书出版社，1995 年，第 664 页。

5　四川省达县地区卫生防疫站编：《达县地区卫生防疫站志（1911—1985 年）》，内部编印，1992 年，第 67 页。

6　四川省巫山县志编纂委员会编纂：《巫山县志》，成都：四川人民出版社，1991 年，第 496 页。

疫苗注射 390 人次"[1]。1946 年,巫溪县卫生院为少数人种痘,但不足以控制流行。1947 年 8 月,宣汉县"发生天花 3 例,死亡 1 例"[2],发病数和死亡数都有一定减少。1948 年,开县东里一带天花流行,有 100 多人患病,死亡 70 人左右,后来,"政府强令群众接受种痘者 5490 人,控制了天花的继续流行"[3]。

在天花疫苗供应并不充分的民国时期,疫苗的价格成为人们关注的焦点。当时政府对疫苗价格没有实行定价机制,也未实施最高限价,天花疫苗甚至成为很多人搜刮民财的工具。在川东北很多地区,疫苗价格居高不下,甚至成为市场哄抢之物,给防治天花带来极大的障碍。在忠县种一次牛痘"需银元 1 块或大米或小麦 2 升"[4],贫者衣食尚不能自足,自然无钱种牛痘。1929 年,城口县县长邓占云募捐 2000 大洋,购买城郊张百三田租 8 石,作每年购买牛痘疫苗之用,可谓为民种痘想尽办法。但在当时牛痘苗价高利丰,买回的牛痘疫苗常被经办人变卖。据记载,民国时期城口"种牛痘苗者千余人","每种 1 人除杂费外,另索包谷两斗或银币数元不等"。[5] 1930 年后,巴中县一些私人药房、诊所,从外地买回牛痘苗接种,然价格昂贵,接种者不多,土法仍广泛施行。1945 年,巴中县卫生院"在城区种痘 500 人,次年种 56 人"[6],种痘人数远远低于应种人数,无法达到整体防疫之目的。

由于疫苗长期紧缺,当时,不少医务人员都开始尝试自制疫苗。张瑜雯就是其中一位。张瑜雯(1890—1956),又名忠恕,字心如,南部县人,四川牛痘疫苗制造的先驱者。曾获京都府立医科大学学士学位。归国后,先执教成都高等师范学校,后与同学在成都合办"同生医院""同益公司",后独自开办"民生医院"。在西医界名声大噪,被推选为成都市医师公会会长。1933 年,成都市私人开业医院已渐次增多,但医药仰赖进口和沪杭一带制药厂供给,尤其关系民生

1 四川省通江县卫生局编:《通江卫生志(1912—1985)》,内部编印,1988 年,第 88 页。
2 四川省达县地区卫生防疫站编:《达县地区卫生防疫站志(1911—1985 年)》,内部编印,1992 年,第 67 页。
3 四川省开县志编纂委员会编:《开县志》,成都:四川大学出版社,1990 年,第 497 页。
4 忠县志编纂委员会编:《忠县志》,成都:四川辞书出版社,1994 年,第 616 页。
5 四川省城口县志编纂委员会编纂:《城口县志》,成都:四川人民出版社,1995 年,第 701 页。
6 四川省巴中县志编纂委员会编纂:《巴中县志》,成都:巴蜀书社,1994 年,第 861 页。

极大的天花疫苗更缺。张瑜雯决心自己试制天花疫苗。年秋，他去北平天坛中央防疫制剂研究所学习制造血清和牛痘疫苗，年底再去上海学习医药业务。1934 年 3 月，张返回成都，辞去一切职务，并着手筹备牛痘疫苗制造所。1936 年，在他亲自主持下，依靠 1 名医助、2 名护士、1 名工人，在成都下草市街医院兼住所内，饲养牛、家兔、白鼠等，"接种并生产牛痘苗。一时省内外不少医疗单位纷纷订货，供不应求"[1]。1939 年前后，日机常空袭成都，牛痘苗随即停产。

第七节　霍乱、伤寒防治

霍乱又称虎烈拉或虎疫，产生来源较多，传染性极强，发病速度快，致死率较高，在夏季传播尤烈，感染者早期症状与急性肠胃炎等消化道疾病的症状相似，故而在第一时间诊治、切断传染源都有较大难度。霍乱于晚清时期传入中国，虽然其传播路径难以厘清，但近代以来中外交流愈加频繁无疑是一个重要因素。霍乱在民国四川社会造成大量民众伤亡，民众对霍乱流行极为恐慌。

霍乱、伤寒都为细菌引起的传染病，当时分别对应注射霍乱菌苗、伤寒菌苗，由于在预防措施上有一致性，霍乱伤寒一起防治成为新的探索方向，且当时研制并应用了霍乱伤寒混合菌苗。

四川最早使用霍乱疫苗是在民国后期，早期疫苗使用多以重庆、成都等大城市为主，一定程度影响了整体性的防疫。

1939 年，忠县发生霍乱，市民日有死亡。国民政府内政部卫生署医疗队总队指示驻万县西山路 52 号第九队拨赠霍乱疫苗 300 瓶，以资防治。疫苗接种者主要为城内县府各官长、司法处各官长、警察所长、警察夫役、特务队官兵、电话管理处、典狱署官丁等，共 341 人。1940 年，忠县霍乱流行，县卫生院在城隍庙设点集中治疗，静脉注射盐水或葡萄糖。[2]

1939 年 8 月 10 日，达县戒烟医院院长唐元春向四川省卫生实验处发电称：

1　赵纯新：《张瑜雯——南部县牛痘疫苗制造者》，政协四川省南部县委员会文史资料委员会编：《南部文史资料·第 7 辑》，内部编印，1996 年，第 70—71 页。
2　四川省忠县卫生志编辑组编：《忠县卫生志》，内部编印，1984 年，第 3 页。

达县霍乱流行,"每日死亡约在数十人以上,请发疫苗"。内政部卫生医疗防疫队制发"预防霍乱注射证",在达县实施。是年7月29日、8月14日,通江、巴中县政府均函告省卫生实验处"请发霍乱疫苗,预防霍乱"。16日,宣汉县政府公函称:自7月初旬发现真性霍乱,至7月中旬,因天热,势亦猖獗,日死达数十人,复经各机关尽力设计制止,终以地处遥远,药物难得以致收效……省发疫苗40瓶。[1]

《四川省各县市1939年霍乱旬报表》对酆都县霍乱注射及死亡情况进行了统计,据载:

6月上旬:无死亡人数,本旬注射预防针850人。

6月中旬:无死亡人数,本旬注射预防针2100人。

6月下旬:死亡2人,本旬注射预防针1400人。

7月上旬:死亡2人,本旬注射预防针850人。

7月下旬:无死亡人数,本旬注射预防针600人。[2]

1940年7月25日,四川省政府鉴于"通江、南江、万源等,前因霍乱,遗尸遍野,久无人收,至今余臭未尽",训令第十五区行政督察专员公署,迅即督促各县府切实办理消毒防疫工作。

1940年8月5日达县卫生院公函记载:"省卫生处寄运大批霍乱、伤寒菌浆到院,函应普遍注射,以免时疫流行。"[3]同时,达县卫生院动员新医公会全体人员研讨注射办法,8月6日,《达县卫生院免费防疫注射工作组织表》(表5—4)明确规定了注射时间和地点。

表5—4 达县卫生院免费防疫注射工作组织表

实施月日	注射时间	注射地点
八月九日	午后三至六钟	凤凰头
八月十日	午后三至六钟	南门外

---

1 四川省达县地区卫生防疫站编:《达县地区卫生防疫站志(1911—1985年)》,内部编印,1992年,第61页。

2 丰都县卫生志编纂领导小组编:《丰都县卫生志》,内部编印,1987年,第19页。

3 民国达县县政府:《达县卫生院免费防疫注射工作组织表》,达川区档案馆藏,全宗号:1,案卷号:068。

实施月日	注射时间	注射地点
八月十一日	午后三至六钟	会仙桥
八月十二日	午后三至六钟	滩头街
八月十三日	午后三至六钟	箭亭子
八月十四日	午后三至六钟	大北街
八月十五日	午后三至六钟	西门外

1940 年 6 月，剑阁、南部及周边县份霍乱大爆发，两个月内死亡人数以千计。7 月，县府再次向省府急电称："虎疫流行甚炽，民命朝不保夕，危殆万分，请速派医生，飞送药品，下县抢救。"[1] 同时，派医卫人员组成 8 个救护队，赴疫区开展救治工作。8 月，省府始向剑阁发放霍乱疫苗和救急灵芝水。9 月，中央卫生署派医师钱大椿到县考察霍乱流行情况。

1941 年，广安县开始注射霍乱疫苗。1943－1949 年，县无霍乱流行情况记载。

1942 年，据宣汉县卫生院疫情旬报，11 月发生霍乱，感染 22 人，死亡 4 人。1945 年 8 月 11 至 27 日，开江县发生霍乱，感染 6 人，另有续发病例 12 人。8 月 1 日至 28 日，宣汉县发生霍乱，感染 126 人，治愈 104 人，死亡 22 人，进行"霍乱预防注射 3825 人，共开支经费 5600 元"。6 月 1 日至 10 月 30 日，巴中县发生霍乱，感染 20 人，"霍乱预防注射 208 人，开支经费 6000 元"[2]，据 1940－1949 年统计数据，达县专区共感染霍乱 349 人，死亡 85 人。

1942 年 5 月，邻水县卫生院深恐疫病滋生，先后注射霍乱疫苗 15 大瓶，疫苗注射有 3080 人，7 月方止。[3]

1945 年，霍乱流行极为严重，各地都采取了注射预防措施。广元县于城乡注射霍乱疫苗 4.51 万人（男 2.66 万人，女 1.85 万人），计发病例 38 人，

1　四川省剑阁县志编纂委员会编纂：《剑阁县志》，成都：巴蜀书社，1992 年，第 831－832 页。

2　四川省达县地区卫生防疫站编：《达县地区卫生防疫站志（1911－1985 年）》，内部编印，1992 年，第 61 页。

3　民国邻水县卫生院：《邻水县卫生院三十一年度工作概况报告》，四川省档案馆藏，档号：民 113-01-0447。

治愈 27 人，死亡 11 人，至 1945 年 10 月 5 日方扑灭。[1] 该年 8 月 7 日，广元县卫生院呈文指出"陕西宁强一带发生霍乱"，卫生院"派员前往朝天、中子铺防疫注射"，"派护士何友三赴朝天、助理员何清云赴中子铺分别工作"。[2]

1945 年 8 月洪灾后，南充城区霍乱流行，南充县卫生院"在药王街设临时霍乱病院"，当时条件极为简陋，使用稻草铺地作床，治疗以输生理盐水为主，药品仅有少盐磺胺原药"百浪多息"，价格昂贵，很少用于病人。"临时霍乱病院实际是免费的收容所，收容 29 人，死亡 9 人，病死率为 31%"[3]，从治疗措施和死亡率可以看出，对于霍乱的干预手段是极为有限的。

1937 年 12 月，云阳县伤寒患病 137 人，死亡 4 人，注射伤寒疫苗 383 人。1945 年，云阳发生霍乱 6 例，死 2 人。是年，四川省首次给云阳分配霍乱疫苗 60 瓶，注射 1044 人，支付经费 6 万元。[4]

1945 年，梁山县修建飞机场，征调民工 3.5 万人，因县城人口骤增，民众住宿、饮水、解便出现一定困难，加之医疗、防疫条件差，由此导致一场严重的霍乱流行。7 月 9 日，民工中有 1093 人发病，死亡 23 人。因缺乏药品，至 17 日，民工死亡 200 人，至 7 月底，死亡达 3000 余人。部分民工带病回家，致使霍乱传至乡村，金带乡仅有 16756 人，患霍乱者达 1140 余人，占总人口的 6.8%，死亡 57 人，占患者的 5%。后经卫生署、军医署、航委会连续派遣医生 4 批，共 30 余人赴梁，带来大批药物进行治疗和预防，并通过设立饮水站、改善隔离治疗条件等办法整治环境卫生，加之大量民工返家投入秋收，城区人口密度降低，霍乱流行才被控制。[5]

1945 年 6 月，垫江县卫生院报告诊治患者 30 人中死亡 6 人。县临时参议会第 26 次常务会议决定，从屠宰税的超收项下拨款 53300 元，购买伤寒混合

1　广元市地方志编纂委员会编：《广元县志》，成都：四川辞书出版社，1994 年，第 740 页。

2　民国广元县政府：《谕派员前往中子铺朝天分别注射防疫签请》，广元市档案馆藏，档号：4-1-133。

3　南充市医药卫生志编纂委员会编：《四川省南充市医药卫生志》，内部编印，1987 年，第 122 页。

4　云阳县志编纂委员会编纂：《云阳县志》，成都：四川人民出版社，1999 年，第 976 页。

5　龙建平主编，梁平县志编纂委员会编纂：《梁平县志》，北京：方志出版社，1995 年，第 656 页。

制剂 100 瓶进行预防。[1]

1948 年，城口全县"接种霍乱疫苗 916 人，伤寒疫苗 534 人，霍乱伤寒混合疫苗 1122 人"[2]。

1948 年，巫山全县开展霍乱疫苗及霍乱伤寒混合疫苗接种，共计 7417 人接种，疫病流行情况始得控制。[3]

1　四川省垫江县志编纂委员会编纂：《垫江县志》，成都：四川人民出版社，1993 年，第 650 页。
2　四川省城口县志编纂委员会编纂：《城口县志》，成都：四川人民出版社，1995 年，第 701 页。
3　四川省巫山县志编纂委员会编纂：《巫山县志》，成都：四川人民出版社，1991 年，第 499 页。

第六章　民国时期川东北公共卫生的治理

四川民间有一俗谚，"病灾不染清洁户，福寿常临健康门"，充分说明人们对卫生清洁与健康的关系是有一定认知的。但传统意义上的卫生清洁与近代医疗健康体系中的公共卫生清洁不能等同。近代公共卫生清洁是从传染病防治的角度出发的，突破了单纯的个人卫生的界限，具有较多的大众规定性、指向性、引导性等特征，在传染病的防治和管理中，甚至具有全社会强制性。

关于公共卫生的概念，各个国家和组织之间没有一个统一的、严格的定义。简单来讲，公共卫生实际上就是大众健康，更多的是关注全社会民众的整体健康。早在 1920 年，美国耶鲁大学的 Winslow 教授首次提出了早期经典的公共卫生概念，他指出，公共卫生是"通过有组织的社区行动，改善环境卫生，控制传染病流行，教育个体养成良好的卫生习惯，组织医护人员对疾病进行早期诊断和预防性治疗，发展社会体系以保证社区中的每个人享有维持健康的足够的生活水准，最终实现预防疾病，延长寿命，促进机体健康，提高生产力的目标"[1]。从而可看出，当时学术界对于公共卫生已经有明确的认识，且将公共卫生的主要目标指向为控制传染病，涉及饮水卫生、饮食卫生、厕所卫生、街巷卫生、垃圾处理等多方面，但这种认识在当时还未真正被中国社会广泛接受，而四川作为内陆省份，省内普通民众接受公共卫生概念则要更晚。

1　张红梅等编著：《现代基础护理学》，长春：吉林科学技术出版社，2018 年，第 478 页。

第一节 政府主导的卫生治理

一、民国前中期的公共卫生治理

民国初期，公共卫生治理并未引起政府足够重视。然而随着西学之风渐浓，学术界对于公共卫生开始大量探索，学人普遍认识到改善中国公共卫生的必要性和急迫性。1915 年，俞凤宾指出了公共卫生对于国人疾病预防之重要，"现在的医学已进入防病时代"，公共卫生"实为防病之关键""进化之枢纽"。[1] 在公共卫生和国家国力方面，胡鸿基在 1931 年指出："公共卫生与国家之盛衰有莫大之关系"，"如知注重公共卫生，则一国国民必能健壮有为，社会中生产力当然增加；生产既能增加，国家之经济自然富裕，而国势以盛"[2]。

从时间上看，四川的公共卫生治理整体滞后，特别是民国前期防疫基本上处于无序状态。1929 年，国民政府中央卫生署颁发了《地方卫生行政初期实施方案》，但落实情况记载极少。在川东北区域，随着县域城市规模的增加，城镇人口逐渐集中，为了基本的生活舒适与便利，局部地区开展了一些简单的城镇卫生治理，整体上还未上升到公共卫生的高度。在卫生治理的人员组成上，以县警、团为主体，学校、保、甲为补充，缺乏专业卫生人员的参与，自然难以达成治理效果。

岳池县：1931 年后，岳池县城的卫生设施、街道清扫垃圾处理等有关公共卫生事宜，由警察局及下属警察所督导施行。1932 年 7 月，为促进人民健康，岳池县政府组织成立城区卫生检查委员会，县长任委员长，各机关法团负责人任委员，并拟订了章程，将全城划为九段，每段由委员检查。每星期检查一次，检查后贴上"清洁"或"不清洁"纸条，并进行详细登记。各住户两次检查不清洁者，由卫生检查委员会严厉申斥；三次以上者，酌量处以

---

1 俞凤宾：《论公共卫生之必要及其范围》，《东方杂志》，1915 年，第 3 号。
2 胡鸿基著：《公共卫生概论》，上海：商务印书馆，1933 年，第 1 页。

一元至五元之罚金或三日至十日之苦役，交由警察局执行。

仪陇县：1933 年 3 月 19 日，县长罗福祥指令城中区长王德俊组织城市清洁运动大会时称："查县城……粪遗浊草到处堆积，似此恶劣狼藉，不独于城市表面有碍观瞻，转瞬春深日暖，其近居人民必致多惹疾病，想念危机令人不寒而栗。"[1] 遵照县长指令，县城机关学校、警、团、保、甲，在金城公园操场（今文化馆）举行城市清洁运动大会，通过《仪陇县清洁运动会简章》10 条。划分清洁区，每日扫除一次，每 10 日特别扫除一次。并规定不得骑街晒衣，不得在街道上泼水及弃有碍卫生之物，县城公共卫生逐渐有好转。

广安县：县城有清道夫负责主要街道的清扫和搬运垃圾。每星期六巡警要对县城的环境卫生进行检查，"差者处以罚款或打手心"[2]，以示惩戒。1931—1935 年，每年夏季驻军都要在全城进行一次环境卫生大检查，在每户房门前贴上清洁或不清洁的标志。

各县的治理措施大致相同，以政府、警察为主体，起到了一些作用，但也明显缺乏系统性和专业性。

二、民国后期的公共卫生治理

1941 年，四川省政府发布《县环境卫生纲要》。这是四川省政府首次对公共卫生给予指导，并明确指出由各县政府发给各县卫生院，要求遵照办理，一定程度上为环境卫生改善提供了行政保障。主要内容为：

一、垃圾清洁：自扫门前垃圾水沟，每季大扫除及清洁检查。

二、饮水卫生：河水分段饮用，塘水分用，公井加栏，清除饮水码头附近污物。

三、粪便管理：用开水杀蛆，粪坑加盖。

四、房屋卫生：开辟窗洞、粉刷墙壁、人畜分居。

四川省卫生处 1942 年度防疫工作报告书指出，卫生处要负责增进环境卫

1　四川省仪陇县志编纂委员会编：《仪陇县志》，成都：四川科学技术出版社，1994 年，第 741－742 页。

2　四川省广安县志编纂委员会编纂：《广安县志》，成都：四川人民出版社，1994 年，第 707 页。

生之设施，其实施工作计划有：（1）调查传染病来源；（2）隔离患者；（3）扑减苍蝇；（4）净水消毒并保证水质之清洁；（5）食品售卖之管理；（6）制作标语海报张贴，教育市民预防赤痢之方法。[1]

1944 年 1 月 7 日，四川省政府奉蒋介石手令称：本年度工作重心在推行公共卫生与公医制度，并先以重庆及其附近各县为实验区，订定卫生署三十三年推行公共卫生与公医制度实施办法。例如，省政府于 3 月 21 日电令广安县政府："在三十三年度推行公共卫生与公医制度实施办法，通饬切实遵办在案，按照相关规定改善饮水条件，改善厕所，养成人民清洁习惯，推行妇婴卫生保健及科学育婴之推广。"[2]

各县政府结合本县实际，相应采取了一些治理卫生的措施，对疾病防治起到了一定作用。

1939 年 7 月，忠县政府两次召开卫生会议，决定在县城开展大扫除，整治环境卫生，并组织清洁检查队，由警察所与乐天、东坡、云根三镇联保分段负责，县府发出布告，主要包括整理市面、扫除污秽、扑灭蚊蝇三方面内容，具有较强的社会动员性和引导性。

一、市面之整理：

甲：沟渠不通者，责令其立疏通。

乙：阴沟石板未盖者，责令其立于十月内以石板掩盖。

丙：墙壁铺板污浊者，责令住户洗刷。

丁：市面来往人民，严禁赤膊。

戊：粮铺餐馆小食店等，一律制备蝇罩。

己：各粮品食物，责令煮热售卖。

庚：厕所应一律装修。

二、污秽之扫除：

1　民国四川省卫生处：《四川省三十一年防疫工作报告卫生署制发疫情总报告样表》，四川省档案馆藏，档号：民 113-02-2995。

2　中共广安市广安区委党史研究室、广安市广安区地方志办公室、广安市广安区档案局馆编，蒋雷、蒋大奎主编，朱质国副主编：《广安县抗战史略》，北京：中央文献出版社，2015 年，第 214 页。

甲：腐草渣滓每日饬令住户洒扫。

乙：腐草渣滓每日饬令住户倾倒。

丙：由检查队指定倾倒渣滓地方。

丁：设置渣柜。

戊：每日至少洒扫二次。

己：每周大扫除一次。

庚：厕所用石灰洒扫，柏枝烟熏。

三、蚊蝇之扑灭：

甲：每户制蝇拍或蝇刷一把。

乙：每户应将蚊蝇扑灭净尽。[1]

1941 年 3 月 21 日，南充县临时参议会通过关于"讲求公共卫生，防止瘟疫流行，以重人民健康"的议案，提出了六条要求：

一、由县府令警察局及全县乡镇公所，切实取缔贩卖腐烂水果及病死牲畜肉等，以除病源；

二、城内市民汲水河岸，应严定范围，不使污秽之物流入；

三、有恶疾之乞丐，严禁游行市面；

四、死尸不许久停市面或家中；

五、各乡镇阴沟水道各使流通；

六、一旦发现传染恶疾，报请卫生院救治。[2]

1941 年，广安县府批准县卫生院制定的《临时防疫办法》，要求"无论公、私厕所，均需每晨洗净、清洁，不得有蛆虫滋生"，"挑粪者的粪桶必须加盖，不得过满，以免溢出"。县卫生院公共卫生护士、警察、保甲长随时检查上述规定的执行情况和住户的环境卫生。[3]

1942 年 6 月，蓬安县政府颁发了《扫除污物之暂行规则》《取缔酒菜饭馆

1　四川省忠县卫生志编辑组编：《忠县卫生志》，内部编印，1984 年，第 111 页。

2　南充市医药卫生志纂委员会编：《四川省南充市医药卫生志》，内部编印，1987 年，第 62—63 页。

3　四川省广安县志编纂委员会编纂：《广安县志》，成都：四川人民出版社，1994 年，第 707 页。

之暂行规则》《售卖食物之暂行规则》《私厕之暂行规则》等规则，虽有行文，执行甚少。[1]

南江县历届政府对卫生工作很少布置，仅龙德渊在 1940 年至 1945 年任县长期间，把卫生工作列入了县政府的施政计划。1942 年，县长龙德渊以县政府训令的名义，印发了中国教育社拟定的《民族健康运动方案的十二纲目》。这个纲目的内容主要是，提倡健康运动，广设运动场所；注意合理营养，改善环境卫生；保护产妇婴儿，提倡新法接生；倡导正常娱乐，戒除不良嗜好；预防传染病，防止性病蔓延等。他在训令中，要求全县各行政机关、所属学校认真宣传，切实执行。1943 年，南江县政府在《中心工作计划》的第五部分对全县卫生工作作出布置：

一、环境卫生：

（一）垃圾清洁，自扫门前垃圾及水沟，每季度大扫除及清洁检查；

（二）饮水卫生，河水分段应用，井水分用，公井加栏，消除饮水附近污物；

（三）粪便管理，修建公共厕所，扫除厕所附近污水；

（四）房屋卫生，开辟窗洞，粉刷墙壁，人畜分居；

（五）媒介卫生，捕灭苍蝇，抛弃陈腐不洁食物；

（六）设置简便茶箱与公用茶水。

二、举办人民福利，实施卫生事项，如捕鼠、捕蝇及清洁检查，举办救济事业。

三、城区卫生，检查住行清洁、街道清洁，预防各种疾病传染，提倡国民体育并注重民众营养。

1942 年，南江县政府令县警察所、治城镇公所联合筹划，限期修建好城区公共厕所；1947 年，县政府在施政计划中提出："改良风俗，革除陋习，设立卫生分院及保健箱，提倡灭蚊、灭鼠运动，取缔不洁的饮水等。"[2]

1　张德培主编：《蓬安县卫生志》，蓬安县卫生志编志领导小组编印，1986 年，第 69 页。
2　南江县卫生局编：《南江县卫生志》，内部编印，1984 年，第 6 页。

1942 年 10 月，巫溪县政府颁发《巫溪县卫生检查注意要点》，其内容分普通住户、县街场所、公共机关三方面。普通住户包括饮食、用具、厨房厕所、住地及房舍、疫症病人等 5 项 22 条；县街场所包括饮食摊点、茶社、旅店、理发店、其他等 5 项 34 条；公共机关则自行规定。对卫生清洁进行了较为详细的规定，尤其在饮食方面，针对疫症传染，采取了一些预防措施："如饮水必须煮沸；水缸内应置贯仲一枚，苍术一钱，以防疫症；水缸应随时盖好，洗洁不使尘埃坠入；食料倘稍腐坏或过一日者应抛弃，不能再食用。"[1] 1944 年，"改进公共厕所 22 个，封闭公共厕所 5 个、私厕 18 个"[2]，开展大扫除，并检查评比，奖优惩劣。1946 年 5 月，县卫生院组织防疫队在城区施行防疫注射，派出医师、护士巡回施诊。县政府、县卫生院、县警察所等组织清洁检查队检查全城卫生。每日派护士 1 人、警察 2 人，检查饮食店及茶馆的清洁卫生，取缔不卫生的摊贩，但乡村的公共卫生无人过问。

1940 年，达县卫生院首次在城内要道设立垃圾箱 15 个，对城区理发店、旅馆、澡堂等进行卫生指导共 888 次，管理公私厕所 3326 次，消毒 32 次。[3] 同时在城内开展饮水卫生检查工作。

石砫县较为重视水质调查和饮水保护工作。据载，1946 年至 1947 年，石砫县卫生院曾对县城内的水井进行过数次消毒处理。1947 年，四川省政府在《训令》中指出，"1946 年全国卫生行政会关于推进县市城镇给水工程，并规定饮水消毒及水之软硬鉴定分标，拟在各给水机构内设卫生人员负责处理……"石砫县政府在此《训令》上批注："本县为一山岩地区，各种饮水多系泉水，饮水卫生无设备，尚少发生问题，为防范（患）于未然，拟由各乡镇切实保护泉水之清洁，以减少疾病。"[4]

1　民国巫溪县政府：《民国三十一年巫溪县防疫会议记录》，四川省档案馆藏，档号：民 113-01-0447。

2　巫溪县志编纂委员会编：《巫溪县志》，成都：四川辞书出版社，1993 年，第 640 页。

3　达县市卫生志编纂领导小组：《达县市卫生志》，内部编印，1987 年，第 84 页。

4　向太槐著：《石柱县卫生志》，石柱土家族自治县卫生局编印，1985 年，第 101 页。

第二节　新生活运动与公共卫生治理

1934年2月19日，由蒋介石主持，在南昌市科学馆附近广场召开了有数万人参加的市民大会，会议宣布成立新生活运动促进会，以"重整道德、改造社会风气"。蒋自任会长，陈立夫、康泽、邓文仪、杨永泰等任干事。同年2月至7月，蒋介石先后发表了《新生活运动之要义》《新生活运动之中心准则》等六篇演说，手订《新生活运动纲要》《新生活须知》等重要文件，逐步形成了新生活运动的一整套理论、方针和方法。同时创办《新运导报》，为新生活运动创造舆论。到全面抗日战争爆发前，全国有20个省和4个直辖市成立了新生活运动促进会，省之下有1355个县成立了新生活运动促进委员会。

川东北各地政府也陆续成立了新生活运动推进机构，从卫生治理的角度看，它们在局部起到了一些作用。

1934年12月，岳池县成立新生活运动促进会岳池分会，提倡衣、食、住、行，须讲究整齐、清洁，注重环境卫生，厉行防疫工作；次年推行"新生活运动"，把"整齐、清洁、简单、朴素"作为宣传内容之一。此后，在岳池分会倡导下，岳池县开展了清洁扫除、卫生防疫等工作，对公共卫生治理起到一定积极作用。

1935年，仪陇县推行"新生活运动"，县民众教育馆设卫生组，开展卫生知识讲座，陈列卫生图片，在县城和大的场镇张贴"不准随地吐痰""不准随地便溺"等标语。[1] 1942年8月，县警察所在县城开展卫生防疫宣传周活动，张贴卫生防疫标语，同时县立中学、民众教育馆、同业公会协助开展宣传，组成卫生宣传队，在公共场所和街道向民众宣传卫生防疫知识。

1935年5月1日，云阳县新生活运动会成立。该会由三民主义青年团兼办，同级行政机关有监护指导之权，"推行守时、清洁、简朴、规矩、礼节、

---

[1]　四川省仪陇县志编纂委员会编：《仪陇县志》，成都：四川科学技术出版社，1994年，第745页。

秩序"等新生活方式。[1]

达县新生活运动促进会通告指出，"一般市民多不讲究卫生，到处污秽非常，虽经专员检查"，"率不持久，甚且食物果屑抛掷满地，不事扫除"，所以"蚊蝇麇集，沿街腥臭，最易发生疾病"。[2]

在酆都县，新生活运动委员会及警佐室负责推进公共卫生，但力度不足，收效不大。为改旧貌，换新颜，县长、公安局局长不得不亲自出马。民国廿三年（1934）4月22日，《酆都日报》以"李县长注意公共卫生"为题，刊登一则消息：日来天气炎热，县府为避免瘟疫流行起见，曾条示五项，令市民遵守……李县长同熊警佐到公园路、鸦鹊巷子、铁匠街及水门子、宣化门河坝一带巡视，见粪坑林立、渣滓如山，实属有碍卫生，返署后即令熊警佐亲自率巡丁"将鸦鹊巷子、铁匠街及水门子、宣化门、河坝一带所有粪坑拆卸，渣滓挑除净尽，虽日近正午，熊警佐汗流浃背，犹督促不懈……"。然而效果并不长久，5月13日，《酆都日报》又以"偏僻小巷，便溺遍地，臭气熏天，请整饬以防疫"为题呼吁："本市偏僻街道及杂院小巷，多污秽不洁，渣滓便溺遍地，不一而足，臭气蒸发，呼吸危殆。若不亟加整饬，势必疫疠丛生，传染堪虞。兹值提倡新生活运动风行全国之际，似此污浊臭秽，对于市民卫生关系至大，尚望负有卫生之责者，切实注意。"公安局在推进公共卫生过程中，由于措施不力，效果不佳，不得已而施行体罚。1935年8月7日，《酆都日报》以"亚莫尼亚，香满街头，公安局提倡卫生，挑粪夫被罚手心"为题报道："公安局长江子茂，昨日瞥见挑夫粪水曳满街头，深为震怒，当即押局处以手心。"直到1949年，公安局雇用了清道夫，按时清扫街道，并派员督促检查街巷卫生，城镇卫生状况始有好转。1949年县政府档卷中关于"清洁整理情形"的记载称："除自三月一日起，会同军警督察处、卫生院分别注射防疫针及每旬派员清洁大检查一次暨禁售生冷凉食物品外，并由本局清道夫每日午前六钟及午后二钟大扫除二次，随时由本局督察处及各乡分驻所严饬

1　云阳县卫生局编：《云阳县卫生志》，内部编印，1992年，第8页。
2　民国达县县政府：《达县新生活运动促进会通告》，达川区档案馆藏，全宗号：1，案卷号：237。

警长轮派清洁小组巡视各街巷住户，经常保持清洁，并禁止喂放敞猪、牛、羊、鸡、鸭等，以维清洁。"[1]

从新生活运动的实施来看，其对革新民众的生活方式发挥了一定积极作用，但就其本质而言，却充满了抵制共产主义传播、束缚人民群众思想、对民众推行军事管理、推崇法西斯独裁等内容，给民众日常生产生活带来不便。故而，这场运动表面上轰轰烈烈，实际上收效甚微。1936 年 2 月，新生活运动开展两周年时，连蒋介石也不得不承认："到处都可以看到新运的标语，而很少看到新运的实效"，"简直可以说有退无进。"[2]

第三节　夏令卫生运动与卫生治理

夏令卫生运动是应国民政府要求，各地广泛开展的卫生清洁活动，从防疫的角度看，卫生运动在各方面均有积极意义。但各县在实施中差异较大，下面就结合夏令卫生运动的开展，将各县环境治理措施做一分析。

广元县：广元在抗日战争时期规定了公共卫生的管理办法，即不准随地倒垃圾，违者罚跪、打手心等，由警察局督促清除街道垃圾。1945 年 6 月 26 日，为严防时疫流行，广元县按四川省政府训令，成立"广元县夏令运动委员会"，检查城区清洁卫生。委员会规定每周对餐馆、属所、街道大检查一次。还规定不准出售不卫生饮食。[3] 委员会还发动全城居民进行捐款，在汉寿镇城乡十二堡进行募集，用于防治霍乱，计有 720 余人捐款，募集经费168080 元，用于当年城西及上关堡防疫，还特令中医师公会召集同仁组织联合义务门诊以资防疫。[4] 尽管有以上措施，但因城乡无长远预防筹划，每有疫病，其流行时间长，致死率高。

1　丁维农：《民国时期丰都的妇幼卫生防疫工作》，中国人民政治协商会议四川省丰都县委员会文史资料研究委员会：《丰都文史资料选辑·第 6 辑》，内部发行，1989 年，第 99—100 页。

2　张宪文等著：《中华民国史》（第 2 卷），南京：南京大学出版社，2005 年，第 450 页。

3　广元市地方志编纂委员会编：《广元县志》，成都：四川辞书出版社，1994 年，第 736 页。

4　四川省广元县卫生志编纂领导小组编：《广元县卫生志》（送审本），1985 年，第 76 页。

苍溪县：1944 年，苍溪县卫生院召开卫生会议，报请县政府召集党、政、军、民各机关团体，共同组成"夏令卫生运动促进会"，研讨卫生办法，督促卫生业务，组织卫生宣传，实施清洁检查、扫除，禁止随地吐痰、乱倒垃圾及污水；禁止出售未成熟之水果，实行屠宰检查等规定。1945 年 1 月 1 日，成立宣传队、防疫队、清洁检查队，定于 7 月 18 日实施清洁检查。[1]

剑阁县：每年 5 月至 8 月开展夏令卫生运动，制定《剑阁县整治卫生纲领》，发至城乡执行。1941 年，由乡镇选送家资殷实能尽义务和取得缓役资格之人 26 名，自费在县卫生院受训 10 天后，作为县城和乡镇卫生干事，指导卫生运动。在夏令卫生运动中，县城整治环境，修建公共厕所，禁止在城墙边和巷尾放置尿缸尿桶，每周由警察和卫生院人员检查卫生，督促各店铺、街户将垃圾运至郊外，各茶旅社设滤水缸，各饮食店装备纱罩或白布遮盖食品，禁止出售烂菜、烂水果等。[2] 农村场镇开展疏通阴阳沟、清除垃圾粪便、扑灭蚊蝇等活动。但因经费奇缺，人力不足，未能长期开展。往往夏季过后，卫生状况又趋恶化。

南充县：1945 年，南充县成立夏令卫生运动委员会，组织宣传、防疫、消毒、施诊、清洁检查队，负责城乡环境卫生和疾病防治，但多流于形式。当年 8 月，县城发生霍乱流行，患者 60 余人，死亡 40 余人。[3]

蓬安县：1941 年，蓬安县成立夏令卫生运动委员会，并拟订《夏令卫生运动实施细则》，每年的 6 月至 11 月张贴卫生标语，"开展卫生演讲、灭蝇、街巷卫生检查等活动"[4]，但由于防疫经费少，未能坚持进行，发动群众亦不充分，卫生面貌极差。在 1942 年环境卫生工作调查中，对于饮水问题，凡城区住户皆饮用井水，自 7 月份起召集市区住户于警察所说明饮水之重要，并按户发给饮水消毒药水 1 瓶，说明书 1 张，每日派人做井水消毒。厕所清洁

1　王鹏辉主编：《苍溪县卫生志》，四川省苍溪县卫生局编印，1988 年，第 52 页。

2　四川省剑阁县志编纂委员会编纂：《剑阁县志》，成都：巴蜀书社，1992 年，第 838 页。

3　四川省南充县志编纂委员会编纂：《南充县志》，成都：四川人民出版社，1993 年，第 781 页。

4　张德培主编：《蓬安县卫生志》，蓬安县卫生志编志领导小组编印，1986 年，第 46 页。

每日按时视察一次。[1]

阆中县：1947 年 5 月 23 日，阆中县成立夏令卫生运动委员会，定每年 5 月 1 日至 31 日为夏令卫生活动期，制定"城厢市容整饬规划"，"乙种公共厕所标准图"，旅店、商店、茶社、饮食店、水井、屠宰等行业卫生公约，夏令卫生宣传标语，夏令卫生运动竞赛试行规则和情况报告制度，分别成立宣传队、防疫队、消毒队。卫生运动期间，举行卫生讲演会，扑灭蚊、蛆、虱、臭虫等多种传染媒介物，对饮用水井、公私厕所进行消毒，疏通沟渠，清除污物渣滓，改善或取缔露天饮食摊点，并开展竞赛。[2]

宣汉县：1948 年 5 月，宣汉县夏令卫生运动委员会撰印《饮食店厉行卫生须知》十五条，对食品制作、存放，饮具清洗、使用等作出规定。同时颁布的还有《厨房暂行卫生须知》和《鸡、鸭、鱼、肉、菜市场清洁整齐规则》等。[3]

达县：1942 年，达县对县城街道之清洁与垃圾之处理加以严格管理，城市容貌大有改观：公私厕所改造共计 152 间，封闭 31 间，水井封闭 2 间，其他有关卫生商店改善者甚众，而未改善者亦颇不少。全年厕所消毒 15 次，共 111 间，水井消毒 6 次，共 22 口；指导及检查食物、商店、摊贩共 22 次，合计检查 1387 家；受奖励者 497 家，受警告者 890 家，其他卫生清洁厕所、水井之视察全年共计 31 次。[4]

巴中县：1945 年 5 月，巴中县成立夏令卫生委员会，制定了《夏令卫生运动实施办法》，计七项措施，包括防疫注射，阴沟疏通，取缔未熟水果之贩卖，检查饮食店，注意扫除垃圾，倡导捕蝇灭鼠，以及饮水码头、洗澡场、洗衣场等取水规定。此后，县每年 5 月至 8 月开展一次夏令卫生运动，举办夏令卫生运动宣传周，筹办卫生展览会，举行夏令卫生清洁竞赛活动，举行

---

1 民国蓬安县卫生院：《蓬安县卫生院三十一年度工作报告》，四川省档案馆藏，档号：民 113-01-0447。

2 四川省阆中市地方志编纂委员会编纂：《阆中县志》，成都：四川人民出版社，1993 年，第 760 页。

3 四川省宣汉县志编纂委员会编：《宣汉县志》，成都：西南财经大学出版社，1994 年，第 828 页。

4 民国达县卫生院：《达县卫生院三十一年度工作报告》，四川省档案馆藏，档号：民 113-01-0447。

扑灭蝇、蚊鼠、跳蚤、臭虫等传染病菌媒介物运动，清除垃圾，疏通阴阳沟，检查督促食品卫生。[1]

开县：1941 年，开县组织成立了"开县夏令卫生委员会"，下设总务、医务、推行、宣传、救济五个组，拟订了具体贯彻实施事项共四条十四款。于当年 7 月 3 日起，对全县各乡镇的旅社、茶馆、酒肆、饭店、理发摊、街道、居民住宅、公共场所进行清洁检查。卫生院指派专人对饮用水源（河水、井水）取样检验，鉴定水质，设置标志。警察局负责取缔市面露天冷饮、食品摊贩，并对不合清洁卫生规定标准的，勒令限期改进，或处以罚款。同时由卫生院编写了防治霍乱的实施方案，印发张贴，进行宣传。[2] 同年 7 月，制定《城内饮食、饮料清洁实施办法》，对饮水清洁进行规范。规定如下：

甲　河水：划上段为饮水之用；划中段为洗涤蔬菜之用；划下段为洗刷污物之用。

乙　井水：县城内素称九井，除秀衣池一井封闭后，尚有两井难于寻觅外，实有六井为城内居民饮水之用。系西门外水井、外西街水井、北井巷水井、东街水井、皮家巷水井、横街子水井。对各水井、河水之管理，均应有详细设施安排。对饮料清洁规定："凡食店、糖果店、水果店、担、摊等均应有具体防尘、防蝇、防鼠、防霉变之措施。"[3]

梁山县：1945 年，因梁山机场修建时卫生环境极差，导致了霍乱、伤寒大爆发，仅仅依靠县内的卫生力量无法扑灭疫病，后依靠国民政府军医署力量控制疫病，并强制遣散民工，才没有让疫情进一步扩散。1946 年，梁山县鉴于上年"七月由特种工程民工发现霍乱传染，军民死亡数千人，经济消耗数百万"，以及本年汉口、宜昌等地又先后发现霍乱，随即开启"扩大防疫计划"，要求"各有关机关法团成立夏令卫生运动委员会，组织宣传队、防疫队、施诊队、消毒队、清洁队、检查队，分别担任推行夏令卫生运动事宜"，

1　巴中县卫生局卫生志编写组编：《巴中县卫生志》，内部编印，1989 年，第 182－183 页。

2　开县卫生局编：《开县卫生志》，内部编印，1985 年，第 40 页。

3　开县卫生局编：《开县卫生志》，内部编印，1985 年，第 49 页。

"通令各乡镇限期组织分会"。[1]

通江县：据通江县 1947 年《夏季新运工作推行情形表·卫生运动表》载：运动由县、乡警察督促民众实施，"口头宣传由初中、简师两校担任，深入农村文字宣传由本府拟定卫生壁报、标语及卫生图画"。"清洁"栏内载："县城各机关民众由警察所每晨督饬办理并每星期举行清洁大检查，并提倡灭蚊捕蝇运动。[2] 可见当时警察所、学校等单位也参加了清洁卫生运动。

岳池县：1944 年，岳池县政府组建了夏令卫生运动委员会，令县卫生院、城区警察所、城中镇公所进行清洁卫生检查，推行公共卫生制度。县长任主席，县属各机关法团学校负责人任委员，委员会下设宣传、防疫消毒、清洁检查组。此后，每年 5 月至 8 月"宣传实施霍乱、伤寒菌苗的预防注射，开展环境、饮食店卫生管理以及灭蝇等夏令卫生"。岳池县无自来水厂，城乡人民饮用的是井水、泉水及河、塘、田、堰等水。据县卫生院环境卫生统计报表记载：1940 年、1941 年及 1944 年共"调查水井 327 口，改良水井 26 口，饮水消毒 8450 挑，改良厕所 49 个"[3]。

巫山县：1941 年，巫山县政府在朝云街涂刷"须使国家富强，须保护民族健康""人人讲清洁，个个爱卫生"等标语，推动环境卫生运动。1945 年 3 月 6 日，县政府召集卫生院、警察所、民政科、社会科、临时参议会、商会、栈商公会、餐食公会、理发公会等机关法团开会，制定餐馆、茶馆、零食担、肉案、油货铺等行业的卫生防疫措施。规定餐馆、零食担须使用卫生罩；茶馆茶具要消毒，水要烧到沸点；肉案、油货铺应灭蝇防鼠等。1946 年，警察所、镇公所、卫生院联合调集公共卫生人员，在城内举办卫生讲演会，宣传卫生常识。5 月 14 日，县政府召集城区机关部门人员，在警察所大礼堂举行夏令清洁运动动员大会，制发卫生公约，写出卫生标语 22 条，县城主要街道立卫生牌 6 块，壁报架 2 个。会后，进行全城清洁卫生大检查，城区配清道

1　民国梁山县卫生院：《梁山县卫生院拟具三十五年度扩大防疫计划》，四川省档案馆藏，档号：民113-01-0900。
2　四川省通江县卫生局编：《通江卫生志1912－1985》，内部编印，1988年，第25页。
3　四川省岳池县卫生局编，杨伯洲主编：《岳池县卫生志》，内部编印，1987年，第65页。

夫 4 人，专职打扫县城街道。[1]

垫江县：1941 年 6 月，垫江成立县夏令卫生运动委员会，下设宣传队、防疫队、消毒队、施诊队、清洁检查队，开展夏令卫生运动。内容有饮水消毒、改良水井、处理垃圾、动员人民打扫卫生、开展卫生检查等，并规定每年 5 月 1 日至 8 月 31 日开展夏令卫生运动的宣传、预防、检查督促。[2] 据 1944 年调查：县城有水井 28 口，其中可用水井仅 10 口，其余 18 口只能供清洗及消防用。在饮食卫生方面，1939 年县政府颁发关于禁止售卖冷食及腐臭食品的条令 5 条，卫生院还拟定了各行业的卫生准则，其中，饮食店 7 条、旅店 8 条、屠宰场 7 条、理发店 14 条、茶社 7 条。[3] 在县卫生院、警佐室、乡保甲的督促下，整个桂溪镇新建公厕 7 所，改建私厕 42 所，封闭不合卫生条件的厕所 30 所，并规定了新建厕所的地点、图示，要求公私厕所逐日打扫清洁，用石灰消毒。在街道环境卫生方面，县政府规定了公共卫生 14 条和个人卫生与家庭卫生 50 条，户户自扫门前垃圾水沟，"要求扑灭蚊蝇、鼠、蚤、臭虫等各种传染病菌媒介物，并在城镇街道十字路口设立垃圾箱 36 个"，每季实行大扫除及清洁大检查，分别贴上"清洁""不清洁""最清洁"等门标字条以示褒贬。[4] 卫生环境除了县城所在的桂阳镇有所改观外，其他乡场镇依旧脏乱不堪。

邻水县：据 1942 年邻水县卫生院工作概况报告记载，该县环境卫生方面主要采取了以下措施：

其一，改善水源环境。县城附近有小河一道，"城厢居民均以河水为饮料，惟城中阴沟污水直流混合，更兼沿河一带发现洗澡浣衣之辈，因之河水最浊"。县卫生院"初拟另建储水池，继因苦无经费，只得商同警察所出示严禁在河洗澡浣衣，并指导各居民家中安设滤水缸"，不时派人检查。

其二，开展夏令卫生运动。卫生运动委员会内设立宣传、检查、救护三

1　四川省巫山县志编纂委员会编纂：《巫山县志》，成都：四川人民出版社，1991 年，第 501 页。

2　四川省垫江县志编纂委员会编纂：《垫江县志》，成都：四川人民出版社，1993 年，第 645 页。

3　垫江县卫生志编纂领导小组编：《垫江县卫生志》，内部编印，1986 年，第 28 页。

4　垫江县卫生志编纂领导小组编：《垫江县卫生志》，内部编印，1986 年，第 29 页。

组，除由县长兼任主任委员外，另推举一人担任副组长，警察所负责检查组，卫生院负责救护组，各机关职员为组员，动员实施本年夏令运动，减少病患。

其三，水井处置方面，城中共有水井 24 口，由警察所令民众在水井上面加盖木盖，以免尘埃落入。

其四，厕所方面，"城区公共厕所甚不合于卫生"，或设于路旁，或设于街面，每到夏季，不但蚊虫太多，而且臭气难堪。县卫生院拟完全改造，另行重修，"因限于经费仅改建两所"。

1943 年，开展水井消毒 29 口 54 次，改善厕所 30 间，水井 30 口；家庭消毒 6388 家，检查 80 次，街道清洁视察 15 次，取缔不合卫生事件 167 件。[1]各街道分段设垃圾箱 20 个，指导市民将垃圾每日倒入指定箱内，由清道夫每晨运至城外空地倾倒，并"取缔有碍卫生事件之私厕 25 个"[2]。

云阳县：1939 年 8 月 4 日，云阳县夏令卫生委员会成立。1940 年，夏令卫生运动首次展开，当时云阳县县长何宗杰给省府的呈文称："全县各机关组织卫生运动委员会，内分宣传、清洁检查、防疫、注射四组。宣传形式分标语、演讲两种，由卫生院及民众教育馆负责办理；其清洁大扫除，除由各机关学校自行扫除本段外，其余城区各道路及公共场所之扫除则由警察所、中心镇公所令饬各住户扫除庭内及门外街段。于 5 月 9 日实施初次检查，6 月 1 日为第二次检查。各机关学校住户及街道铺店是否清洁，次日在本县公报登载最清洁与最不清洁之机关名称及住户姓名，以资警惕；至于防疫注射由卫生院完全负责办理。"[3] 1942 年起，县城有清道夫 6 人，每人每月薪饷 12 元。[4] 1944 年 8 月 19 日，云阳县政府查封城关西坪鬼叫沟水井一口，其原因为"经卫生院派员检查此井浸出水质含铁锈等矿物质较多，不能饮用"[5]。

---

1 民国邻水县卫生院：《邻水县卫生院三十二年度工作概况报告》，四川省档案馆藏，档号：民 113-01-0447。
2 民国邻水县卫生院：《邻水县卫生院三十二年度工作概况报告》，四川省档案馆藏，档号：民 113-01-0447。
3 云阳县卫生局编：《云阳县卫生志》，内部编印，1992 年，第 53 页。
4 云阳县志编纂委员会编纂：《云阳县志》，成都：四川人民出版社，1999 年，第 969 页。
5 云阳县卫生局编：《云阳县卫生志》，内部编印，1992 年，第 53 页。

1945 年，云阳县政府颁布《保甲不履行卫生职责予以处罚的规定》，要求"保值星、甲值日"，"如不热心公益，听其住户肮脏而不督促洒扫清洁怠慢职责者，除责令值星、值日代为洒扫清洁外，并罚以重任值日一次或值星一周"[1]。

夏令卫生运动以改善城乡环境卫生、防止疫病流行为目的，每年在疫病多发的夏季开展。整体上在各县均不同程度地开展了夏令卫生运动，其机构人员多为党政机关团体及开业医务人员代表，这些人员指导夏令卫生运动。在县城区域的卫生清洁、垃圾清运、厕所清洁、饮食店管理、井水及饮用水河段保护等方面，采取了系列措施，起到一定作用。一些县城，逐渐开始有了专职卫生人员，这是一个进步。在实施中，各地都有一定的问责机制，增强了运动实效。在运动后期，卫生部门也注重联合当地各机关团体、学校及开业医药人员力量，成立宣传队、防疫队、施行队、清洁检查队，加强了分工，提升了针对性，并将卫生清洁与疫苗注射同步进行，起到了局部防疫的效果。如剑阁县在 1940 年霍乱流行时期，由县府和乡镇公所直接管理卫生运动，动员城乡居民普遍采用石灰、草木灰对厕所和环境消毒，柏枝叶薰蚊蝇，禁止出售瘟猪肉，服用大蒜和中药水等预防传染病。云阳县在夏令卫生运动中针对霍乱、伤寒、天花、白喉等传染病举行了预防注射与疫苗接种。

夏令卫生运动取得了一些成绩，但也同时存在很多不足之处：

其一，执行时间差异较大。运动以夏季为主，具有阶段性，对霍乱等传染病有一定的针对性，但在实施时间方面，多数县份依照规定，从 5 月 1 日至 8 月底施行，而阆中县等部分县仅实施 1 个月，因此收效甚微。

其二，城乡差异极大。夏令卫生运动整体上以县城为主，未能普及广大乡村地区。乡村社会缺乏政府机关、卫生院、学校乃至军、警等力量的支持，几乎无卫生经费，动员组织都极为困难。其结果是，在运动的助推下，1940 年代县城的卫生环境有所改观，有利于疫病控制，但广大乡村卫生持续恶化，疫病致病数及致死率依旧居高不下。

1　云阳县卫生局编：《云阳县卫生志》，内部编印，1992 年，第 54 页。

第四节　开展卫生防疫宣传教育

卫生教育是推行卫生行政之主要工作之一，也是开展防疫工作的重要措施。防疫的过程本身也是向民众普及医疗知识的过程。民国时期，普通民众对于西医、疫苗、注射，甚至治疗等新事物，还缺乏足够的了解，故而，宣传教育极为关键。1942 年，开江县卫生院工作报告指出："本县因人民知识落后的关系，对于卫生的重要一点也不知道。"[1]　由此可见，开展卫生防疫宣传教育是非常必要的。

岳池县卫生院建立后，设卫生教育室，负责候诊宣传、社会卫生教育。1941 年，县卫生院"卫生教育统计报表"记载："候诊教育 84 次，听讲 3061 人次，集体讲演 24 次，听众 9030 人次，编贴壁报 14 次 20 张，绘制挂图模型 8 件，编印宣传标语一种 5100 张。"[2]

1943 年 6 月，广安县城学校组织学生 60 名，分成 15 个卫生宣传队，在街头讲演，并散发传单，张贴标语，进行卫生宣传。1944 年，《广安民报》发挥宣传优势，"刊登《卫生歌》和《儿童喂养知识》"，1945 年又登载"《传染病防治条例》和对霍乱、天花、鼠疫等急性传染病的预防措施及报告办法"[3]。1946 年，县卫生院编印卫生宣传单 48 张，在县城主要街道张贴，并利用壁报等形式宣传卫生防疫工作。

1940 年，达县卫生院成立，印发"夏季卫生要点""预防夏季传染病宣传大纲"等宣传资料。在院内开展了候诊教育，宣传卫生常识和预防疾病的方法，并在春节、国庆、元旦等节日，利用集镇市场和娱乐场所组织集会讲演。1940—1941 年，"利用墙报、模型、挂图、卫生传单等宣传达 395 次，听讲

1　民国开江县卫生院：《开江县卫生院三十一年度工作概况书》，四川省档案馆藏，档号：民 113-01-0447。

2　四川省岳池县卫生局编，杨伯洲主编：《岳池县卫生志》，内部编印，1987 年，第 107 页。

3　四川省广安县志编纂委员会编纂：《广安县志》，成都：四川人民出版社，1994 年，第 709 页。

12688 人次"[1]。据 1942 年达县卫生院工作报告记载：在训练事项方面，开办卫生训练班 1 次，共 28 人参加。在卫生常识宣传方面，进行候诊谈话 58 次，总共听讲者 2342 人；举行集会训练 14 次，总共听讲者 14230 人；编贴壁报 24 期，总共 168 张；编印传单标语 15 种，共印发 16800 张；编印卫生半月刊 20 期，总共刊发 8600 张。[2]

1941 年，据达县地区部分县卫生院（所）卫生教育工作综合统计，各县开展了乡村卫生人员训练和卫生常识宣传活动，宣传措施包括候诊谈话、集会讲演、编贴墙报、绘制挂图、编印传单标语等。大竹县训练乡村卫生人员 96 人，开展集会讲演 17 次，听讲 2975 人，散发传单标语 310 张。渠县开展集会讲演 114 次，听讲 10434 人，散发传单标语 3600 张。达县训练乡村卫生人员 158 人，开展集会讲演 71 次，听讲 33708 人，散发传单标语 31500 张。开江县训练乡村卫生人员 61 人，开展集会讲演 9 次，听讲 2315 人，散发传单标语 3050 张。宣汉县开展集会讲演 10 次，听讲 1513 人，散发传单标语 1200 张。[3]

1946 年 5 月，巫溪县政府在夏令卫生运动中，由县中学教师、学生组成宣传队，在城区宣传卫生知识。每年 2—3 月举办卫生宣传一次，并利用机会向县立中学、城厢小学及县训所、扩大县政会议讲演卫生要义。[4]

1942 年，邻水县卫生院开展了两方面工作：一是开展卫生宣传，每周散发传单，制壁报张贴，派员于茶坊酒肆口头宣传，全年"卫生讲演十二次，听讲为五百八十二人"；二是进行候诊谈话，派员在候诊室内与病人谈话，询问病原及将来之预防治疗，全年"共计谈二十三次，听讲者四百七十五人"[5]。1943 年讲演卫生常识 5 次，又于茶坊、酒肆分组讲演卫生常识 6 次，训练饮

1　达县市卫生志编纂领导小组编：《达县市卫生志》，内部编印，1987 年，第 71 页。
2　民国达县卫生院：《达县卫生院三十一年度工作报告》，四川省档案馆藏，档号：民 113-01-0447。
3　四川省达县地区卫生防疫站编：《达县地区卫生防疫站志（1911－1985 年）》，内部编印，1992 年，第 154 页。
4　巫溪县志编纂委员会编：《巫溪县志》，成都：四川辞书出版社，1993 年，第 639 页。
5　民国邻水县卫生院：《邻水县卫生院三十一年度工作概况报告》，四川省档案馆藏，档号：民 113-01-0447。

食店、旅店、理发店各 1 周，举办夏令清洁运动大会 1 次，到会者 310 人。[1]

1944 年，开县卫生院编写了"春季种痘宣传资料"，登载于《新开县报》，还具体规定了接种时间、地址、施种人员。1946 年 9 月，县府颁发了关于加强卫生行政法的注意事项，对防疫、环境卫生作了具体规定，当年"编写卫生壁报 28 期，书写标语 68 张，展出卫生模型一套"[2]。

1941 年 8 月 27 日，南江县政府教字第 382 号训令，决定在全县开展教育宣传周。卫生宣传教育的主要内容是：疟疾传染之预防；霍乱传染之预防；痢疾传染之预防；扑灭蚊蝇及清除垃圾之方法；检查各饭馆、茶社、居行之清洁卫生，检查后印贴"清洁""不清洁"纸条。宣传采取讲演、编录图表及漫画、壁报等方式，必要时发给奖品，举办市民卫生讲演会等。[3] 政府要求各地学生组成卫生宣传队到各乡镇作卫生防疫宣传。抗日战争时期，为防止敌人使用细菌战和空投异物，南江县于 1943 年印发了重庆卫戍司令部《为防止敌机使用细菌及其空投异物》的通告，通告要求各地若见敌机低飞投掷麦谷、棉花、破布或其他异物时，应立刻在该地区周围严密警戒，绝对不准人畜接近。

1　民国邻水县卫生院：《邻水县卫生院三十二年度工作概况报告》，四川省档案馆藏，档号：民 113-01-0447。
2　开县卫生局编：《开县卫生志》，内部编印，1985 年，第 41 页。
3　南江县卫生局编：《南江县卫生志》，内部编印，1984 年，第 7 页。

第七章　民国时期川东北防疫的社会力量

传染病给整个社会系统带来极大危害和恐慌，社会各界必然要予以应对。除了各地政府及依靠政府力量的卫生院在负责疫病防治外，大量的中医界人士、学术团体、军人、红十字会等社会力量也在防疫过程中发挥了巨大作用。

第一节　中医与疫病防治

一、中西医对立中艰难发展的中医

中医，是中国劳动人民几千年来同疾病作斗争的实践经验的提炼与总结，是一门防病治病、保护人民健康的科学。中医具有完整的理论体系，还有独特的推拿、导引、针灸、气功等治疗手段以及摄生延年、防病抗衰之方法，其内容丰富，体系完整，文献充栋，特色突出，堪称国之"瑰宝"，为中华民族的繁荣昌盛作出了贡献。

近代以来西学东渐，传统事物都不同程度受到冲击，中医作为中国传统医学，亦不可避免。在西方医学理论的冲击下，民国时期中医遭受了西医支持人士的强烈抵制。1914年，北洋军阀政府教育总长汪大燮竭力主张禁止中医，拒绝将中医列入教育计划，禁止举办中医学校。川东北地区中医不同程度受到冲击，当地军阀禁办中医医院、学校。1922年，张澜在南充县立中学校创办中医班，仅办一届，县政府即以普通中学不能办职业班为由，拒批经费，强令停办。

南京国民政府时期，中医同样未被正确认识。1929年，国民党政府成立中央卫生委员会，由于余岩极力鼓吹消灭中医，汪精卫、褚民谊把他收罗为中央卫生委员会的委员。余岩在第一次中央卫生委员会会议上，提出一个

"废止旧医（指中医）以扫除医事卫生之障碍案"的提案，声称"旧医一日不除，民众思想一日不变，新医（指西医）事业一日不能向上，卫生行政一日不能进展"。并拟定消灭中医的六项措施：

（1）施行旧医登记，给予执照，许其营业，登记期限为一年（1929—1930年）。

（2）限五年为期训练旧医，训练终结后，发给证书，无证书者停止营业。

（3）自民国十八年（1929年）为止，旧医满50岁者，在国内已营业20年以上者，得免受补充教育，给特种营业执照，但不准诊治法定传染病及出具死亡诊断书。此项特种营业执照，其有效期为15年，期满即不能使用。

（4）禁止登报介绍旧医。

（5）检查新闻杂志，禁止非科学医学（指中医）之宣传。

（6）禁止成立旧医（指中医）学校。

这一提案在汪精卫、褚民谊的支持下竟然得到通过。此后，汪精卫等人持续打压中医发展。1933年6月，汪精卫甚至公开说："国医言阴阳五行，不重解剖，在科学上实无根据；至国药全无分析，治病效能渺茫"，主张"凡属中医不许执业，全国中药店限令歇业"。[1]

"废医案"消息传至巴蜀大地，四川中医界进行了大规模的抗议。各地抗议的形式有集会、请愿、发表文章、开展会谈等。以万县为例，盘踞于此的军阀杨森也颁布了法令废除中医，并限制药店出售中药。恰逢万县"小周地带爆发流感，患者3210人，麻疹850人，因缺医少药，中医不能奋勇参加抢救，结果死亡180余人，损失严重"。当时，在广大群众的支持下，全县中医都一致起来反抗这种无理的排斥。在王东凡、李大祥等同志的筹划下，于1933年4月18日在万县大佛寺召集全县中医代表和进步人士200余人参加的抗议大会，与会者愤恨的心情难以抑制。[2] 各地的老年中医多乘车、坐轿而

1　范天磬：《汪精卫先生废弃国医国药之检讨》，《国医评论》，1933年，第1卷第2期。转引自：邓铁涛主编：《中医近代史》，广州：广东高等教育出版社，1999年，第308页。
2　刘质彬：《万县人民反对废除中医》，四川医药卫生志编辑室编：《四川卫生史料·第2辑》，1984年，第25页。

来，有的经过数日跋山涉水，远道参加大会，一致要求取消不合理的法规，立即恢复中医治病，并保证中医在各阶层的合法地位及享受应有的待遇。会上，再次号召全体中医努力学习，深钻业务，奋发振兴，发挥祖国医学的光彩，更好地继承和运用祖国医学遗产，济世救人，创造起死回生的妙术；并成立了"中医团结会"，议定每年 4 月 28 日召开中医代表大会一次。会后还举行了示威游行，强烈反对和严厉谴责当局歧视中医的政策。在川内其他地区，中医界人士也进行了广泛的斗争。

随着日本侵略逐步扩及华北，国家安危成为中医界人士的一致话题，当时中医界提出"提倡中医以防文化侵略""提倡中医以防经济侵略等观点"。蒋介石为了平息民愤，不得不公开发表训词说："中医精神所贯注，心灵所觉察，绝非科学之方法所能说明、机械之精良所能试验，是中医不独确有保存之价值，且足以在世界医药史上占一位置。今中国受外人经济实力之压迫，每年漏卮有十二万万两之巨。自西药行销中国，年增一年，若不提倡中医使成中国系统之医药，则此全国出产之药品与全国数十万之药商，必因而消灭，于民生问题关系甚大。"[1] 训词颁布后，得到中医界的拥护。

尽管如此，南京国民政府时期中医还是未获得较大支持，政府虽推行中医资格考试，表面上看来是推动了中医业的规范化运行，但从川东北实际来看，各地有执医资格者为少数，中医人群不得不自谋出路，从业者大量减少。1936 年，蓬安县县长李世育发令，中医"不具备中医师条件者一律取缔"，迫使县内"300 多名中医药人员弃医从农"，但陈划一、邹子明、陈方儒、蒋化俗等相继奋起办学，为县内外培养中医 160 多名，使之后继有人。[2]

部分中医界人士进行了不懈努力，通过成立学术组织合法地开展中医中药研究。1934 年 7 月，云阳县中青年中医王小曲、余务之、钟天一、陈定国等人发起组织医学研究会，参加者 30 余人，以"救亡图存，研究医学时务，

1　文琢之：《忆中医的存亡斗争和发展》，成都市政协文史学习委员会编：《成都文史资料选编·教科文卫卷上·科教艺苑》，成都：四川人民出版社，2007 年，第 367—368 页。
2　蓬安县志编纂委员会编：《蓬安县志》，成都：四川辞书出版社，1994 年，第 661 页。

提高医疗技术水平，交流学术思想"[1] 为宗旨。他们向社会呼吁充分认识中医中药的重要性，抵制扼杀中医的舆论，巩固中医药的合法地位。

对于缺医少药的广大农村社会而言，西医既无，中医本是唯一的依靠，然此时中医的保障也极不充分。在基本医疗和传染病防治方面，出现了防疫力量的缺位。1939 年 12 月与 1940 年 1 月，第十一行政督察区专员公署专员陈开鸿两次提议在南充县卫生院增设中医，均遭四川省卫生实验处拒绝。1946 年，南充县获执照的中医仅 120 人，[2] 远远不能满足社会的就医需求。中医人才的断层在川东北乃至在全川各地都有一定普遍性，不利于传染病防治的开展。

二、中医防治疫病

即使中医并不被民国政府所重视，但在疫病防治方面，中医依旧发挥着巨大的作用。各县中医在政府的倡导下，或在中医师公会组织下进行防疫诊病，或自行行医诊治疫病。

酆都中医郑痘科，真名郑浩然，从清末至民国初年为民众接种人痘预防天花。1918 年赴酆都任职的邮政局长带来小玻管装牛痘苗样品，时值郑痘科在邮政局接种人痘，遂将样品交郑试用。郑试种之后效果良好，即汇款从外地购回牛痘苗大量接种。自此，酆都开始使用生物制品预防疾病。[3]

1938 年，国民党二十八军驻青川县城一个新兵连 130 多名士兵，骤然发病，患者上吐下泻不止，腹痛如绞，声音嘶哑，两腿转筋，昏迷不醒。几天内死亡 30 多人。医官束手无策，求助于街上开饭馆的人。此人绰号"文大案"，原是中草药郎中，他去连队了解病情之后，带领几个士兵上山采来几大背篼草药，熬了大锅药服治，颇见功效，控制了病情发展。从此，文大案被士兵们尊称是"活菩萨""救命恩人"。[4]

---

1 云阳县卫生局编：《云阳县卫生志》，内部编印，1992 年，第 151 页。

2 南充市医药卫生志编纂委员会编：《四川省南充市医药卫生志》，内部编印，1987 年，第 111 页。

3 丁维农：《民国时期丰都的妇幼卫生防疫工作》，中国人民政治协商会议四川省丰都县委员会文史资料研究委员会：《丰都文史资料选辑·第 6 辑》，内部发行，1989 年，第 100 页。

4 青川县卫生志编纂领导小组编：《青川县卫生志》，内部编印，1988 年，第 113 页。

1939 年霍乱时，开江县政府组织中医院名医提供防治药方，并"印发各乡镇"。[1] 1939 年，苍溪县柏杨乡宝宁村发生瘟疫流行，患者向某某，身大热，头痛，鼻似烟黑，舌生芒刺，吐衄发斑，脉数。多处求医无效，病情危重，命在旦夕。家人急请本乡名医陈永昌诊治，陈先生投以清瘟败毒饮加减治疗，使病人转危为安。患者康复后，特赠以"起死回生"的匾额，以表谢意。[2]

武胜县中心镇张荫柏医师，为人正直，行医以济世活人为宗旨。1943 年武胜县立中学"五十多人患时疫，学校当局延张医师诊视，他急公好义，天天到校义务施治，一连十多天，不稍懈忽，直到全体康复而后止"[3]。

1940—1944 年，川北一带瘟疫大流行，剑阁县名医王柄如自费配制伤寒、霍乱防治药施舍四方，治人无数。李鹰如 1940 年在元山乡霍乱流行时，自制中草药散剂发给贫困患者，确有防治疗效，民众很是感激。[4] 1945 年，达县霍乱流行，达县名中医王宥三"大锅煎药置于门前以济患者"[5]，治愈者甚众。在南充，霍乱、天花、麻疹、伤寒、瘟疫、疟疾等传染疾病的预防和治疗主要靠中医。1945 年，仪陇张公乡麻疹流行，中医毛爵一为患者送医送药上门服务 100 余人次。[6]

1941 年，奉节县城霍乱流行快，发病急，防治条件差，当时县卫生院仅能容十几人打盐水吊针。县成立临时防疫委员会，发挥中医力量，将部分中医集中在帝主宫后院，看病施药，"大锅煎熬黄连解毒汤，供患者饮用"；中医师苏献瑞采用"少商穴磁锋放血方法"，即两拇指并列在指甲内侧强刺，有

1　民国开江县卫生院：《关于二十八年医防工作的训令、代电》，开江县档案馆藏，全宗号：7，目录号：1，案卷号：1。

2　王鹏辉主编：《苍溪县卫生志》，四川省苍溪县卫生局编印，1988 年，第 141 页。

3　张昌言：《中医师张荫柏》，贺启发主编：《武胜文史·第 2 辑》，政协武胜县委员会文史工作委员会编，1989 年，第 13 页。

4　剑阁县卫生局编：《剑阁县卫生志》，内部编印，1989 年，第 425—428 页。

5　四川省达县地区卫生志编辑室编：《达县地区卫生志（1911—1985）》，成都：四川文艺出版社，1990 年，第 342 页。

6　四川省仪陇县县志编纂委员会编：《仪陇县志》，成都：四川科学技术出版社，1994 年，第 750 页。

醒脑开窍作用，使病者止吐止泻，急救效果很好。[1]

三、医师公会防疫

医师公会是医务人员的行业组织，订有章程以自治自律，部分县成立的医师公会，甚至中医多于西医人数，说明在县域医疗力量中，中医占据重要地位。中西医的局部协作，是极为重要的尝试，往往能各施所长，积极投入到防疫之中。1939 年 3 月 15 日，垫江县成立"垫江县医师公会"，下设总务、研究、组训三股，当时有会员 111 人，其中中医 83 人，西医 27 人，助产医生 1 人，订有章程 7 章 35 条。该年垫江霍乱流行，医师公会曾组织医务人员开展卫生防疫工作。1940 年 9 月，医师公会一分为二，成立了西医师公会和中医公会，后者 1943 年改成中医师公会。西医师公会于 1941 年、1942 年两次设立防护团，集训会员，从事空袭及疫症流行时的防治工作。[2]

1940 年秋，达县城内痢疾流行，"共发 570 人，死亡 7 人"[3]，达县中医师公会会员组织义诊队，轮流定时义诊，"雷子修等 30 多名会员于仁济医院、存仁医院轮流义诊"[4]，并组织会员对贫困患者送诊施药。

1943 年，广元麻疹流行，县中医师公会在城关设义务救诊所 7 处，昼夜轮流值班抢救。[5]

1945 年，云阳县霍乱流行，死亡 2 例。四川省中医师公会致函云阳县政府，令县中医师公会组织联合义务诊疗队进行诊治，同时省卫生处分配预防霍乱疫苗 60 瓶，注射 1044 人，全县筹集预防霍乱经费 6 万元。[6] 可见，在一些地区中西医能积极合作，防治疫病。

1　政协奉节县委员会编：《奉节文史资料选辑·第 8 辑》，内部编印，2001 年，第 197 页。
2　垫江县卫生志编纂领导小组编：《垫江县卫生志》，内部编印，1986 年，第 11－12 页。
3　达县市卫生志编纂领导小组编：《达县市卫生志》，内部编印，1987 年，第 67 页。
4　欧阳彬主编，四川省医药卫生志编纂委员会编：《四川省医药卫生志》，成都：四川科学技术出版社，1991 年，第 864 页。
5　广元市地方志编纂委员会编：《广元县志》，成都：四川辞书出版社，1994 年，第 740 页。
6　云阳县卫生局编：《云阳县卫生志》，内部编印，1992 年，第 91－92 页。

四、名中医治疫医案

1. 南充庞鉴舟、张安钦防治霍乱

1932年，庞鉴舟在南充小北街成立"翼元医学"，医师有庞抱一、庞泽孚、庞泽中、冯视祥等，规定诊病要书写病历，处方笺上要写"脉案"，药物煎法、服法。同年，传说霍乱将于初夏流行南充，庞鉴舟主张预防在先，命其子庞抱一起草《防治危害人民最大的虎力拉（即霍乱）》，石印千份，分送全县各机关、团体、学校，并遍街张贴，宣传霍乱防治知识。文中提倡讲究清洁卫生，不喝生水，不吃苍蝇爬过的食物，少进餐馆，不接触患者，每家水缸内投放苍术、贯众、雄黄、石菖蒲等药物，提倡常吃大蒜，并配制"避瘟散"搐鼻。这些措施围绕霍乱的传播特征，很具有针对性。

1939年，南充霍乱流行，张安钦配制"一鼓散"，在私立成达中学施行预防，全校获安；并在安钦药房，送药传方。[1]

2. 南充儿科名医治疗麻疹、天花、乙脑

40年代，南充中医林依如、邓孝之、冯视祥等人，以擅长小儿疾病的治疗，被群众誉为"儿科名医"。

林依如"对痘麻颇有研究，用药灵活，经验丰富"，诊治多人。邓孝之出身儿科世家，常用家传的"疳积散""健脾粉""健脾丸""沉香丸""吹口丹"治疗小儿多种疾病，求治者络绎不绝。在什字下街开设"隆顾公"大药房，其孙邓克纯更是"自办安汉药厂生产'飞童牌'牛痘苗，畅销川北各县"[2]。冯视祥1937年到南充县城，夏秋之交，治愈南充知名人士王理丞孙女所患"暑痉"（流行性乙型脑炎）病，尔后声名大扬，小儿求医者日增。[3]

3. 岳池县蒋殿梅治霍乱、流感

蒋殿梅，字朝忠，岳池县齐福乡白马庙枇杷沟人，出身于书香门第。幼读经史，考秀才不中，乃回乡设馆授童。先后拜岳池名医屈治平、徐崇安为

1　南充市医药卫生志编纂委员会编：《四川省南充市医药卫生志》，内部编印，1987年，第113－114页。

2　南充市医药卫生志编纂委员会编：《四川省南充市医药卫生志》，内部编印，1987年，第114页。

3　南充市医药卫生志编纂委员会编：《四川省南充市医药卫生志》，内部编印，1987年，第114页。

师，从师 5 年后自立门户，悬壶梓里，益有心得。继而赴蓉、渝、京、沪寻师拜门，学识大进，医术日精。

蒋先生精通内科、儿科，尤精于医治伤寒、吐血、麻疹、瘟病等症。1936 年，他举家迁至岳池县城，在民生药房坐堂行医，其好友范鼎明突然呕吐频繁，已成尸厥而停尸于堂。他闻之急往而诊，断定系假死可救，辨为"霍乱"，急针刺人中、合谷、十宣等穴，以"四逆汤"大剂缓灌之，苏醒后对症下药，病者逐渐康复，人传其有起死回生之术，名声大震。1940 年春，岳池驻军百余人尽染时令感冒（流感），请其诊治，投一特大药剂，药量 20 余斤，以大锅熬汤，防治两用，未及一周而患者皆愈。后该队官兵出川抗日，出发前列队送"扁鹊再世"金饰匾额致谢。[1]

4. 苍溪县王广生治痢疾

王广生，字坤山，苍溪县东青乡人。19 岁执业诊病，长于中医内科、杂病和伤寒，善调脾胃、补中气。1923 年，同乡王贤德的二妈李氏，患"泄泻不止"，经多方医治无效，后找他诊治，服药数剂而愈。王以"济世活人"为本，对贫苦大众，广施医药。逢场天坐堂行医，从早到晚求医者拥挤不通，多年加工自制能医感冒风寒等症的"万应丸"（五积散加减）和夏季能治红白痢疾的"痢疾丸"，他常年将这些药物放在东青场王明斋茶馆内，凡无钱治病的穷苦人，用药不取分文。1943 年夏天，玉树乡陈氏患痢疾，经王广生再次诊治而愈。陈氏累欠药费无力支付，欲卖地偿还，被王广生制止，陈又提出为王家劳动三月以抵账，王仍婉言谢绝。王广生从医 50 多年，声誉遍及苍溪、剑阁、阆中一带。[2]

5. 忠县梁露仙治痢疾、麻疹

忠县名医梁露仙医术精湛，对痢疾、麻疹治疗颇有心得。1929 年，先生与胞兄梁凝森倾其家产，并筹集借款，苦心营建"太和春"医药局（后扩建

1　南充市医药卫生志编纂委员会编：《四川省南充市医药卫生志》，内部编印，1987 年，第 196 页。蒋廷瑜等：《蒋殿梅医术简介》，中国人民政治协商会议四川省岳池县委员会文史资料工作委员会编：《岳池县文史资料选编·第 3 辑》，内部发行，1988 年，第 55—56 页。
2　王鹏辉主编：《苍溪县卫生志》，四川省苍溪县卫生局编印，1988 年，第 197 页。

为忠县中医院)。当时药局既诊病又售药，还进行中药饮片炮制和中成药研制生产。梁先生为提高治疗效果，不满足于汤剂治病，大胆尝试研制丸、散、膏、丹等多种类型的有效药品。在研制新药时，不但继承了传统制药经验，还有所改进和创新。例如"太和春"常用的自制中成药"止痢神药茶"，专治痢疾，药到病除。方剂来源于唐代孙思邈著《千金要方》，原方中只有陈艾、陈皮及生姜三味中药，煎汤服用，效果不够好。先生大胆革新，先将汤剂改为"泡剂"，即将中药加工成粗末，服用时只用开水冲泡即可。既节省了熬药时间，又增强了药力。然后又在方中添加了止痢作用很强的茶叶，其治疗效果更佳。据现代医学科学证明，茶叶具有很强的杀菌和抑菌作用，特别是对痢疾杆菌、大肠杆菌等肠道病菌有极强的杀灭作用。

忠县城内张某之子，年8岁，患麻疹病。因未求医，病情恶化，高热至不省人事，送至西医医院，无药可治，只得抬回家中，停放于木板上，形如僵尸。全家恸哭，惨不忍闻。时逢先生出诊返家途中见之，上前诊视，确诊此孩是麻毒炽盛、内陷心包之险症。当即开处方一帖，嘱其家人速到"太和春"取药，撬嘴灌药，几个时辰后，病孩竟苏醒了。再服几剂中药，竟然全愈。张某全家感激万分，特送"起死回生"金匾，以表谢忱。先生对危重病人能力挽沉疴，化险为夷，其高超医术为时人称颂。[1]

6. 武胜县张葫柏治时疫

张葫柏，字时林，为武胜县中心镇人，在武胜中医界享有盛誉。张医师为人正直，爱憎分明，行医以济世活人为宗旨，不分贫富一视同仁。尤其同情贫苦，不收诊费，有时还代付药费。1943年，武胜县立中学五十多人患时疫，学校当局延张医师诊视，他急公好义，天天到校义务施治，一连十多天，不稍懈怠，直到全体康复而后止。

7. 达县王宥三治霍乱

1945年，达县城区霍乱流行，患者不计其数，王宥三目睹此状，根据呕

1　忠县政协学习文史工作委员会编：《忠县文史（文史资料选编·第1辑）》，1991年，第103－104页。

吐、腹泻、四肢厥逆、脉微欲绝等症状，认为"病属少阴症，应重用四逆汤之类，遂大锅煎药置于门前以济患者，治愈者甚众"[1]，名震达城，拜师学艺者云集门前。

8. 广安彭坦中防治霍乱

彭坦中先生是原广安天池打锣湾（现华蓥市天池镇）的名中医，坚信医生治病是积善积德的慈善事业，坚持"吾愿终身求技术，广泛积德济贫寒"的信念，"救贫济困"是他行医的目标。1939年，桂兴、天池一带霍乱流行，有全家染病不能起床，只靠邻居传信请医生，"先生为了救人生命，自己把药用水煎好，请人用木桶挑去给那些病危人家服用，瘟疫过后，有全家人去先生家致谢救命之恩"。先生一生追求学习，著有"《采药种药实录》一卷、《读书杂记》五卷、《医案纪实》二卷、《伤寒论》《肝炎防治》讲稿各两本"。[2]

9. 云阳丁德泗防治瘟疫

丁德泗，字志道，云阳县普安乡郎家村人。生于1901年，死于1983年。6岁入私塾，寒窗十余载，国文与书法并进，功底甚深。年至20岁，从师当地名医骆正国之门，习医十载，初有所成，独自开业。丁一生临床经验丰富，早、中、晚年各长一门。早年对温病有灼见，认为："桂枝解肌，白虎泻热，而银翘、桑菊介于桂、虎之间，温热病宜之。"1945年，国民党残余部队第35补训处团部驻普安乡丰河村整编时，士卒染瘟疫者数以百计，军中少量青霉素难救车薪之火，军医束手无策，迫请当地几位名医时，唯丁欣然前往。丁德泗以大剂量清温败毒饮用之，再用食醋拌饮水放贯众消毒，控制了疫病。部队念活命之功，不骚扰驻地，居民对丁感激不尽。[3]

10. 广元黄开栋防治霍乱、伤寒

黄开栋，广元东山堡人，生于光绪九年（1883），卒于1958年正月初七日。出身农家，后授业于陆门，从医30余年，得"伤寒名家"之称，善于治

1　达县市卫生志编纂领导小组编：《达县市卫生志》，内部编印，1987年，第144页。
2　彭野人、南林：《著名中医彭坦中先生》，中国人民政治协商会议华蓥市委员会文史委员会编：《华蓥文史·第4辑》，1993年，第142－147页。
3　云阳县卫生局编：《云阳县卫生志》，内部编印，1992年，第218页。

疗时令疫病。1932 年，广元县城霍乱、伤寒先后流行，黄开栋治愈多人，一时名噪全城。[1]

11. 通江何力君治疗梅毒

据在通江行医达 50 年的何力君医生回忆，他先后经历了被拉壮丁、半工半学学医、摆地摊卖药的经历，最终成为卫生院的医生。在通江行医期间，他发现通江梅毒病患较多，此病传染性较强，决心消除此病。当时对此病多采用的"升丹治疗"，虽有效，可毒性大，不少患者不愿就医。他用"九一四"针剂治疗梅毒，效果很好，"前后五六年，治好梅毒病患者五百余人"[2]。

五、中医人士邓克纯自制疫苗

邓克纯先生从 9 岁起就跟着祖父邓孝之学读医书，祖父为当时著名老中医。由于他聪慧仁厚，学习刻苦，因而深受祖父疼爱。1923 年，祖父逝世，他又跟着父亲邓全堂学习岐黄之术，父亲也把希望寄托在他身上，所以悉心传授。邓氏在南充有一个闻名遐迩的顺庆隆顺公药房，传到邓克纯已是第三代了。1930 年，恰逢国民党政府对中医进行考试，邓克纯考试成绩在南充名列榜首，这时他才 19 岁。1934 年，父亲不幸也因病去世，弥留之际，他希望邓克纯能在中医药事业上有所建树，实现自己多年未能成功的遗愿——制造牛痘苗。为此，他把自己撰写的《痘苗制法》留给了邓克纯。接连的不幸不仅没有使 23 岁的邓克纯气馁，支撑一家数口的生活重担也没有把他压垮，反而使他更加坚强，更加发愤。他刻苦钻研，努力实践，不断提高自己的医术，很受病人称誉，被公认为是"良医"，有"儿科救星""医经三世"等美誉。

邓克纯把父亲留下的《痘苗制法》反复研究，在父亲死后第二年春季便开始研制牛痘苗。"苗"是由南部县天主堂本堂神父董怀德从外地取来的。制造牛痘苗的地点设在邓氏家中，邓氏特意整修了一间屋子供养牛用。一切生产用具皆系玻璃和银制品。初次培育痘苗是很辛苦的，邓克纯白天要为病人

1　四川省广元县卫生志编纂领导小组编：《广元县卫生志》（送审本），1985 年，第 279 页。
2　何力君口述，李瑞明整理：《我在通江行医五十年》，通江县政协文史资料研究委员会编：《通江文史资料·第 3 辑》，内部编印，1989 年，第 88—89 页。

应诊，晚上还要守候在牛身旁。为保持培育痘苗时环境的清洁卫生，得时时给牛接屎接尿，以防污染。培育成的痘苗块用汽水漂净后，还要盛入碗内用玻璃锤研磨，然后把制成的苗液用吸入器装进玻璃试管内，尖口管苗用火烧封口，平口管苗盖上塞子后用胶封口。

邓克纯把制成功的痘苗首先在自家人身上试种，反复试验，效果甚佳。此后，隆顺公药房开始给广大群众种牛痘了，每天有很多人来种牛痘。南充卫生院及许多诊所都纷纷前来购买牛痘苗。邓克纯申请立案注册，为商标取名"飞童牌"。牛痘苗"不仅销售市内，还远销四川十二县市，甚至甘肃汶县、临洮县等地大药房每年都来函汇款定购牛痘苗，往往一买就是几百打"[1]。邓克纯当时无条件设置冷库，他把苗液装入密封瓶内，再用不锈钢盒子装入痘苗瓶，将它放入一米多深的水缸里，隔天换一次水以保持苗液新鲜。

1943 年，南充时时有空袭警报，邓克纯便把制痘苗的工作迁移到舞凤乡十二村。每天诊完病人，他要立即赶到乡下制造痘苗。由于痘苗畅销，每月种一头牛的痘苗不够供应，后来发展到一月要用两头牛制造痘苗。1946 年，邓克纯在舞凤乡一座瓦房四合院创办药厂，取名"安汉药厂"。1949 年后，邓克纯为支援国家建设，便将安汉药厂厂房售给政府。

邓克纯具有高尚的情操，对病人一视同仁。三公庙、城壕边一带是贫民区，他也照样出诊，穷人医病无钱，他便免收诊费、药费。他曾为市天主教临江修院学生进行义务诊治，"给救济院的人免费种痘"。用药精准，"凡小儿患四七风、出麻子等疾病，一服药便奏效"。

故而，民国时期中医虽多但良医难寻，一方面，有深厚家学的医药世家并不多，在对中医的选择上，民间也流传"医不三世，不服其药"的谚语。另一方面，小儿疾病难治，儿童是受疫病威胁最大的群体，在疫病中死亡概率明显大于成人，故有"宁治十妇人，莫治一小儿"之说，是说小儿之病最难医治，因为"其言语不能通，病情不易测"，所以，古人谓之"哑科"。

1　邓淑莹：《邓克纯和他的牛痘苗》，中国人民政治协商会议四川省南充市委员会文史资料研究委员会编：《南充市文史资料·第 4 辑》，内部编印，1989 年，第 107—110 页。

六、中医名家防疫著述

冉雪峰,巫山县大溪乡人。冉家六世为医,冉雪峰一生从事中医医疗研究,著有《霍乱症与痧症鉴别及治疗法》《麻疹商榷正续篇》《新定教护药注解》《辨证中风百位之解决》《健忘斋医案》《国防中医学》《大同方剂学》《大同生理学》《大同药物学》《冉雪峰医学丛书》《内经讲义》《伤寒论讲义》《冉雪峰医案》《八法效方举隅》《中风临证效方选注》《冉注伤寒论》等书籍,在我国享有中医大师之称。[1] 冉先生不仅医学著述丰富,还能结合时宜所需,研制治疫良方,且效果甚佳。早在 1918 年,武昌鼠疫流行,死者甚众,冉制"太素清燥救肺汤""急救通窍活血汤",功效显著。[2]

岳池名医陈云门著有《伤寒内方》二卷、《伤寒论讲义》六卷等多种著作,并致力于中医人才的培养。民国十年(1921),陈云门在巴中县办了"国医讲习所"一班,挑选城关开业中医 50 余人集中学习一年半。此外,陈云门先后在岳池、广安、武胜、射洪、内江、重庆、成都等十多个县市行医教学,门生弟子达千余人。[3]

李国栋,云阳县云安镇人,生于 1901 年,死于 1965 年。少时科举不遂,乃弃仕习医,16 岁从师当地名医王闰生之门,习医三载。因生计所迫,辍学从教。曾先后担任云安、云阳镇两小学国文教员。在教学期间,每有闲暇,便研习中医典籍,并为本校师生审疾问病,每有心得。30 岁时,遂弃教从医,辗转于万县、云安等地,精于内科,在经络及温病方面,造诣较深。处方用药,理法有据。每遇疑难重症,内服、外治双管齐下,常获良效。他在抗日战争期间,任万县致远中学校医兼国文教员,与名老中医李重人先生交往甚密。重人当时主编《起华医学杂志》,1937 年李国栋在《万州起华医药杂志》第五期发表《痢疾验案》一文,[4] 对痢疾进行了较深入探究。

1　四川省巫山县志编纂委员会编纂:《巫山县志》,成都:四川人民出版社,1991 年,第 489 页。

2　四川省巫山县志编纂委员会编纂:《巫山县志》,成都:四川人民出版社,1991 年,第 649 页。

3　岳池县政协文史科:《陈云门医术简介》,载中国人民政治协商会议岳池县委员会文史资料工作委员会编:《岳池县文史资料选编·第 3 辑》,内部编印,1988 年,第 57－58 页。

4　云阳县卫生局编:《云阳县卫生志》,内部编印,1992 年,第 155 页。

七、丰富的中药资源

川东北地区多属大巴山余脉，山岭相连，气候温和，雨量充沛，植物种类繁多，天然药物资源丰富，历史上是著名的"川广药材"的生产区之一。有部分药材靠当地农民自种自采，药铺自行收购炮制。也有些药铺的老板，利用山区药源丰富的特点，在药材收获季节组织部分人力进山采药。民间还有一些药农，常年上山来挖药材，自制自用自售。又因交通有航运之便，万县、云阳、奉节等地为重要的药品集散地，中药材经本地转销上海、广州等地区，或沿陆路北上销往陕甘地区。药材资源的丰富、稳定，为中医治病提供了保障。从药材价格看，民国时期虽不收药材税，但政府也不管药材的价格，所以药材价格起伏不定，尤其是大疫期间，药材奇缺，价格飞涨，普通百姓难以承受，因而才有"黄金有价药无价"之言。[1] 药价的高低涨跌，完全由药铺老板根据行情而定。

整体上，在川东北广大的乡村社会，因远离县城，交通阻塞，西医力量极少，中医力量是下层人民预防瘟疫、治疗疾病的重要依靠。中医人士体恤民情，救死扶伤，难能可贵。部分中医名家还创办医学学校，培养乡村医疗人才，这是农村社会对抗疾病最重要途径。从中医防疫实践看，有三点值得重视：

一是中西医的对立与合作。经过中医界人士不懈斗争，虽然《废止旧医以扫除医事卫生之障碍案》被取消，但后来中医也未获较大支持，发展缓慢，效果有限。其根本在于中、西医的对立，没有从根本上解决。走中西医学联合发展之路，中西医互学互鉴、各持所长，共同应对疾病和各类传染病，依然不太现实。民国时期，政府长期对中医的不信任，导致中西医形成了各自为政，互不往来的平行格局，不能合力服务社会。

二是中医防治时效。传统中医往往存在两面性，一方面，大疫之年各地中医公会及中医个体人士往往会提供疫病预防方剂，开展施药、义诊等措施，甚至在农村防疫中成为唯一支柱，这是值得肯定的。另一方面，中医也存在

1　南江县卫生局编：《南江县卫生志》，内部编印，1984年，第11页。

不足，如中药制备复杂，难以应急，防疫针对性不强等。例如梁山县政府宣传"霍乱急救丹"，要求"各镇乡如方成丹"，[1] 但此丹由二十八味药组成，制备程序较为复杂，短时间难以供给基层，造成防治时效不足。

三是中医防治效能。在疫病防治中，中医存在一些救治无力、救治无效等情况。1935年，仪陇县保平三新桥（今中心村）发生流感230例，"经用中药治疗仍死50多人"[2]。医生本人患病死亡的病例也较多，昭化县一医生连诊数人，患者接连死去，继之这个医生也发病死亡。

从民国至今，医界和民间对中医的作用一直都有质疑，但历史上中医参与疫病救治是应被肯定的，大量中医防疫的成功医案即明证。客观来看，任何疫病的治疗都是人类对未知世界的探索过程，也是对病毒或细菌的科学认知过程，只有坚持发展现代中医、中药，才能发挥中医所长，传承中医精华。

第二节　学术团体的防疫努力

疫病肆虐，危害甚广，川渝地区的学术团体都能结合所长开展疫病防治研究，如国立同济大学医科研究所等医疗学术机构都对细菌进行了一定的分析与研究，在当时能立足实验和临床，将最新研究成果用于防疫，化解群众疑虑，起到了积极作用。

大蒜作为国人长期食用的佐料食物，味辛，民间多以为有杀菌之作用，这在当时引起了一些学术团体的注意。为明确大蒜杀菌之作用，当时位于抗战大后方宜宾的国立同济大学医科研究所细菌学部，对生大蒜、熟大蒜的杀菌情况进行了实验，实验的细菌有伤寒菌、副伤寒菌、肠炎菌、霍乱菌、白喉菌、赤痢菌、痢疾菌、葡萄球菌、大肠菌等，实验结论为："病菌无论在生

1　民国梁山县政府民政科：《第十区专署关于霍乱药方的函》，梁平区档案馆藏，全宗号：J001，目录号：5，案卷号：569。

2　四川省仪陇县志编纂委员会编：《仪陇县志》，成都：四川科学技术出版社，1994年，第750页。

蒜或熟蒜内之生活能力，与在生理食盐水内相同，亦即大蒜无杀菌力之证。"[1]
这说明在当时学术界已经认识到大蒜不具有杀菌功能。

国立同济大学医科研究所还认为：国人长期食用不洁之食物，容易引起
传染病滋生，尤以生冷食物危害最大。四川民众普遍喜欢食用泡菜，且泡菜
多为生菜制成，当时稍有卫生常识之人，多不敢食用，以为泡菜为传染病之
媒介，研究所针对这个情况开展了泡菜中细菌检查实验，实验的细菌有：伤
寒菌、副伤寒菌、肠炎菌、霍乱菌、白喉菌、赤痢菌、痢疾菌、葡萄球菌、
大肠菌等，检查的方法有镜检、实验检查。其结论为："1. 泡菜内之细菌，皆
为无害之菌类，未能检出病原菌。2. 泡菜有杀菌能力，其杀菌效力，系因酸
类所致。3. 泡菜汤内之酸类，系乳酸及醋酸，此酸大部系由 saccharomyces
（酵母菌）造成。4. 蛔虫卵在泡菜汤内可活至十余日，惟如能将菜蔬洗净，则
寄生虫卵之数目可以大减。"[2]

国人夏季喜食冷饮，酸梅汤价廉味美，食用者为最多，研究所对于酸梅
汤与传染病的关系进行了探讨，通过实验对大肠菌、伤寒菌、副伤寒菌、霍
乱菌、痢疾菌、肠炎菌、白喉菌等进行了检查，其结论为："酸梅汤均系酸
性，含柠檬酸或柠檬酸与醋酸，柠檬酸来自乌梅，醋酸系 saccharomyces（酵
母菌）。酸梅汤之酸度，因乌梅之多少而不同。酸梅汤因系酸性，故能杀菌。
伤寒、霍乱、痢疾菌类，三小时以内即死，故可认为酸梅汤如含病原菌，亦
无传染疾病危险。"[3]

第三节　军人与疫病防治

民国时期，无论全国还是四川地方的军阀，都是混战不断。长时期的战

1　杜公振、邓瑞麟：《大蒜杀菌力之测验》，载《国立同济大学医科研究所细菌学部工作报告》，宜
　　宾，1944 年，第 29－30 页。
2　杜公振、邓瑞麟：《四川泡菜与传染病关系之研究》，载《国立同济大学医科研究所细菌学部工作
　　报告》，宜宾，1944 年，第 1－12 页。
3　沈凌云：《酸梅汤与传染病关系之研究》，《国立同济大学医科研究所细菌学部工作报告》，1944
　　年，第 23－28 页。

争，导致出现大量的战伤医治的需求，军队军医人员应运而生。军人力量参加疫病防治主要体现在三个方面。

一是军医开设私人医院。当时川东北军队医院及军医开办诊所较为普遍。1921 年，军阀杨春芳部队驻酆都，次年开往湖北，其军医辛启先不愿去鄂，留在酆都挂牌行医，至此，酆都始有西医。[1] 1929 年 7 月，王际唐、杜算谷夫妇从阆中到南充，在模范街纯一照相馆内开办"保宁医院"。9 月，迁正府街 55 号，门诊和住院兼理，有病床 10 多张。开设内科、妇产、小儿、皮肤、花柳、耳鼻喉等科，以及"戒烟、种痘和预防注射"。[2] 1930 年，随军队到通江县的顾元春，见西医甚缺，即留居县城书院街，以外科及种痘为主。[3]

二是军人利用其影响力，组织发动民众防疫。1932 年 7 月，国民革命军第 21 军为预防霍乱传染，组织编写《霍乱预防浅说》，下发云阳驻军，宣传霍乱防治知识。[4] 1945 年，达县霍乱流行，驻军 163 师副官长谢可澄"向社会募捐，组织医务人员义务诊病"，同时派人给饮用河水者每桶水加漂白粉一调羹消毒，对控制疫情起到一定作用。[5]

第四节　红十字会与疫病防治

红十字会作为从事人道主义工作的社会救助团体，疫病防治自然少不了他们的身影。1863 年 10 月 29 日，在瑞士人亨利·杜南倡议下，红十字国际委员会成立，当时称为"伤兵救护国际委员会"，1880 年改为现名，总部设在日内瓦。1904 年，中国红十字会成立，中国红十字会是国际红十字运动的重要成员。1912 年，四川省红十字会成立，此后川东北万县、广安、渠县、垫江等地陆续成立了红十字会，各地红十字会以保护人民的生命和健康为宗旨，

1　丰都县卫生志编纂领导小组编：《丰都县卫生志》，内部编印，1987 年，第 1 页。
2　南充市医药卫生志编纂委员会编：《四川省南充市医药卫生志》，内部编印，1987 年，第 120 页。
3　任祥祯主编，四川省通江县志编纂委员会编纂：《通江县志》，成都：四川人民出版社，1998 年，第 756 页。
4　云阳县卫生局编：《云阳县卫生志》，内部编印，1992 年，第 91 页。
5　达县市地方志工作委员会编：《达县市志》，成都：四川人民出版社，1994 年，第 636 页。

发扬人道主义精神，积极从事人道主义的社会救助。

1917 年 12 月，中国红十字会万县分会成立，首任会长刘凤池，副会长王仲寿，会址在偏石板。该会以博爱、恤兵、推行慈善事业为宗旨，经费主要靠筹募和征募获得。附设医院 1 处（即红十字会医院）、壮丁治疗所 1 处，并组建有消防队、掩埋队，战争年代组织有救护医疗队（一、二、三队）和临时医院。民国时期的主要活动是"开展战地救护、救灾放赈、防治瘟疫、育婴恤孤等"[1]。

1920 年，唐树苴辞去武汉日办医院外科医师职务，到奉节罗家巷开设东重西医社，以外科为主兼治内科。1921 年，奉节红十字医院成立，聘请唐树苴为义务医师，开展疾病救治。

1941 年广安县发生霍乱时，中国红十字会广安分会医院"免费注射霍乱伤寒混合疫苗"，后又资助霍乱疫苗 24 瓶支持防疫。[2]

垫江县红十字会成立于 1910 年，是四川地区成立较早的红十字组织，主要进行战地救护和社会救济。1943 年，美国红十字会捐献医疗、医械，垫江县红十字会筹建了"红十字会诊疗所"，所址设于仁济诊疗所，后移至财神庙，红十字会诊疗所"能施药及开展一般的预防注射等工作"，但力量有限，"未开诊收治病人"。[3]

1944 年《中国红十字会会务通讯》第 26 期载：万县红十字分会在市区设立诊疗所，聘有主任医师 1 人、护士 5 人、司药 1 人、助理员 2 人，每日上午 8 时至 11 时，午后 1 时至 4 时诊治内外各科，病人只收挂号费，不取药费，"并于春季送种牛痘，夏季免费注射协助防疫"。[4]

1　重庆市万州区龙宝移民开发区地方志编纂委员会编：《万县市志》，重庆：重庆出版社，2001 年，第 1072 页。

2　池子华、崔龙健主编：《中国红十字运动史料选编·第 9 辑》，合肥：合肥工业大学出版社，2018 年，第 36 页。

3　垫江县卫生志编纂领导小组编：《垫江卫生志》，内部编印，1986 年，第 15 页。

4　池子华、刘思瀚主编：《中国红十字运动史料选编·第 12 辑》，合肥：合肥工业大学出版社，2019 年，第 51 页。

第五节　乡民自发组织防疫

在长期与疾病斗争的实践中，劳动人民总结了一些民间防治疫病的方法，面临死亡威胁时，民众不得不自发组织自救防疫。相关防疫方法多系民众积极运用本地的药用植物资源，经过长期尝试而形成的经验，此乃无医诊治情况下的无奈尝试，整体上有一定的疫病预防效果，但"单药不成方"，疫病防治效果有限。

1937年痢疾蔓延时，忠县、奉节、云阳等地民众缺医少药，群众采用"陈风萝卜、瓜子草、细马齿苋炒红糖煎水服自救"[1]，这些民间偏方可以缓解症状，马齿苋具有清热解毒、凉血止血、止痢的功能，瓜子草清热泻火。

每至夏季，云阳民间采鲜石菖蒲丢于畜圈内，以避瘟疫。疫病流行期间，民众常在室内用柏树苗烟熏，水缸内放石菖蒲泡汁饮用，石菖蒲具有开窍、理气、活血、祛湿的功效。有的医生身带白芷预防疾病。

开县疟疾较为流行，1949年到县卫生院门诊治疗的患者就有420人，但多数患者因受医药和经济条件的限制，得不到很好的治疗，民间"多用常山、草果、鸭蛋子、生半夏等中草药治疗，效果不佳"[2]。

平昌县民间常于端午节燃硫黄、烧艾叶祛其瘴疫；大寒时节，清除污泥浊水，打扫庭院尘埃；除夕之日，更是除旧布新进行大清洁。如遇疫病，常以柏树叶、雄黄、硫黄烟熏避其疫。[3]

苍溪县有少数人家在夏秋季节将苍术、贯众放在水缸内防止瘟疫；也有将苍术、贯众切块和独蒜连成串给小孩系在脖子或手腕上以防疫病；也有把陈艾吊在门枋上以避瘟疫的。[4] 民间中医常用"达原饮"或"青皮饮"等药方

1　万县地区卫生志编纂委员会编：《万县地区卫生志》，成都：四川民族出版社，1996年，第129页。
2　四川省开县志编纂委员会编：《开县志》，成都：四川大学出版社，1990年，第501页。
3　四川省平昌县地方志编纂委员会编：《平昌县志》，成都：四川科学技术出版社，1990年，第633页。
4　王鹏辉主编：《苍溪县卫生志》，四川省苍溪县卫生局编印，1988年，第52页。

治疗疟疾，收到了很好的效果。一些有丰富临床经验的中医，为求"济世活人之道"，叫农户把青蒿叶晒干，研为细末备用。若患了疟疾，在每次发作前两小时冲服 3 至 5 钱，连用 3 至 5 天；或用胡椒、雄黄各等份研为细末混匀，和米饭做成豌豆大的丸剂，在发作前两小时取一粒放入脐孔内，连用 5 至 7 天，均有较好效果。[1] 这些单方为无钱求医的穷苦百姓治疗疟疾起了很好的作用。

岳池县有的民众采用将菖蒲、苍术、雄黄、贯众等中草药泡于水缸内，或用苍术、雄黄末装布袋挂于胸前等方法抗御瘟疫。[2]

1946 至 1948 年，青川县大院乡境内天花和伤寒大流行，据老中医杨启贵、张传益、程应忠等回忆，当时百姓普遍服用柴胡、贯众、苍术、白芷等药，并用刮痧、放淤血等土法治疗，但收效甚微。

南江广大群众积累了许多防病治病知识，如用生姜、葱等熬水喝防治感冒；用拔火罐、打灯头等防治扭伤；用使君子、苦楝子驱虫；用麦芽、粮食炒焦熬水治消化不良；用大蒜治疗腹泻等。[3]

巴中县民间常用"大蒜预防腹泻，大青叶、贯众预防流感，茵陈、栀子预防黄疸，陈艾、菖蒲煎洗预防皮肤病"[4]。贯众可以清热解毒，凉血止血，茵陈具有祛湿的功效。巴中民间将饮茶总结成口诀，其中明确提出"姜茶治痢"的功效。全文如下：

> 饮茶诀[5]
> 烫茶伤人，
> 姜茶治痢，
> 糖茶和胃，
> 饭后茶消食，
> 酒后茶解醉，

1 王鹏辉主编：《苍溪县卫生志》，四川省苍溪县卫生局编印，1988 年，第 141 页。
2 四川省岳池县卫生局编，杨伯洲主编：《岳池县卫生志》，内部编印，1987 年，第 74 页。
3 南江县卫生局编：《南江县卫生志》，内部编印，1984 年，第 13 页。
4 巴中县卫生局卫生志编写组编：《巴中县卫生志》，内部编印，1989 年，第 185 页。
5 巴中县卫生局卫生志编写组编：《巴中县卫生志》，内部编印，1989 年，第 140 页。

午茶提精神，

晚茶导不眠，

空腹茶令人心慌，

隔夜茶伤脾胃，

过量茶使人消瘦，

淡温茶清香养人。

茶是中国传统饮品，是中国对世界的重要贡献，是社会各阶层必备的饮品。从茶的功能看，茶在预防疾病和防疫中具有重要作用。其一，霍乱、痢疾等传染病都与饮水不洁有关，饮茶需用热水冲泡，提倡饮茶可以形成喝热水的习惯，杜绝饮冷水；其二，饮茶可以帮助消化，抑制消化系统细菌滋生，故有一定预防作用；其三，长期饮茶，形成习惯，有利于消除疲劳、提高身体免疫力，自然起到抵御疾病的作用。

第八章　民国川东北防疫的成效与思考

民国时期四川行政组织经历了川政统一前后两个时期，社会事业也经历了两个阶段。在卫生防疫事业方面，川政统一后较之前有大的发展，但由于政府长期重视不足，卫生院建设缺乏实效，卫生防疫经费投入有限，影响了防疫事业发展。

第一节　川东北防疫整体成效

一、具备了初步的防疫应对能力

民国前期当局对于防疫工作，尚未形成科学认识，全国系统的防疫组织也才开始逐步筹建。从四川全省来看，卫生及防疫事业行政组织架构迟迟未建立。在地方上，防疫工作隶属于各地政府、警察局，防疫没有任何专业性可言。各县处于自发防疫状态，防疫成效依赖各县执政者的应对能力，故而，各县防疫水平参差不齐，面对疫病，往往预防不充分，治疗无策略。

人类防疫的历程早已经表明，防疫是一项综合工程，而不仅仅是医生的职责。防疫体系建设至关重要，这在民国后期各省已经有此认识，不少地方已经在筹划实行综合性的防疫措施。民国后期，四川省卫生处成立，县级卫生院也在逐步建立，防疫体系在形式上初步形成。加之抗战时期大量医院、研究院所等机构内迁，使川东北社会具备了初步的防疫能力，在疫情报告、疫苗注射、病者救治、卫生环境整治、防疫宣传等方面，较民国前期有较大进步，政府的指导能力有所加强。

二、防疫措施在局地起到积极作用

民国后期，防疫措施于部分时段在局地起到了积极作用。在川东北一些地区，尤其是县城区域实质性地开展了疫情报告、疫苗注射、染疫者诊治、环境卫生清洁等防疫工作，在民众中宣传了积极防疫的科学思想，在局部有效阻断了疫病传播，一些县的疫病致死率也有所下降。例如，万县自 1938 年7 月霍乱流行甚烈，市区死亡甚众，"以后每年五月，即开始预防霍乱注射，并与卫生署防疫九队切实合作，各街头及各机关法团均派员前往注射，近三年来未曾发现，故此项工作甚得当地赞许"。1941 年霍乱、伤寒注射 3847 次，春秋两季积极实行免费种痘，初种 580 次，复种 3267 次。[1] 再如垫江县 1941年伤寒、副伤寒发病 315 人，死亡达 41 人，死亡率为 13%。使用疫苗注射后，到 1946 年，县卫生院报告发病 205 人，死亡 3 人，死亡率仅为 1.5%。[2]

　　从防疫认识上看，经过各地对疫病知识和卫生常识的宣传普及后，疫病变得不再神秘，进入社会大众视野，成为社会各界关注的焦点。多数县份将卫生防疫工作纳入了县参议会的议事范围。例如 1945 年 10 月 10 日，达县参议会第一届大会召开，达县县长出席大会开幕典礼并致讲演词，讲演词第九条即为卫生部分，强调了普遍防疫运动、实施饮水检查、举办清洁竞赛、普遍种放牛痘、注意环境卫生、充实卫生设备等重点工作。[3] 虽最终未能全部实施，但也有利于卫生防疫知识的普及。

　　以上防疫措施在局部地区确实起到了一定的积极作用，但川东北地区面积大，人口多分布在县城外的广大乡村，乡村交通不便、信息闭塞、医疗资源极其匮乏，且政府干预不足，这导致防疫的各项措施最终只能在县城落实，而无法覆盖广大的乡村区域。整体上，防疫效果并不明显，多数地区依然处在疫病的威胁之中。

1　民国万县卫生院：《万县卫生院三十年度工作概况》，全宗号：J075，目录号：001，案卷号：005。
2　四川省垫江县志编纂委员会编纂：《垫江县志》，成都：四川人民出版社，1993 年，第 650 页。
3　民国达县参议会：《达县参议会第一届第一、二次大会会议记录》，达川区档案馆藏，全宗号：2，案卷号：04。

第二节　防疫成效低的原因

一、防疫体系因素

1. 卫生院筹建较晚、设施简陋

川东北地区卫生院整体上筹建较晚，多在 1940 年以后建立，个别县份卫生院直至 1949 年才建立，整体上落后于东部地区。从医院等级看，四川各县卫生院除特种外，分甲、乙、丙三等：人口满 30 万以上及交通要冲之县份设甲等卫生院；人口满 15 万以上之县份设乙等卫生院；人口不满 15 万之县份设丙等卫生院。川东北各县人口较多，但甲等卫生院很少，多为乙等、丙等卫生院，且卫生院工作人员较少，不能满足县域卫生防疫需求。例如邻水县为四川省第十行政督察区，据 1943 年统计：全县分 3 区 35 乡镇，共 462 保，4624 甲 47961 户，男女共 347000 余人。[1] 邻水县人口超 30 万，但卫生防疫人员仅有 10 余人，邻水县卫生院仅被定为丙等，设院长 1 人、医师 1 人、公共卫生护士 1 人、护士长 1 人、护士 1 人、药剂员 1 人、事务员 1 人、助产士 1 人、助理员 2 人、小工 1 人、役夫 2 人，[2] 显然难以满足卫生及防疫需求，防疫成效也就可想而知了。

除了筹建晚、等级低、人员少，卫生院设备陈旧、设施简陋也是防疫成效低的重要客观因素。

垫江县卫生院仅有平房 8 间，病床 10 张，一般医疗器械 50 余件。乡镇卫生所均设在破旧庙宇内，医疗设备更为奇缺，多属有名无实。私人诊所或医馆，一般只有平房二三间和普通医疗器械 10 来件。较大的丽华医院也只有平房七八间，简易病床 20 张，1949 年人民政府接管时仅有价值 1000 元的药械。[3]

1　民国邻水县卫生院：《邻水县卫生院三十二年度工作概况报告》，四川省档案馆藏，档号：民 113-01-0447。

2　民国邻水县卫生院：《邻水县卫生院三十一年度工作概况报告》，四川省档案馆藏，档号：民 113-01-0447。

3　四川省垫江县志编纂委员会编纂：《垫江县志》，成都：四川人民出版社，1993 年，第 636 页。

　　武胜县疫病丛生，医疗卫生事业十分落后，全县仅有"官办卫生院 1 所，医务人员 7 名，病床 5 张"，设备简陋，当时仅有"出诊箱 1 个，听诊器 2 副，煮沸器 1 个，5 毫升注射器 2 支，酒精灯 1 个，有手术刀、镊子、剪刀、缝合针、血管钳等小型器具 43 种 124 件"[1]。

　　酆都县卫生院医疗设备甚差，常用器具欠缺。创办之初，该院曾发动士绅捐助，以作救济之需。1941 年 5 月 11 日，卫生院院长邵勋一呈文称："本院自成立以来，设备阙如，门诊开始，医疗器械深感不敷，县绅樊瑞铨君急公好义，鉴于救济之事不可稍息缓，特托钱寿春君赴渝购产科器械及外科用具等件，惠赠本院，作救济之需，共值法币一千零一十八元"[2]。1943 年 9 月，县临时参议会公函称："本县卫生院院址设于偏僻巷内，内容太差，技术不够，就诊民众为数甚少。今后该院应极力设法充实其设备，开展其工作。"[3] 到 1945 年 6 月，卫生院各方面条件仍然很差，该院一份提议案称："本院原址系土主庙及玄天宫二庙所成，以玄天宫为门诊部，土主庙作职员宿舍，不但二庙偏僻，而且房间无几，实不敷分配，急待设法增加。查本年度药械费，因百物高涨，购买药品及纱布棉花尚且不敷，何能购买手术器械，况院内原有无几，多付阙如，以严格来说，不能作脓包手术，势必购买器械一批，以供普通手术应用。"[4] 卫生院直到 1947 年迁址关庙，下半年才设置了病床，至 1949 年止，仅有病床 10 张。

　　南部县同样如此，1942 年南部县卫生院工作报告记载，"全县共有 7000 方里，人口计 92305 户，共计 685753 口，该县产金产盐，在十一行政区所辖县份中，较为富裕之县，然而大部分人民生活，仍属疾苦"，"公共以及社会事业甚不发达，卫生设施，更付阙如"。该县地处边远，医药缺乏，计有私家医院 3 所、诊所 2 所，"不但收费奇昂，且大部分从业者鲜能与时代俱进，看

1　中国人民政治协商会议武胜县委员会文史资料委员会编：《武胜文史·第 7 辑·卫生专辑》，内部编印，2001 年，第 17 页。
2　丰都县卫生志编纂领导小组编：《丰都县卫生志》，内部编印，1987 年，第 3 页。
3　丰都县卫生志编纂领导小组编：《丰都县卫生志》，内部编印，1987 年，第 2 页。
4　丰都县卫生志编纂领导小组编：《丰都县卫生志》，内部编印，1987 年，第 3—4 页。

病不分种类，恒在万病一针之原则下为之"，故民间谚云"西医见面三针"。[1]

1947 年 2 月 18 日，青川县向四川省政府呈文指出：青川"僻处边疆、地方疾苦，人民生活异常简陋，又当此地天灾时变、疫痢流行、疾病痛苦无处不有，本县应急设法，特别加强卫生工作，全县普设卫生院并请省府转至省卫生处，大量配发药品以资救济办法"[2]。同时提出建议措施三项：请县府在乡镇普设卫生所；卫生院经费列入县预算开支；省府转饬省卫生处配发大量药品器材。这三项措施形象地说明，当时防疫中的三大难题，一是乡镇卫生所未普遍建立，二是防疫经费不能得到保障，三是偏远地区，交通不便，有钱也不一定买得到药品疫苗。

岳池县卫生院诊疗器械也极为简陋，据 1946 年统计，多为简单耗材，设备、药品极为缺乏，详见表 8—1。

表 8—1　1946 年岳池县卫生院诊疗器械统计表

品名	数量	品名	数量	品名	数量
玻璃漏斗	一具	2cc 注射器	三具	手术剪	一把
100cc 量杯	一个	20cc 注射器	一具	手术包	一套
吸入器	一具	10cc 量杯	一具	持针钳	一把
滴药瓶	三具	陶瓷换药瓶	二个	橡皮手套	二双
酒精灯	一具	视力表	一幅	天秤	一套
盐水注射器	一具	软膏罐	十一个	开阴器	一具
换药钳	五把	洗眼受水器	一具	乳钵	一套
脓盘	二具	土剪	一把	血管钳	六具
口表	二具	产科箱	二个		
外科刀	一把	灌肠器	一套		

资料来源：四川省岳池县卫生局编印，杨伯洲主编：《岳池县卫生志》，内部编印，1987 年，第 123 页。

1　民国南部县卫生院：《南部县卫生院三十一年度工作报告》，四川省档案馆藏，档号：民 113-01-0447。
2　民国青川县政府：《青川县府转呈县卫生院委派院长人员增设履历表及配发药品器械增加开办费和防疫费与四川省政府指令》，四川省档案馆藏，档号：民 113-01-0947。

2. 疫情统计轻视农村、难现实况

各类资料所统计的各地染疫患者人数众多，但与实际发病数仍存在巨大出入。

以酆都县为例，据酆都县统计，酆都县 1942 年霍乱发病 85 例，死亡 45 例；1945 年发病 75 例，死亡 10 例。这两个年份全省不少地区均受霍乱侵扰，尤其是 1945 年，霍乱在全省流行面广，发病率高。酆都位于长江之滨，卫生医疗条件又差，霍乱易于传播蔓延，可是发病及死亡数却如此少，这可能与当时无专门机构管理和统计上报疫情有关。另据《高镇区卫生志》记载：酆都县高镇 1945、1946 年霍乱大流行，街头巷尾、厕所茅房常见吐泻患者倒地而亡，不少人家满门死绝，镇上有一日出丧二三十人者。[1] 由此可见，统计数据与实际情况相差极大。

酆都县 1940 至 1949 年 10 年间有 7 年发生天花，4 年发生麻疹，但四川省的统计数不多，省府记载：天花死亡为 30 人，麻疹死亡为 8 人，这与当时实际情况出入较大。据部分乡卫生志记载，麻疹、天花流行，不仅面广，而且民众发病率及病死率均高。如茶元区 1942 年、湛普乡 1944 年天花流行，60%～70% 的患者死亡。虎威区各乡 1947 年麻疹流行，死者不计其数。栗子乡麻疹流行，发病 600 余例，死亡达 200 多人，[2] 远超出省府统计的死亡人数。

再如《理明乡卫生志》记载："1947 年痢疾大流行，患病 1400 余人，死亡近 100 人，同年疟疾流行，发病 1000 多人。"[3] 虎威区各乡、社坛区红庙、崇兴等乡卫生志均记载 1948 年发生疟疾大流行，患者占总人数 40% 以上。而 1948 年酆都县统计，痢疾仅 67 例，疟疾发病为 0，故其与实际情形严重不符。

1　丰都县卫生志编纂领导小组编：《丰都县卫生志》，内部编印，1987 年，第 20 页。
2　丰都县卫生志编纂领导小组编：《丰都县卫生志》，内部编印，1987 年，第 20 页。
3　丰都县卫生志编纂领导小组编：《丰都县卫生志》，内部编印，1987 年，第 20 页。

3. 防疫人员待遇微薄、腐败频生

防疫基层人员待遇微薄，防疫过程中的腐败丛生，都是导致防疫成效低的重要因素。例如开县医职人员不断减少，其主要原因就是：人员待遇微薄，生活窘困。他们的工资虽各有等级标准，但因院长任意卡扣，从未足额领取。兼之院长将当月工薪拖至下月发放，将卡扣下来的薪金挪用做生意、放高利贷，所得浮财，全入私囊。医职人员还要缴纳所得税和印花税，薪俸所剩无几。于是他们要联名向县参议会第五次大会提出申诉，在要求增薪的提案中说道："医界服务人群，自抗战八年以来，虽待遇菲薄，仍含辛茹苦，从公为民。近时物价飞涨，生活高压，薪俸低微，收入不丰，上不能赡养父母，下不能蓄妻奴子，为求得养活家人，维持最低生活水准，特向贵会申诉，请予增加俸资，以度艰难。"县参议会即以"正值国力不丰之际，我县财政枯竭，公职医务人员所拟增薪提案，不予议决"等语函复其请求。而中央行政院的10905号训令中也曾提及："益年以来，物价飞腾，生活程度日高，医事人员薪俸远不如自由职业者收入之丰，多借故引退，转入他途。"[1] 由此可见，医护人员薪俸已不足以支撑其生活，遇上大疫，又如何要求其能尽职尽责？

据当时开县卫生院医师杨海洪、杨鉴湖介绍，每年春季省卫生实验处发来五千人份之牛痘苗，夏季发来霍乱、伤寒混合疫苗三千至四千人份，卫生院派人只在县政府、县党部、县参议会、开中校、城厢镇小学接种，装潢门面，掩人耳目。将剩余疫苗卡扣下来，以作下次报销抵数，从中贪污。

再如，1942年忠县城霍乱流行，医院借机敲诈，注射一次霍乱针即收大洋1元。[2] 如此乱象丛生，防疫怎能高效！

4. 防疫力量没有深入到乡村

乡场是最基层的行政单元，是民众物资交换、人际交往、信息传递的枢纽。大多数县份没有在乡镇建立卫生分院或卫生所，故而难以第一时间处置乡场疫情，也给广大乡村民众的就医带来不便，往往造成疫情防控延误。其

1　开县卫生局编：《开县卫生志》，内部编印，1985年，第19页。
2　四川省忠县卫生志编辑组编：《忠县卫生志》，内部编印，1984年，第28页。

最终导致广大农村传染病流行时，既无人报告疫情，也无政府组织治疗，发生疫病之乡村往往成为孤岛，路人绕行，故局部村落的集中性疫病死亡极多。1922年万县中山乡天花流行，"游家、陈平、关上等地死亡154人"。1937—1940年梁山县七星乡红花、仁安两村天花流行，死亡小孩200人。[1] 1942年万县柱山乡天花死亡百余人；1936年龙驹天花流行，死亡120余人。[2]

二、防疫经费严重缺乏

1. 预算支出概况

据国民政府卫生部规定，卫生经费支出应占地方总支出5%以上，但川东北多数地区卫生经费支出未达到此标准。

从四川省1939年至1946年的统计来看，省卫生经费"以1941年最高，占全省总支出的0.78%；1946年最低，占全省总支出的0.15%"，各市县"以1945年最高，占市县总支出的1.28%；1946年最低，占市县总支出的0.69%"[3]。1939年，全省卫生经费为28.76万元，以当时全省人口为6000万计算，平均每人尚不足5厘钱。经费本已微薄，又加上层层贪污，法币贬值，卫生经费更加拮据。经费缺乏导致人员、设备得不到补充，所订立卫生人员管理办法及卫生管理规则，皆成空文，未能得到贯彻实施。省卫生处340多个直属、附属单位，多数只是一个空架子。防疫注射、空袭救护及公共卫生工作，仅仅局限在一些城市极小的范围内进行，以致广大人民群众并不知道有这样一些组织机构。

从《四川省二十五年度县地方预算汇编》来看，当时支出（即财政支出）包括经常门和临时门两部分。川东北仅有15县将卫生经费列入其中，且数额极少；同时，防疫费用仅占卫生经费中极少部分，这对公共卫生建设和防疫

1　龙建平主编，梁平县志编纂委员会编纂：《梁平县志》，北京：方志出版社，1995年，第652页。

2　万县志编纂委员会编：《万县志》，成都：四川辞书出版社，1995年，第665页。

3　省医药卫生志编辑室：《建国前四川卫生行政机构》，四川医药卫生志编辑室编：《四川卫生史料·第5辑》，1985年，第18页。

来说，无异于杯水车薪。从列支内容看，多为种痘防疫。[1]

各县预算中卫生经费列支项目与金额：

酆都地方医院经费 7200.00 元

石砫县岁出卫生费　仅有 1 项：防疫种痘费 310.00 元

万县卫生费　仅有 1 项：防疫经费 500.00 元

大竹县卫生费　仅有 1 项：种痘防疫经费 400.00 元

垫江县卫生费　仅有 1 项：防疫费 600.00 元

蓬安县卫生费　仅有 1 项：防疫经费 240.00 元

营山县卫生费　仅有 1 项：防疫经费 262.00 元

武胜县卫生费　仅有 1 项：防疫经费 300.00 元

西充县卫生费　仅有 1 项：防疫费 100.00 元

苍溪县卫生费　仅有 1 项：防疫经费 240.00 元

昭化县卫生费　仅有 1 项：防疫经费 60.00 元

达县卫生费　仅有 1 项：防疫经费 600.00 元

开江县卫生费　仅有 1 项：防疫经费 135.00 元

宣汉县卫生费　仅有 1 项：种痘防疫费 300.00 元

万源县卫生费　仅有 1 项：种痘防疫费 200.00 元

再从《四川省二十八年度各县地方预算汇编》来看，当时支出也分为临时门和经常门两部分。临时门包括：行政费、保甲费、教育文化费、建设费等。经常门包括：党务费、行政费、自慰费、司法补助费、警察费、财务费、教育文化费、建设费、救济费、协助费、预备费等。这些门类多为各县所设常规列支费用，遗憾的是仅有 7 个县份在经常门设有卫生经费，下辖 1 项卫生事业费，详情如下：

酆都县　卫生经费　仅有 1 项：卫生事业费 6500.00 元

万县　卫生经费　仅有 1 项：卫生事业费 11592.60 元

1　四川省政府编：《四川省二十五年度县地方预算汇编》，内部编印，第 132－253 页。

广安县　卫生经费　仅有 1 项：卫生事业费 1600.00 元

梁山县　卫生经费　仅有 1 项：卫生事业费 480.00 元

邻水县　卫生经费　仅有 1 项：卫生事业费 160.00 元

剑阁县　卫生经费　仅有 1 项：卫生事业费 600.00 元

昭化县　卫生经费　仅有 1 项：卫生事业费 100.00 元

故而可以看出：全面抗战开始后，川东北各县经费岁出门类有一定变化，设立卫生经费县份仅有 7 个，与抗战前相比，大量减少，其余县则无卫生经费；再从经费的数额来看，从 100 到 11592.6 元不等，差异较大。

除了经费外，在疫苗配发方面各机构也存在较大地区差异，从 1939 年 8 月 7 日四川省政府所属各机关的疫苗配发数量来看，四川省卫生处配发 2534 瓶，四川省保安第七团配发 72 瓶，南川县政府配发 100 瓶，永川县政府配发 338 瓶，潼南县政府配发 50 瓶，垫江县政府配发 150 瓶，万县政府配发 400 瓶，酆都县戒烟医院配发 50 瓶，重庆市卫生局及市防疫队配发 6781 瓶，总计 10475 瓶。[1] 此时多数县份卫生院尚未建立，仅有部分县份因设有卫生机构才得到配发疫苗，但各县疫苗数量差异极大，川东北地区仅有垫江、万县、酆都得到疫苗，总计仅 600 瓶。

2. 各县卫生经费支出情况

在各县卫生院成立前，县财政无卫生事业经费预算，部分县从民政渠道拨有少量种痘补助和育婴堂补助款。1935 年云阳县地方预算中的救济种痘补助经费仅为 14.4 元。[2] 后来卫生院成立后，国民政府规定卫生事业经费应占县财政支出总预算的 5%，但由于缺乏强制性规定，很多县长期没有达到此标准。

例如开县为川东人口大县，卫生经费仍不敷用，卫生事业处于停顿状态。据《开县三十二年度地方总概算书》记载，全县年度岁出总预算数为 3713681

1　四川省卫生实验处：《本年份发给四川省政府所属各机关疫苗数量》，四川省档案馆，档号：民 113-01-0227。

2　云阳县卫生局编：《云阳县卫生志》，内部编印，1992 年，第 205 页。

元，岁出中第五项为卫生及治疗支出，所含项目为卫生院经费，年度预算数为 37920 元。[1] 卫生预算仅占年度总预算的 1.02%。此外，1946 年 10 月，县卫生院在给县参议会的提案中写道："我院经费不敷，医疗防病工作阻滞。为使工作顺利推行，提请县参议院增拨资金二百八十一万七千元，以便设置病床，救治群众。"而县参议会于 11 月 14 日的议决为："本县财力有限，一时无法筹措。经议决核定，增拨卫生经费一百六十万二千五百元。"[2] 其增拨款项仅为所需经费的 57%。

除了经费数额有限外，经费来源上多依赖地方拨付，各县人口数量、财政力量、对防疫重视程度都存在差异，最终体现在卫生及防疫经费上的较大差距。

酆都县卫生院开办费为 1600 元，初期每月经费为 1500 元，由地方经费拨支 1200 元，省补助 300 元。据《四川省丰都县概况》记载："1941 年县卫生院经费：年支 31200 元，省另补助 4500 元。"[3] 由于拨款金额有限，且对政府部门人员、教师、警察、绅士等还实行免费治疗，卫生院本身收入极少，加之货币贬值，物价飞涨，卫生院经费开支甚为窘迫。

南充县作为大县，人口众多，卫生院为甲等，然而其卫生事业经费来源也无保障。其经费、补助费由驻防军和省、县财政拨给，数额少，且时有时无，卫生事业举步维艰。1938 年 3 月，南充县民众教育馆附设卫生事务所成立，县财政年投经费 6480 元（法币，下同），其中薪金开支 5280 元，购药开支 1200 元。1939 年 11 月，南充县卫生院成立，预算开办费 1 万元，经常费 1.8 万元。省卫生实验处仅拨给筹备费 1200 元，县财政只拨给开办费 2000 元，经常费 9000 元。院长徐铠三次上书省卫生实验处，才争得补助费 9000 元。县卫生院的常年经费，主要来源于县财政拨款，其次是省卫生实验处的补助拨款。由于县政府"经费不能按月发放"，以致"所办各事甚为掣肘，尤

1　民国开县县政府：《开县三十二年度地方总概算书》，四川省档案馆藏，档号：民 113-01-0553。
2　开县卫生局编：《开县卫生志》，内部编印，1985 年，第 20 页。
3　丰都县卫生志编纂领导小组编：《丰都县卫生志》，内部编印，1987 年，第 2 页。

其院中生活窘急万分，即有断炊情事"，业务难以开展。1940 年至 1943 年，卫生经费在县财政总支出中所占的比例由 2.49% 逐年下降到 0.69%。[1] 1944 年至 1948 年 6 月，县政府拨给的经费总额虽不断增加，县卫生院附设之公立医院又改为省立南充医院，向省、县财政领取双份经费，但由于通货膨胀，法币急速贬值，经费形增实降，卫生院度日仍艰。1948 年 8 月以后，国民政府曾两次进行所谓币制改革，财政极度混乱，卫生事业经费更加困难。

南部县卫生院开办费 9850 元，1941 年下期每月经常费为 1600 元，"纯系县地方款"，"省辅助款早分配完毕"。[2] 1942 年每月经常费为 2176 元，稍有提高，但依旧难以满足需要。

西充地方财政拨给卫生事业的经费极少，"1948 年仅拨 649.36 元，占县财政支出的 0.6%"，[3] 以致县卫生院仅有房屋 350 平方米，职工 6 人，难以扩大规模。

岳池县卫生院为乙级卫生院，卫生经费支出占县地方总支出的百分比，最高年份为 1%，最低年份为 0.11%。[4]

邻水县卫生院 1942 年工作报告明确指出：本县卫生事业虽经努力推进，但因经费支绌，心有余而力不足。[5]

垫江县卫生事业经费据 1949 年统计，只占总支出的 0.14%。[6]

巫溪县 1942 年防疫费预算仅 1000 元，其中纸张印刷预算 200 元，防疫西药预算 400 元，配置有效中药预算 400 元，难以对防疫起到实效。

云阳县 1940 年县财政单列卫生经费，1941 年到 1947 年，卫生经费支出仅占财政总支出的 0.3%—2.6%，杯水车薪，受惠者极少，详见表 8—2。

1　南充市医药卫生志编纂委员会编：《四川省南充市医药卫生志》，内部编印，1987 年，第 27 页。

2　民国南部县卫生院：《南部县卫生院三十一年度工作报告》，四川省档案馆藏，档号：民 113-01-0447。

3　西充县卫生局卫生志编纂领导小组编：《西充县卫生志》，内部编印，1986 年，第 33 页。

4　四川省岳池县卫生局编，杨伯洲主编：《岳池县卫生志》，内部编印，1987 年，第 49 页。

5　民国邻水县卫生院：《邻水县卫生院三十一年度工作概况报告》，四川省档案馆藏，档号：民 113-01-0447。

6　垫江县卫生志编纂领导小组编：《垫江县卫生志》，内部编印，1986 年，第 30 页。

表 8－2　1941 年至 1947 年云阳县卫生事业费统计表

	云阳人口总数（人）	县财政总支出（元）	卫生总拨款（元）	占总支出的百分比(％)
1941 年	470000	1294128	28700	2.2
1942 年		1772399	46920	2.6
1943 年		3219023	67460	2.1
1944 年		20776767	106970	0.5
1945 年		58070280	465856	0.8
1946 年		471223954	1623000	0.3
1947 年		1569763344	5127776	0.3

资料来源：云阳县卫生局编《云阳县卫生志》，内部编印，1992 年，第 207 页。

同样，苍溪县从 1941 年开始有卫生专项支出，其支出始终未超出县财政年度支出的 1％，详见表 8－3。

表 8－3　1941 年至 1949 年苍溪县卫生事业经费支出一览表

年份	1941	1942	1943	1944	1945	1946	1947	1948	1949
卫生支出（元）	1000	1000	3000	58692（法币）	36000（法币）	602620	609080	795.6（金圆券）	3299（金圆券）
占县当年财政支出百分比	0.18	0.05	0.09		0.05			0.02	

资料来源：王鹏辉主编《苍溪县卫生志》，四川省苍溪县卫生局编印，1988 年，第 45 页。

巴中县卫生院成立较晚，条文规定多，具体实施少，尤其是经费欠缺导致卫生院简陋不堪。1946 年，省政府视察员王德谱在对巴中卫生工作的《检查意见》中指出："该县卫生院工作，殊少成绩表现，设备亦极简陋，药械不齐，环境卫生更鲜注意。"[1]

南江县政府每年将地方财政的 1% 左右的经费，作为卫生事业费。开支项目有：卫生院开办费、医院员役体给费、办公费、药械购置费、治疗减免费、防疫费、环境卫生费、卫生教育费等。项目看似较多，有些项目文件上虽有列支，但并未落实，或挪作他用，或被私人独吞。政府对卫生经费之安排，可根据地方财力或其他原因随时缩减或不予支付。1945 年，县政府以"本县卫生事务简单"，"地方财力艰窘"[2] 为理由，将原列卫生事业费缩减 1 万元。其他如防疫费、环境保护费、卫生教育费，根本未予开支。

从 1945 年梁山县卫生院支出预算分配表来看，梁山县全年卫生支出 39150 元，其中，第一项卫生行政费，含卫生院临时费，3150 元；第二项卫生事业费，含药品器械购置费 20000 元；第三项防疫费，含痘苗血清费 16000 元，三项合计仅 39150 元。[3]

经费问题还体现在时效性方面，部分县虽因疫情原因会临时补充经费，但也要经过县府同意，程序烦琐且耗时；加之疫苗采购运输中路途遥远、时间漫长，疫病防治的关键期往往被延误。由于经费有限，在防疫的关键时期，只能临时应对。1940 年 10 月，忠县长岭、黄钦乡发生霍乱流行，仅黄钦乡即死亡 269 人，死者多系青壮年，该地在给政府的呈文中写道："今夏以来，瘟疫流行，始起十余家，绵亘至今，蔓延遍地，挨户无宁，一家数毙，陈尸待殓，十室九病，闭户绝烟。"县卫生院呈请政府拨款，派员救治，答复竟是"无款可拨，所需费用，由该乡自行解决"[4]。1945 年 7 月 16 日，四川省卫生处致电广元县政府指出，霍乱袭川多次，防疫经费不敷，令广元县政府"一面办理追加，一面先行就近购置疫苗"[5]，但临时增加经费呈文批转烦琐，难

1　四川省巴中县志编纂委员会编纂：《巴中县志》，成都：巴蜀书社，1994 年，第 857 页。
2　南江县卫生局编：《南江县卫生志》，内部编印，1984 年，第 7 页。
3　民国梁山县卫生院：《梁山县卫生院岁出预算分配表》，四川省档案馆藏，档号：民 113-01-0900。
4　万县地区卫生志编纂委员会编：《万县地区卫生志》，成都：四川民族出版社，1996 年，第 124 页。
5　民国广元县政府、四川省卫生处代电：《为先行垫款购置疫苗由》，广元市档案馆藏，档号：4-1-133。

以达到防疫救急之目的。

三、医疗力量支撑不足

1. 医疗机构与医务人员较少

任何传染病的防治，除防疫体系的建设外，还必须依靠医疗实体单位的支撑，具备较强的应急收治、接诊检验和治疗能力。这就需要相当数量的医院和医学人才。

民国前期川渝医疗机构建立较少，其中官立医院极少，私立及教会医院较多。据 1916 年统计，在川东北的嘉陵道、东川道部分县医疗机构分布如下：

官立医院：达县 1 所，渠县 1 所；

公立医院：南充县 2 所，云阳 1 所，大竹 1 所；

私立医院：达县 2 所，开江 1 所；

外国人设立医院：营山县 2 所，阆中、苍溪、广安、忠县各 1 所；

无医院、病院设立：邻水县、仪陇县、梁山县。[1]

抗战期间川渝地区医疗卫生事业迎来发展高峰，大量医疗资源进入西南，内迁大量医院和医务人员，促进了本地卫生事业的发展，有利于防疫事业的推进。如万县抗日战争期间先后有"17 家国民党部队医院迁入境内"。[2] 军政部 103、160、163 后方医院和武汉仁济医院、宜昌夷陵高等护士学校等迁入奉节，一些西医药人员至奉节设立诊所、产院、药房 20 多家。1949 年，奉节全县有西医人员 22 人。[3] 国民党 102 后方医院迁驻忠县。同时，一些药企也内迁重庆。1938 年至 1941 年，上海中法药房股份有限公司制药厂重庆分厂、中国药产提炼股份有限公司、永新化学工业公司渝厂、同德化学工业社重庆厂、宝华药厂、重庆化学药品制造工合社、标准药业股份有限公司等药企在

1　四川省长公署政务厅内务科编：《四川省内务统计报告书·中华民国五年度》，内部编印，1920年，第 643—646 页。

2　万县志编纂委员会编：《万县志》，成都：四川辞书出版社，1995 年，第 655 页。

3　刘方陶、李向东总纂，四川省奉节县志编纂委员会编纂：《奉节县志》，北京：方志出版社，1995年，第 643 页。

重庆开办，民生药房制药工厂、民康实业公司制药厂迁至重庆复工，生产各种中西药品。[1] 在医院、医生、药厂等多种资源的聚集下，川东北地区医疗事业有一定发展，然而医疗资源的聚集只是暂时的，这些西医医院在抗日战争胜利后，多数撤离川东北。

　　到 1949 年，各县医疗力量依旧薄弱，西医医院极少。达县仅有 3 所公私立医院，5 个卫生分院，卫生技术人员 60 名，病床 57 张，另有个体中西医务人员 406 名，"平均万人有医务人员 0.6 人，病床 0.7 张"[2]。

　　由于西医人员、药品严重不足，基本的医疗防疫根本无法保障。因此，在广大农村地区的民众没有选择，防疫治病整体上严重依赖中医，中医成为主要依靠。从执医人数看，中医占有绝对优势。在渠县，1949 年，"全县有中医 913 人，草医 108 人，西医 60 人"[3]，西医仅占医生总数的 6％。1949 年，云阳全县经考试合格、颁发有执照的"西医 6 人，中医 500 余人，平均 1336 人中有 1 名医生，中、西医之比为 100∶1.2"[4]。1949 年，剑阁县登记有医卫人员 334 人，其中中医 286 人，西医 48 人。[5] 1949 年，仪陇县全县有中医 918 人，其中自己开药铺看病开处方的 116 人，到他人药铺坐堂开处方的 484 人，逢场天在场镇摆摊行医，平时下乡串户为民众配方治病的 224 人，在家行医的 94 人。[6] 1921 年，西充县共有中医药人员 60 人，其中：坐堂医生 12 人，摆摊医生 42 人，儒医 6 人；到 1949 年，全县有中医 647 人，其中：坐堂医生 128 人，摆摊医生 218 人，儒医 6 人，中医有一技之长的 295 人。[7] 蓬安县，1942 年有一定技术能独立行医的中医 380 人；到 1945 年，有中医 831 人，占全县卫生技术人员的 98％。[8] 民国后期，巫溪县除县城和宁厂有 3 个

1　中国西南实业协会编：《四川工厂调查录》，内部编印，1942 年，第 40—42 页。
2　四川省达县志编纂委员会编纂：《达县志》，成都：四川辞书出版社，1994 年，第 743 页。
3　中共渠县卫生局委员会编：《渠县卫生发展史》，内部编印，2014 年，第 1 页。
4　云阳县志编纂委员会编纂：《云阳县志》，成都，四川人民出版社，1999 年，第 965 页。
5　四川省剑阁县志编纂委员会编纂：《剑阁县志》，成都：巴蜀书社，1992 年，第 823 页。
6　四川省仪陇县志编纂委员会编：《仪陇县志》，成都：四川科学技术出版社，1994 年，第 759 页。
7　西充县卫生局卫生志编纂领导小组编：《西充县卫生志》，内部编印，1986 年，第 108 页。
8　张德培主编：《蓬安县卫生志》，蓬安县卫生志编印领导小组编印，1986 年，第 15 页。

个体西医诊所外，全县有私营中医药铺 128 家，分布在全县 23 个乡镇。[1]
1949 年，岳池县"全县有中医 706 名，以当时全县人口 61 万余人计，平均
800 人中有一名中医"[2]。

万县是著名的交通枢纽，内迁医疗机构较多。1943 年，万县有医疗卫生
人员 610 名，其中中医 414 名，西医 196 名，中医多数乃个体开业或受聘坐
堂行医，西医则集中在县城几家较大的医院。[3] 相对川东北其他地区，万县西
医和中医数量的差距相对较小。由于靠近抗日前沿阵地，又有万县水陆交通
之便利，抗战时期万县的医院数量增加较多，以国民党军队医院或退职军医
开办私人医药机构数量较多。在迁入境内的 17 所国民党部队医院中，以宜昌
迁入的 86 后方医院规模最大，院址设于万县演渡乡田坝村，占地 4000 平方
米，医务人员 300 余人，收治伤员 1000 余人。还有内迁至万县的山东医院
等，这些内迁医院推动了万县卫生事业的发展，有助于防疫工作的开展。抗
战胜利后，这些医院大多迁走或撤销，医务人员少数留下就业，对万县西医
发展有一定影响。[4] 据 1947 年统计，万县城内有西医私立小型医院 14 家，诊
所 36 家，西药房 17 家，西医 89 人，[5] 较抗战时期大为减少。

再者，即使一些地区逐渐出现了西医，但民众对西医的认识需要一个过
程。开江县卫生院 1942 年工作概况书载："因开江地居边陲，人民知识落后，
少与新医接触，对于新医信心尚差。"[6] 这说明，偏远地区民众对新兴的西医
普遍不甚了解。

2. 医药价格昂贵

民国时期政府对私营的中药与西药铺、药店、药摊的药物交易和零售价
格没有明文规定，加之战争因素，西药稀缺，各类药品的价格极为昂贵，尤

1　巫溪县志编纂委员会编：《巫溪县志》，成都：四川辞书出版社，1993 年，第 637 页。
2　四川省岳池县卫生局编，杨伯洲主编：《岳池县卫生志》，内部编印，1987 年，第 114 页。
3　万县志编纂委员会编：《万县志》，成都：四川辞书出版社，1995 年，第 658 页。
4　万县志编纂委员会编：《万县志》，成都：四川辞书出版社，1995 年，第 661 页。
5　万县志编纂委员会编：《万县志》，成都：四川辞书出版社，1995 年，第 661 页。
6　民国开江县卫生院：《开江县卫生院三十一年度工作概况书》，四川省档案馆藏，档号：民 113-01-0447。

其是青霉素、九一四针等。

万县卫生院 1941 年的报告指出："值此抗战期间，交通困难，药品来源不易，药价高涨，经营西药商者，价利十倍，而一般商人唯利是图，故西药房之增加，犹如雨后春笋，各药价格任意高涨。"[1] 在旺苍，青霉素价格昂贵，打一针值大米 200 余斤，一般穷苦病人不敢问价。[2] 在蓬安，一支九一四针药价值银元 1 块，一支青霉素价值黄谷 1 市石（约 100 市斤），广大群众无力求治。[3] 在宣汉，诊费收取无固定标准，由病家自付。民国前期和中期"一般给 5—10 个铜币，豪商富户有给银币 1—2 元的"[4]，对赤贫病家义务诊断的较为普遍。在南江，种痘价格昂贵，"一般接种一个人收棉花二斤左右"[5]。广元县种痘费用昂贵，一般是一二斗大米，男取双份，女取一半，多则五斗之多。[6] 忠县种一次痘，需大洋 1 元，或大米、小麦两升，穷苦百姓无法承担。[7]

再如危害严重的狂犬病，至今发病也无法治疗，只能及时接种狂犬疫苗，做好预防，而狂犬疫苗价格非一般人所能承受。1946—1949 年，广安县只有县城蜀北药房从汉口生物制品所邮购少许狂犬疫苗出售，每盒售价折黄谷 5 石，[8] 贫苦农民群众即使被狂犬咬伤也无钱购买，只能以普通中草药治疗。

川东北地处偏远，西药除价格昂贵外，传入也较晚。如青川县 1930 年开始才有少量西药在市面上销售；1932 年姚渡场镇刘景标开办邮政，通过关系从广州、上海、成都等地邮购"盘尼西林、万金油、仁丹、消炎片、头痛粉、疟疾丸之类西药品在市上出售"[9]，但当时仅有少数富人可以购买。

1940 年，青川县古城乡康坝、沟坪等地伤寒大流行，程氏一家 18 口人，

---

1 民国万县卫生院：《万县卫生院三十年度工作概况》，全宗号：J075，目录号：001，案卷号：005。
2 四川省旺苍县志编纂委员会编纂：《旺苍县志》，成都：四川人民出版社，1996 年，第 527 页。
3 蓬安县志编纂委员会编：《蓬安县志》，成都：四川辞书出版社，1994 年，第 662 页。
4 四川省宣汉县志编纂委员会编：《宣汉县志》，成都：西南财经大学出版社，1994 年，第 840 页。
5 南江县卫生局编：《南江县卫生志》，内部编印，1984 年，第 13 页。
6 四川省广元县卫生志编纂领导小组编：《广元县卫生志》（送审本），1985 年，第 79 页。
7 四川省忠县卫生志编辑组编：《忠县卫生志》，内部编印，1984 年，第 91 页。
8 四川省广安县志编纂委员会编纂：《广安县志》，成都：四川人民出版社，1994 年，第 714 页。
9 光耀：《青川县卫生史上之首见》，中国人民政治协商会议四川省青川县委员会文史资料研究委员会编：《青川文史资料·第 1 辑》，内部编印，1987 年，第 50 页。

月余染病死者6人。这一带从春至秋反复犯病，当地三家药铺的中药销售一空，外来游医兜售白痧丹、避瘟丹等，称为"灵丹妙药"，价格高昂。当时，"黄金有价药无价"，平民百姓无钱购药，只好携带儿女背上纸烛香火到乐安寺求神拜佛，把生命寄托于神灵，结果耽误治疗，导致死者众多。

3. 上级部门卫生指导不力、医疗技术落后

一是对基层卫生缺乏指导。南部县卫生院1942年工作报告指出：上级督导职员"四处巡视，惟多偏重于交通线上，此后深望能遍及交通不便处，至少一年一次"[1]。南部县卫生院同时对卫生工作提出了建议，如应补充人员，视察范围应遍及偏僻地域、补充读物、充实设备。川东北地区地域广泛、山高林密、交通不畅、信息闭塞，各级政府卫生指导不足固然有地理环境因素，但缺乏重视才是根本。

二是医疗技术整体落后。1936年，林更生在《川北医务有极待改良之必要》一文中指出："近年以来川北医务，尤逊各道，其治病也，不外头痛治头，手痛治手，毫无全体兼顾之智，标本营卫之策，其用药也，率多识形不识性，其药之化合力量如何，是否对症之剂，胸无成竹，徒以人命试手，至患病者少死于病，多死于医。"[2] 可见当时川北医疗技术较为落后，医祸甚于疫病。

四、被忽略的空间——农村社会的防疫选择

1. 农村社会聚落结构

川东北区域面积辽阔、江河密布，以山地、丘陵为主，县域面积较大，人口众多，农村区域广泛，往往远离县域行政中心，农村居民生活多依赖场镇集市。故而，医疗资源具有以乡场为中心的分布特征。农民逢场期赶场治病买药成为习惯，但乡场医疗资源极为有限，多数地区仅有中医力量。在一些偏远地区，私人药铺、药店多集中于乡场集镇地方。部分乡下农村，周围

1　民国南部县卫生院：《南部县卫生院三十一年度工作报告》，四川省档案馆藏，档号：民113-01-0447。
2　林更生：《川北医务有极待改良之必要》，《壮丁期刊》，1936年第1期，第72－73页。

几十里，甚至百里之内，没有一家药店。不少人家患沉疴痼疾，先把医生请到家开处方，再到几十里地外去抓药，等把药拿回，来不及服用，生命就停止了。同时，伴随着民国末期的通货膨胀，药价也随行就市，不断上涨，普通农村民众难以承担。

1942 年至 1946 年，平昌江口场所辖荔枝、尖山、泽巴几个小乡场，"一无医二无药，周围约三十华里的病人都在江口街上取药就医"。街上只有刘敬斋、张顶丰、何绳雅三家药铺，三个药铺有各地的开业医生坐堂诊治，其中长期坐诊的有杜天庚、何子元、杜衣南、杜双凤、杜成戒、文陶甫等。这些医生家处农村，逢场期在街上药房就诊，其余时间下乡看病。"遇有急病是找医生难，路远拣药难"[1]，看病成为乡场社会最大难题之一，这在川东北乃至全川各地农村有一定普遍性。当时交通不便，许多医生都是用滑竿接送，贫苦人家的病人更无钱请医，有病得不到治疗。

据《平昌县卫生志》所载当地老中医口述资料统计，原江口辖区 17 个乡（镇）约 285000 人，开业医生 72 人，平均 3959 人才有 1 个医生。开设药铺 53 个，平均 25 里才有一个药房，"人民苦于缺医少药，病死率达 20% 以上"[2]。可见下层民众求医之艰辛，生存之不易。

据 1938 年 8 月《四川省政府通南巴垦殖视察督导报告书》通南巴农村社会概况记载："凡为骨肉之躯难免疫病之苦，但不守卫生之道，以致得病，病起，又不延医诊视、服药调养，听其自然，以致小病化大病，大病化危症……但当地既缺乏医药设备，乡民亦不多肯就医，听其自然，任其传布，当地产药材然多输出，地方中医不多，药铺亦不易见，逢场之时偶见江湖医生排案路旁，为人诊视，然是否能治病，抑或庸医杀人则不得而知也。"[3] 这段资料说明，大多数农村地区缺医少药，卫生教育缺失、卫生观念薄弱。而乡场作为十里八乡的市贸中心，也成为乡民们看病买药的最重要场所，"江湖医生"充斥其中。

1　平昌县卫生志编纂委员会编：《平昌县卫生志》，内部编印，1986 年，第 15 页。
2　平昌县卫生志编纂委员会编：《平昌县卫生志》，内部编印，1986 年，第 16 页
3　四川省通江县卫生局编：《通江卫生志（1912－1985）》，内部编印，1988 年，第 88 页。

2. 农村疫病死亡率高

在防疫体系缺失、医疗资源奇缺等多种因素影响下，农村疫病死亡率远远高于城市。1914 年，城口县北屏乡痢疾流行，"全乡 4000 人，患者 1500 人，发病率为 37.50%，死亡 180 人，病死率为 12%，其中 15 户死光"。1932 年，渠县涌兴场一带"麻疹发病率占小儿总数 84%，死者占发病人数 70%"[1]。1933 年秋，"巫溪县白果乡 1700 多人患痢疾，死亡 320 人，病死率为 18.82%"。1937 年，忠县拔山乡"4000 多人患痢疾，死亡 300 多人"[2]。以上各地农村疫病死亡率都远高于同期同地区县城的死亡率。

从资料的呈现来看，各地地方志的统计仅是部分记载，防疫档案资料中往往对农村疫区、病者置之不理、视而不见，或故意瞒报、漏报疫情，或防治中随意封锁村落、任其蔓延，大量民众的死亡得不到关注，故而包括政府统计、地方档案在内的史料往往不能反映农村防疫的真实情形，染疫死亡的民众成为失语的群体。而乡土志对乡村疫病记载颇为详细，为认识农村疫情提供了丰富的参考。从乡土志成书时间看，距离民国时期并不久远，往往以村民亲历口述、家族流传资料为史料，其可信度亦较高。

如开江县宝塔坝乡境内 1932—1936 年天花流行，40% 的人口患病，死亡达 500 余人，死亡率达 38%。1937 年 4 月麻疹流行，死亡 400 多人，儿童患此病的死亡率达 70% 以上，成人达 20% 以上。1941 年伤寒盛行，全乡患病区达 65%，严重的村患病达 90%。[3] 新宁乡 1930—1938 年 70% 的儿童患麻疹，死者众多；1937—1939 年天花发病率达 30%；1940—1944 年疟疾发病达 1000 人左右；1938 年前后全乡霍乱发病达 15% 左右，死亡达 20 余人。[4] 而这些数据在政府统计资料和地方档案中都不曾提及，有赖乡土志才得以保存。

旺苍县百丈乡无医疗卫生机构设施，仅有街上规模很小的私营中药店自

1　文世安总编辑，四川省渠县地方志编纂委员会编：《渠县志》，成都：四川科学技术出版社，1991 年，第 749 页。

2　万县地区卫生志编纂委员会编：《万县地区卫生志》，成都：四川民族出版社，1996 年，第 129 页。

3　宝塔坝乡志编写小组编：《开江县宝塔坝乡志》，内部编印，1985 年，第 121—122 页。

4　新宁乡志编纂领导小组编：《开江县新宁乡志》，内部编印，1986 年，第 91 页。

诊自营，药物不到百余味，只能对付一般感冒痢疾等症。当时全乡仅有中医林成之等十人。农民生病，大部分是请本地中医。全乡医疗条件很差，普遍流行天花、麻疹、霍乱、伤寒、疟疾、痢疾等病。1942 年百丈霍乱大流行，十家就有八家生病，朝患夕亡。[1]

阆中县治平乡的医疗事业极端落后，全乡仅有游医 13 人，用中草药治疗一般疾病，无任何医疗器械。若遇重症、传染病或瘟疫流行，乡民只好听天由命，卧床等死。1939 年霍乱肆虐，本乡竟有 390 余人丧命。[2] 1937 年阆中小儿麻疹大流行，木兰乡麻疹发病儿童 239 人，死亡 134 人；1940 年，疟疾流行，发病 1068 人，一月时间就死亡 98 人；更为严重的是 1944 年的霍乱流行，发病 413 人，死亡 370 人，甚至有 13 户人家全家因病死绝。[3] 当时就连医生都不敢入户诊病。

民国初年，垫江县曹家乡，全乡有中医 3 人，中药铺 1 家。1948 年有药铺 4 家，中医内科 13 人，中医外科 5 人，均系私人设立。由于医疗设备差，药品少贵，传染病流行时，人口死亡率高。1943 年霍乱流行，死亡 100 余人。[4] 福安乡疫病流行严重，死者甚多，1937 年鸡窝寒"传染甚广，第一保二甲，不论男女老少皆得"。1947 年新滩保一甲，"烂麻子"流行，"在一所私塾小学里，二十四个小孩，不到三天，得此病一半以上"，据统计，"全乡死亡小孩达八十三人之多"[5]。

汪家乡清末民初有中医 6 人，中药铺 1 家；1936 年，有中药铺 3 家，中医 10 人，中医外科 9 人，西医 1 人，均系私人开业。[6] 药品既少又贵，传染病时常发生。1943 年汪家瘟疫流行，"全乡患病甚多，有的家庭无人开门，死亡的人不少"。1936 年至 1939 年，疟疾、痢疾流行，特别是痢疾，发病很快，

1　百丈乡志编写小组编：《旺苍县百丈乡志·卷下》，内部编印，1986 年，第 536 页。
2　中共阆中市治平乡委员会、阆中市治平乡人民政府编著：《治平乡志》，内部发行，1998 年，第 150 页。
3　中共阆中市木兰乡委员会、阆中市木兰乡人民政府编著：《木兰乡志》，内部发行，1998 年，第 89 页。
4　垫江县曹家乡志编纂领导小组编：《垫江县曹家乡志》，1986 年，内部编印，第 232 页。
5　垫江县福安乡编志委员会编：《垫江县福安乡志》，内部编印，1989 年，第 149 页。
6　垫江县汪家乡志编写组编：《汪家乡志》，1987 年，第 109 页。

"脱水死亡者甚多"。1940 年春，汪家麻疹流行，因患麻疹而死亡者达 100 多人，治愈者也出现不少麻脸。[1]

青川县楼子乡场镇、农村均未设医疗机构，只有王锡恩、何睿贤二家开设私人中药铺，为患者诊断处方并售药。1928 年痢疾流行，据调查死亡 30 多人。1936 年发生流感（当地又称"窝儿寒"），一人发病全家传染，据统计，发病率高达 20％，死亡数占发病人数的 50％以上。此外，天花、麻疹、疟疾、霍乱、梅毒等病在楼子乡也相继流行。1949 年前全乡每年疟疾发病率在 10％以上，有的年份高达 20％。1938 年冬天花流行，未种牛痘疫苗者多被传染，死亡率达 30％。[2]

川东北广大农村地处偏远、缺医少药、医疗技术落后，上级部门治理有心无力，往往这里成为疫病发生的重灾区，死亡率远高于城区。然而官方资料往往缺乏对农村的关注，很少提及农村的疫病情况，有赖各地乡志才得以保存其相关数据。

3. 农村社会危机不断

从防疫效果看，川东北农村疫病持续不断，发病率、死亡率居高不下，防疫措施聊胜于无，效果较差，给农村社会带来了持续的危机。

一是农村民众生命安全威胁极大。传染病给民众带来了深重的灾害，特别是对那些无药可吃、无医可治的农村民众来说，有时甚至是灭顶之灾。1941 年川省主席张群曾在分析民众死亡病因时指出：据边区医疗队报告，传染病要占百分之七十，各县的报告，传染病要占百分之六十。[3] 疫病期间乡村户户关门，延误农时，路无行人，商贾歇业，一片萧条。农民生活受到严重影响。1939 年，忠县曹家、北坪两乡瘟疫流行，死者无数，直到第二年才停息。城口县农村甚至出现"因棺材不够，死者母子 4 人同装一口棺材内"[4] 的

1　垫江县汪家乡志编写组：《汪家乡志》，1987 年，内部编印，第 109 页。

2　青川县楼子乡人民政府编：《楼子乡志》，《青川县志·楼子乡志》编写组，2009 年，第 252 页。

3　民国开江县卫生院：《关于 1941 年组织中西医工会及医疗工作的训令、办法、纲要》，开江县档案馆藏，全宗号：7，目录号：1，案卷号：1。

4　万县地区卫生志编纂委员会编：《万县地区卫生志》，成都：四川民族出版社，1996 年，第 129 页。

惨状。民间就素有"孩子出过疹（麻疹）和痘（天花），才算解了阎王扣"的俗语，农村民众对疫病的防治基本无能为力，很多人得病后束手无措，只能听天由命。

二是农村民众恐慌情绪较强。疫病期间大量人口死亡，引起民众心理上的恐慌，民众谈疫色变。防治过程中乱象丛生，利用鬼神驱疫的骗子大肆横行，骗取民财，延误病情。剑阁民谚生动地说明了民众对疫病的恐慌，"先有麻脚温（霍乱），后有窝儿寒（伤寒），六亲无顾盼，只有靠苍天"[1]。

五、防疫乱象丛生

1. 防疫与迷信的复杂交织

民国时期川东北广大农村封建迷信盛行，在疫病肆虐时，民众对疫病缺乏科学认识，一些民众甚至认为"天降瘟神"。政府无预防救治措施，加之缺医少药，民众迫于无奈，多以迷信方式驱疫，于是各类封建迷信活动大行其道。农村迷信活动更甚于城市，如农村防疫中往往存在大量职业性的"驱疫"人员，城市中此类人员较少。

农村利用迷信驱疫，大体可分为三类：一是农民自请巫医除疫；二是民间自发采取迷信措施；三是政府、军队的迷信措施。

在众多迷信驱疫的模式中，巫医是最普遍的一种。农民自请巫医除疫反映了农村社会保障的缺失。巫医是靠装神弄鬼治病的，以巫术骗人钱财，在落后的农村社会极为盛行。巫医有"端公""道师""仙婆"等几种。"端公""道师"成天装神弄鬼，手执师刀、令牌、宝剑，以请鬼、送鬼、收鬼、撵煞、打保符等方式为人治病，骗取钱财。如果久病不愈，便请道师打"夜锣鼓"，做"水陆道场"。仙婆更是故弄玄虚，骗了财却治不了病。谎称"提神水，拿神药"，蒙骗一些无知的乡民。从心理需求角度来讲，在求医无门、迫于无奈的情况下，求巫医驱疫可以说是一种精神自我安慰疗法。

1920年，南部县保城乡瘟疫流行，霍乱症传染极速，死亡甚多，"乡民要

---

1 剑阁县卫生局编：《剑阁县卫生志》，内部编印，1989年，第196页。

火龙、烧烟火、求神驱瘟除病"[1]。1939 年，岳池霍乱流行，当时县政府没有采取有效措施，民众只得寄托神灵保佑，请"端公""道士"，以"打清醮"来驱魔避邪。[2] 1939 年，在垫江县永平乡有个汪药婆，经常使用观花、走阴、丢水碗等方法，愚弄乡民，骗取钱财。她对患重病小孩的家长说："小儿生病一天不好两天好，两天不好三天好，三天不好就不是你的儿了，是天上的星宿。他要归天了。"[3] 1940 年，奉节高牙流行鸡窝寒，"端公送鬼，越送越多，斑竹地十一户一个月即死三十六人"[4]。1949 年，武胜县痢疾、钩虫病在县内大流行，"人们多求巫医神婆治病，贻误病情，死于非命者屡见不鲜"[5]。

旺苍县民众集资"打清醮"、送瘟神、点天灯、念黄经等，乞求消灾免疫，结果劳民伤财，无济于事。[6] 苍溪县每至夏季疟疾流行，乡民缺医少药，巫医趁机作祟，大搞"嫁摆子"的迷信活动，骗取人民钱财。[7]

青川县山区卫生条件落后，疾病丛生，在求医无门时，巫医、巫婆趁机装神弄鬼，施展巫术"退煞逐鬼"，"走阴念咒"，"跳端公"等，进行种种危害病人活动。1935 年，青溪、桥楼、三锅一带瘟疫大流行，巫医张国银、汪兴国和端公李全杰等人，来到病人家，口念经咒，手执桃叉，随意指点秽物、毒虫之类东西，将其称为"灵丹妙药"，拿给病人治病，并画符贴门窗，画鸡蛋给病人吃，愚弄坑害病人。每道符法下来都要索取一定钱财，还要给巫医"披红挂彩"及礼物酬谢，受骗者不计其数。诚如一位老人回忆说，这些人"口里念的是王八咒，葫芦里卖的狗屁臭"[8]，一语道破了巫医巫婆的本质。

1　四川省南部县《保城乡志》编纂委员会编：《保城乡志》，北京：中国文史出版社，2020 年，第 11 页。

2　四川省岳池县卫生局编，杨伯洲主编：《岳池县卫生志》，内部编印，1987 年，第 74 页。

3　垫江县卫生志编纂领导小组编：《垫江县卫生志》，内部编印，1986 年，第 44 页。

4　四川省医药卫生编辑室：《四川疫情年表·续（公元 280—1949）》，四川医药卫生志编辑室编：《四川卫生史料·第 11 辑》，1987 年，第 50 页。

5　中国人民政治协商会议武胜县委员会文史资料委员会编：《武胜文史·第 7 辑·卫生专辑》，内部编印，2001 年，第 20 页。

6　四川省旺苍县县志编纂委员会编纂：《旺苍县志》，成都：四川人民出版社，1996 年，第 522 页。

7　王鹏辉主编：《苍溪县卫生志》，四川省苍溪县卫生局编印，1988 年，第 141 页。

8　青川县卫生志编纂领导小组编：《青川县卫生志》，内部编印，1988 年，第 20 页。

忠县为疟疾重灾区，农民买不起药，于是巫医趁机骗病者钱财。"有装神弄鬼、捕鬼驱邪的，有用画桃符赶'摆子鬼'的"，白石、黄家、两河等乡还有"患者猛跑，追者手执扫帚驱打，以图缓解患者寒冷症状的情况"[1]。据1949年前的统计，忠县有巫医一百六七十人，巫婆（太医婆、观花婆）约百人。其中白石区巫医28人，巫婆17人；官坝区巫医10人，巫婆5人；东溪区巫医30人，巫婆20人；三汇区巫医巫婆约20人；马灌区巫医19人，巫婆19人；石宝区巫医巫婆15人；干井区巫医21人，巫婆4人；拔山区巫医15人，巫婆10人；新生区巫医巫婆15人；新立区巫医巫婆26人。[2]

云阳县境内疟疾流行猖獗，南溪乡龙子沟自1935年到1938年，在豌豆、麦子收割后疟疾就开始流行。群众迷信，请端公"治病"。1938年5月5日晚上，端公跳神9家，乡民以豌豆、麦子答谢端公，因此那里流传"龙子沟的豌豆麦子收进屋，端公角角吹进又吹出"[3]。可见，人民偏信巫医，导致辛苦收获的粮食被巫医轻易骗取。

在酆都县，由于当时民众文化水平低，卫生知识不普及，加之从事迷信职业牟利者的乱加宣传，社会上有"打预防针后男性变哑，女性不孕"[4]等邪说，因此抗拒疫苗接种在乡村成为一种较普遍现象，民众自觉接种者甚少；即便乡下逢场天医务人员会同警察在街上强行注射，接种者亦不甚多。县卫生院虽于1941年、1945年、1946年均在《酆都日报》登载"实行免费注射伤寒、霍乱菌苗"的消息，但据1948年统计："一至九月到县卫生院注射混合疫苗的男69人，女48人。"[5]可见自觉接受预防注射者寥寥无几。

在巫山县，偏远山区民众生了病只有听天由命，除少部分人采用一些土

1　忠县志编纂委员会编：《忠县志》，成都：四川辞书出版社，1994年，第613页。
2　四川省忠县卫生志编辑组：《忠县卫生志》，内部编印，1984年，第75页。
3　云阳县卫生局编：《云阳县卫生志》，内部编印，1992年，第112页。
4　丁维农：《民国时期丰都的妇幼卫生防疫工作》，载中国人民政治协商会议丰都县委员会文史资料研究委员会编：《丰都文史资料选辑·第6辑》，内部发行，1989年，第101页。
5　丁维农：《民国时期丰都的妇幼卫生防疫工作》，载中国人民政治协商会议丰都县委员会文史资料研究委员会编：《丰都文史资料选辑·第6辑》，内部发行，1989年，第104页。

办法来治疗和预防外，绝大多数的人把生命寄托给鬼神保佑。[1]

据南江县长赤区卫生志载：全区有较出名的迷信者 16 人，主要迷信活动有送花盘、打保符、念咒、杠神、下震、化佛等。民间还有不少神婆子、阴脚子，遇上瘟疫流行，采用迷信活动，谓之"神药两解"，以此骗财愚民。民国时期上两地区是巫医、神医的主要活动地区，仅关坝、上两二地就有巫教徒 20 余人，他们轮番在各家各户装神弄鬼、烧钱化水、骗取钱财。[2]

巫溪县 1942 年天花流行时，有钱的人还可请医生看后抓点药来吃，但大多数都是穷人得病，请不起医生，也吃不起药，只得听天由命或求神拜佛。许多病家都点着"七星灯"昼夜不熄，并端香换水，还在桌子上供一个"三仙娘娘"的牌子，打一升香米，以求免三灾八难。有的病家则请"端公"来送瘟神。[3]

另外，政府、军队也会参与迷信活动。与普通民众不同，政府、军队本应作为科学防疫的倡导者与坚守者，在带领民众防疫的过程中发挥中坚作用。然而实际上并非如此，例如 1931 年宣汉霍乱大流行，当地驻军无奈下令"烧火龙驱疫"[4]，迷信大行其道。

可见，由于文化的落后，医学的不发达，各种巫医、神医、封建职业者，他们均用荒诞离奇的怪论，哄骗群众，骗取钱财，不少家庭被他们骗得人财两空，遗患无穷。而民众对疫病又无能为力、束手无策，只能借迷信活动求得心理安慰了。

2. 采用毒品防治疾病

当然，在防疫缺乏科学指导的时候，各种错误的防疫方式层出不穷，不但没有起到防疫作用，反而加重了疫病的危害。由于鸦片烟、吗啡有镇痛、止咳、止泻等暂时缓解作用，一些地区便采用鸦片防治疾病。

1　何汉成：《巫山县河梁区伤寒痢疾流行情况》，载四川医药卫生志编辑室编：《四川卫生史料·第 1 辑》，1985 年，第 14 页。

2　南江县卫生局编：《南江县卫生志》，内部编印，1984 年，第 14 页。

3　李伯川、杜召贤、李善英口述，蔡忠伦整理：《巫溪县 1942 年天花大流行》，载四川医药卫生志编辑室编：《四川卫生史料·第 1 辑》，1985 年，第 19 页。

4　四川省宣汉县志编纂委员会编：《宣汉县志》，成都：西南财经大学出版社，1994 年，第 826 页。

例如，酆都县汇南新开三队，有靠抬轿糊口的徐大毛、徐其楷两兄弟，突患腹痛、腹泻，到烟馆吸一小盒鸦片烟，一会儿腹痛缓解，腹泻止住，更觉精神抖擞，继续干活，久而成瘾。[1]

又如在石砫县痢疾的防治中，就有用鸦片、吗啡应对痢疾的记录。据记载，1945 年，悦来的桃花村有患病者并未诊治服药，反而普遍采用鸦片、吗啡治疗，成为当地病死率增高的原因之一。此后，痢疾流行并未减弱，1946、1947 年石砫县疟疾连续高发，患病人数分别达 776 人、562 人。[2]

1　中国人民政治协商会议四川省丰都县委员会文史资料研究委员会编：《丰都文史资料选辑·第 3 辑》，内部发行，1987 年，第 107 页。
2　向太槐著：《石柱县卫生志》，石柱土家族自治县卫生局编印，1985 年，第 80、83 页。

结　语

　　民国时期川东北疫病传播范围较广、疫病种类多、死亡率较高，疫病形成原因多样化，成为民众健康的重大威胁。疫病与灾荒、匪患、战争成为四川社会之顽疾，民众饱受生存之不易，生活之艰辛。从民国前期看，四川社会卫生事业在实质上已经与东部地区存在差距，无论政府还是学界，对于卫生防疫建设的探索、呼吁都不够。在历次疫病流行时，民众的生命毫无保障，一些地区甚至出现全家死亡而无人收尸之惨象，多地有万人坑的记载。民国后期，随着四川省行政权的统一，疫病防治的整体筹划才有了基础。政府采取了疫情报告、注射疫苗、病患治疗、卫生治理、卫生宣教等防疫措施，除了政府主导外，社会各界都能参与其中，在局部防疫中，为阻断疫病起到了积极的作用。但整体上碍于经费、人才短缺，卫生防疫建设持续滞后，整体上防疫效果较差，没有保障好人民的生命安全，造成长期的社会恐慌，尤其是广大农村区域，政府鲜有干预，民众自愈无方，持续伴随着死亡威胁，一些乡村成为被遗忘的孤岛。

　　民国时期川东北的疫病情形有一定的代表性，是近代以来西部内陆地区公共卫生和防疫事业发展滞后的体现之一，其防疫教训值得深思。新时期，在中国共产党的领导下，我国正处在伟大复兴的征程中，无论人民安全，还是国家富强，都需要有坚实的防疫保障。

　　一要坚持警钟长鸣。树立战略化防疫的思维，加强防疫建设，健全防疫机制，夯实医疗医技支撑，做好主动预防。从历史上看，旧疫消亡，新疫又生，交替不断，疫病始终伴随着人类社会，这是一个漫长过程，防疫事业必须长远谋划，不断强化。

　　二要坚持人民生命至上。民国时期经济极端落后，卫生事业多沿袭私医制，医药商品化盛行，贫苦大众无钱获得良医良药，人民缺乏平等享受医药

212

卫生的权利，导致疫病肆虐、人心惶惶，社会矛盾丛生，这些教训都需要我们汲取。在防疫中必须保障好人民生命安全，尽最大努力降低重症率、死亡率。

三要整合全社会的防疫力量和资源。民国中西医之间对立竞争、合作不足，极大地影响了防疫效果，教训深刻。当今应充分运用中药预防之功效，开展季节性预防，提升个人身体抵抗力，同时大力推动中医现代化。此外，要发挥中西医在预防、治疗中的合力作用。

四要重心下移，保障民生，稳定基层。持续的社会稳定是实现中华民族伟大复兴的重要基础。在面临大疫时，要关注基层，多倾听民众的声音，保障民众的基本生存、生活条件。在防疫中，要通过科学化、信息化、精准化、人性化的施策，充分保障人民的生产生活，维护好全社会的和谐与稳定。

附　录

全国防疫联合办事处组织规程

第一条　卫生署、军医署、善后救济总署及中国红十字会总会为集中防疫力量，增强防疫效能，联合推行军民防疫工作起见，特组织全国防疫联合办事处（以下简称本处）。

第二条　本处以卫生署防疫处处长、军医署预防医学司司长、卫生勤务司司长、善后救济总署卫生业务委员会主任委员、中国红十字会总会秘书长、中央卫生实验院流行病预防实验所主任、卫生署医疗防疫总队总队长等七人为委员，公推一人为主任委员，处理本处一切事务。

第三条　本处受卫生署及军医署两署长之技术指导及监督。

第四条　本处置左列[1]各组

一、总务组

二、设计组

三、疫情组

第五条　总务组掌左列事项

一、关于收发文件及××善后事项

二、关于典守印信事项

三、关于会计及出纳事项

四、关于人员进退之登记事项

五、关于庶务事项

六、关于其他不属各组事项

1　原文为竖排，故称左列，下同。

第六条　设计组掌左列事项

一、关于传染病预防及管理之设计及指导事项

二、关于防疫器材及人员调查分配补充之设计事项

三、关于检验工作之设计指导事项

四、关于防疫宣传品之编纂事项

五、关于水陆港埠检验之设计事项

六、关于其他有关防疫之设计事项

第七条　疫情组掌左列事项

一、关于疫情之搜集及统计事项

二、关于疫情之编纂及分发事项

三、关于各种传染病流行状况之研究事项

四、关于各种疫情表格之编制事项

五、关于其他有关疫情事项

第八条　本处置秘书一人，组长三人，干事及事务员各若干人，由各合组机关调派，分承长官之命办理，各组事务并得酌用雇员。

第九条　本处主任委员、委员、秘书、组长均请卫生署、军医署会同加聘干事及事务员，由主任委员分别聘派之。

第十条　本处得约请中外防疫专家为顾问或技术专员，由主任委员呈请卫生署、军医署会聘之。

第十一条　本处所需经费由主任委员拟具概算，经委员会议议决，分请卫生署、军医署、善后救济总署及中国红十字会总会拨发。

第十二条　本处办事细则另订之。

四川省各县市（局）三十七年度夏季防治霍乱实施办法[1]

一、四川省政府（以下简称本府）为各县市（局）三十七年度夏季防治

---

[1]　民国昭化县政府：《四川省政府训令：三十七年度夏季防治霍乱实施办法》，广元市档案馆藏，档号：2-1-429。

霍乱期间，特制定本办法。

二、各县市（局）卫生院所应办理饮水之消毒工作，并应普遍宣传饮水消毒方法及饮用沸水。

三、各县市（局）卫生院所应会同警察局及乡镇保甲人员管理当地公私厕所之清洁设备，并应以氯化物石灰随时消毒，以免蝇蛆及病菌发生。

四、各县市（局）卫生院所应严饬饮食店摊将出售之各项食品加盖纱罩，并随时检查其清洁。

五、各县市（局）卫生院所应按日会同警察局督饬清除市区内之垃圾，并应将四郊堆积之垃圾予以焚毁或埋藏。

六、各县市（局）卫生院所对于摊贩所售之冷饮食物如薄冰、凉粉、凉面等，应实行检查，改进与取缔，并应严禁摊贩将水果削皮，用冷水洗洒。

七、各县市（局）卫生院所应自四月份起，九月份止，对民众普遍注射防疫疫苗，必要时并会同军警机关及保甲人员挨户强迫注射。前项疫苗由本省卫生试验所制，就先期配售之。

八、各县市（局）卫生院所应尽量利用各机关集会时间做有系统之防疫演讲，或派员赴四乡做巡回宣传，并与病人诊病时做口头之劝告。

九、各县市（局）卫生院所应与警察局及保甲人员密切联系，如发现吐泻病人应立即送往医院诊治，并应事先设置隔离病室及其所需用具。卫生院所无较大之病房作为隔离病室者，应利用其他公私立医院诊所庙宇或会馆筹设之。

十、各县市（局）卫生院所发生疑似病例时，除甲乙临床诊断外，并应培养其细菌，以断其是否正确。

十一、各县市（局）卫生院所如发现临近县市（局）境内有霍乱病情时，应于交通线上设置检疫站，检查行客并注射防疫疫苗。

十二、各县市（局）卫生院所对于霍乱病人排出之粪便与呕吐物及经病人接触之物品应加以消毒或焚毁埋藏，对于病人之侍候者亦应禁止其进入厨房并检查其粪便。

十三、各县市（局）卫生院所应筹备霍乱疫苗注射器及针头、生理食盐水、葡萄糖溶液、碳酸氢钠等有关治疗霍乱药械。

十四、各县市（局）卫生院所应与各地医师公会及开业人员密切合作，于霍乱病发生而原有卫生人员不敷时，寻调医务人员合力防治。

十五、各县市（局）卫生院所于发现疫情 24 小时以内应即电告本府卫生处及临近各县市局，并应于三日内将经过详情呈报本府卫生处。

十六、本府卫生处应指派专人负责收发各地情报，必要时并调派各地省立医院卫生人员协助防治之。

十七、各县市（局）卫生院所防治霍乱所需购置药械经费应由该县市局政府应先就原有预算经费项下支用，如岁不敷时，寻造具进加预算专案申请动之预备金。

十八、本办法自公布之日施行。

种痘条例（民国三十三年三月十日公布）[1]

第一条　为预防天花，保障健康，依本条例实施免费种痘。

第二条　种痘每人三次，依下列期限行之。

　　第一次　一岁以内。

　　第二次　五岁至六岁。

　　第三次　十一岁至十二岁。

第三条　种痘由县市卫生机关统筹办理，应予春秋两季规定期间挨户调查，委托当地医院开业医师、护士及助产士施种，必要时得训练种痘工作人员。

保甲长对于卫生机关之调查应负协助之责，并督促境内住民依照规定时间种痘。

医院开业医师、护士及助产士对于卫生机关之委托，不得拒绝。

第四条　幼稚园、国民学校及中等学校，对于入学及住校学生应查明已

1　南京国民政府：《种痘条例》，四川省档案馆藏，档号：民 113-01-1757。

种痘，其未种者应报请抢种。

第五条　遇有天花流行时，县卫生机关得实行强迫种痘，不论儿童或成人均应一律受种。

第六条　县市卫生机关应制备种痘症，交由种痘人员写发。

第七条　非因疾病或其他正当理由未予规定时期种痘者，除自请补种外，县市卫生机关得强迫补种，其不补种者，得对其父母或监护人处三十元以下罚款。

第八条　种痘人员应备册登记，并分别统计造具报告表，送由县市卫生机关转报省市卫生主管机关查核。

省市卫生主管机关应将种痘统计表报卫生署备核。

前项登记册及报告表格式由卫生署定之。

第九条　本条例施行细则由卫生署定制。

第十条　本条例自公布日施行。

中央国医馆四川分馆、忠县国医支馆各区支馆组织简章[1]

第一章　总　则

第一条　遵照中央国医馆各县市支馆简章第二条之规定设立之，定名为中央国医馆四川省分馆忠县支馆第某区支馆。

第二条　各区支馆由县支馆统辖，其地点应设立于区治所在地，其管辖区域以区治区域为限。

第三条　各区支馆由县支馆领发图记以资信守。

第二章　组织及职权

第四条　各区支馆设馆长1人，副馆长2人（医药业各1人），综理本馆一切事宜。由参加登记合格之医药业会员票选二倍人数，县支馆核委秉呈省

1　四川省忠县卫生志编辑组编：《忠县卫生志》，内部编印，1984年，第18－19页。

分馆备查。任期两年，连选视连任之。

第五条　设馆员 3 人，协同正副馆长办理馆务，一切进行事宜由馆长报请县支馆核委，并设事务员若干人，由馆长自行委任之，均无给职。

第三章　业　务

第六条　各区支馆业务如次：

一、执行县支馆令办理事项。

二、本区医师之调查登记事项。

三、医药学识之研究改进事项。

四、本区卫生保健防疫救济之推进事项。

五、各种医药物栽培改进之指导与产销情形之调查，及核济建议事项。

六、各种药物真伪之检查管理事项。

七、各新病新药之调查，发现与呈报事项。

第四章　经　费

第七条

一、募集基金之息金

二、征收会员之会金

三、有特殊情形得请政府补助

第八条　各区支馆经费于每年度开始时，应先造具收支预算书，交由馆务会议通过后，分报当地党政机关及县支馆备案，并于年底造具收支预算书呈核。

第五章　附　则

第九条　各区支馆办事细则自行拟订呈核。

第十条　各区支馆每至月终应收全月工作情形呈报备查。

第十一条　本简章由本支馆呈准省分馆及主管官署核准后施行之。

第十二条　本简章如有未尽事宜，得由各区支馆呈请县支馆转呈省分馆增损之。

参考文献

一、民国文献

（一）档案

1.《达县卫生院免费防疫注射工作组织表》，达川区档案馆藏，全宗号：1，案卷号：068。

2.《广元县夏令卫生运动委员会募捐》，广元市档案馆藏，档号：4-1-132-4。

3.《全国防疫联合办事处概况》，四川省档案馆藏，档号：民 113-02-4818。

4. 城口县政府：《为呈请指派合格卫生人员来县组设卫生院并将应配痘苗寄县以便遵照施放由》，四川省档案馆藏，档号：民 113-01-0447。

5. 达县参议会：《达县参议会第一届第一、二次大会会议记录》，达川区档案馆藏，全宗号：2，案卷号：04。

6. 达县卫生院：《达县卫生院三十一年度工作报告》，四川省档案馆藏，档号：民 113-01-0447。

7. 达县县政府：《达县新生活运动促进会通告》，达川区档案馆藏，全宗号：1，案卷号：237。

8. 达县县政府：《四川省十五区专员公署廿四年度施政报告书》，达川区档案馆藏，全宗号：1，案卷号：095。

9. 广元县政府、广元县卫生院：《令准备防治霍乱流行案》，广元市档案馆藏，档号：4-1-133。

10. 广元县政府、四川省卫生处代电：《为先行垫款购置疫苗由》，广元市档案馆藏，档号：4-1-133。

11. 广元县政府：《谕派员前往中子铺朝天分别注射防疫签请》，广元市档案馆藏，档号：4-1-133。

12. 开江县卫生院：《关于1939年医防工作的训令、代电》，开江县档案馆藏，全宗号：7，目录号：1，案卷号：1。

13. 开江县卫生院：《关于1940年医防工作的训令、代电》，开江县档案馆藏，全宗号：7，目录号：1，案卷号：1。

14. 开江县卫生院：《关于1940年组织卫生院调查医护人员的训令、代电》，开江县档案馆藏，全宗号：7，目录号：1，案卷号：2。

15. 开江县卫生院：《关于1941年组织中西医工会及医疗工作的训令、办法、纲要》，开江县档案馆藏，全宗号：7，目录号：1，案卷号：1。

16. 开江县卫生院：《关于1946年经费报告、支撑凭证簿及员工领米名册》，开江县档案馆藏，全宗号：7，目录号：1，案卷号：2。

17. 开江县卫生院：《开江县卫生院三十一年度工作概况书》，四川省档案馆藏，档号：民113-01-0447。

18. 开县县政府：《开县三十二年度地方总概算书》，四川省档案馆藏，档号：民113-01-0553。

19. 阆中县卫生院：《阆中县卫生院医务疾病分类防疫检验、学校妇婴卫生、环境卫生教育、药械消耗月报、疫情旬报表》，四川省档案馆藏，档号：民113-02-4107。

20. 梁山县卫生院：《梁山县卫生院支出预算分配表》《梁山县卫生院拟具三十五年度扩大防疫计划》，四川省档案馆藏，档号：民113-01-0900。

21. 梁山县政府财政科：《防霍乱配生理盐水的函》，梁平区档案馆藏，全宗号：J001，目录号：18，案卷号：036。

22. 梁山县政府民政科：《第十区专署关于霍乱药方的函》，梁平区档案馆藏，全宗号：J001，目录号：5，案卷号：569。

23. 梁山县政府民政科：《改善卫生环境、救治霍乱的指令》，梁平区档案馆藏，全宗号J001，目录号：6，案卷号：046。

24. 梁山县政府民政科：《霍乱病亡情形》，梁平区档案馆藏，全宗号：J001，目录号：6，案卷号：094。

25. 邻水县卫生院：《邻水县卫生院三十一年度工作概况报告》《邻水县卫生院三十二年度工作概况报告》《四川省邻水县卫生院治疗疫病分布表》，四川省档案馆藏，档号：民 113-01-0447。

26. 邻水县政府：《为列具本县卫生院注射疫苗点种痘苗人数报告表请予备查由》，四川省档案馆藏，档号：民 113-02-2949。

27. 南部县卫生院：《南部县卫生院三十一年度工作报告》，四川省档案馆藏，档号：民 113-01-0447。

28. 南京国民政府：《种痘条例》，四川省档案馆藏，档号：民 113-01-1757。

29. 蓬安县卫生院：《蓬安县卫生院三十一年度工作报告》《为呈报办理普通种痘预防天花传染情形请鉴核备查由》，四川省档案馆藏，档号：民 113-01-0447。

30. 青川县政府：《青川县府转呈县卫生院委派院长人员增设履历表及配发药品器械增加开办费和防疫费与四川省政府指令》，四川省档案馆藏，档号：民 113-01-0947。

31. 秋浦：《国民政府军委会禁烟督察处查报四川巫山等县烟土产销情形报告》，民国档案，2011 年第 03 期，第 45－46 页。

32. 渠县县政府：《关于卫生工作实施纲要及经费开支预算书》，渠县档案馆藏，全宗号：1，目录号：2，案卷号：4815。

33. 四川省卫生处：《四川省三十一年防疫工作报告卫生署制发疫情总报告样表》，四川省档案馆藏，档号：民 113-02-2995。

34. 四川省卫生实验处：《本年份发给四川省政府所属各机关疫苗数量》，四川省档案馆，档号：民 113-01-0227。

35. 四川省政府：《三十七年度夏季防治霍乱实施办法》，广元市档案馆藏，档号：2-1-429。

36. 万县卫生院：《汉宜渝检疫所三十一年度临时检疫工作计划》，全宗号：J075，目录号：001，案卷号：030。

37. 万县卫生院：《万县卫生院三十年度工作概况》，全宗号：J075，目录号：001，案卷号：005。

38. 万县卫生院：《万县驻县单位有关防疫注射疾病诊治的信函与本院复文》，全宗号：J075，目录号：001，案卷号：036。

39. 卫生署汉宜渝检疫所：《关于报送一九四二年度防治霍乱工作报告上重庆市卫生局的呈》，1942 年 12 月 07 日，重庆市档案馆藏，档号：0066000100068 0000001000。

40. 巫溪县政府：《民国三十一年巫溪县防疫会议记录》，四川省档案馆藏，档号：民 113-01-0447。

41. 战时防疫联合办事处编：《战时防疫联合办事处疫情简报》，四川省档案馆藏，档号：113-02-2515。

42. 昭化县政府、昭化县卫生院：《为派护士胡光明前来施行免费注射由》，广元市档案馆藏，档号：2-1-429。

（二）其他文献

1.《国立同济大学医科研究所细菌学部工作报告》，1944 年。

2. 国民政府主计处统计局编：《中华民国统计提要》，上海：商务印书馆，1936 年。

3. 胡鸿基著：《公共卫生概论》，上海：商务印书馆，1933 年。

4. 林更生著：《川北医务有极待改良之必要》，《壮丁期刊》，1936 年第 1 期。

5. 吕平登编著：《四川农村经济》，上海：商务印书馆，1936 年。

6. 四川省长公署政务厅内务科编：《四川省内务统计报告书·中华民国五年度》，内部编印，1920 年。

7. 四川省政府编：《四川省概况》，内部编印，1939 年。

8. 四川省政府建设厅秘书室统计股编辑：《四川省建设统计提要》，内部编印，1938 年。

9. 行政院卫生署著：《霍乱及其预防方法》，内部编印，1935 年。

10. 俞凤宾著：《论公共卫生之必要及其范围》，《东方杂志》，1915 年，第 3 号。

11. 中国西南实业协会编：《四川工厂调查录》，内部编印，1942 年。

12. 周传儒编著：《四川省一瞥》，上海：商务印书馆，1926 年。

二、史料汇编

1. 池子华、崔龙健主编：《中国红十字运动史料选编·第 1 辑》，合肥：合肥工业大学出版社，2014 年。

2. 池子华、崔龙健主编：《中国红十字运动史料选编·第 9 辑》，合肥：合肥工业大学出版社，2018 年。

3. 池子华、刘思瀚主编：《中国红十字运动史料选编·第 12 辑》，合肥：合肥工业大学出版社，2019 年。

4. 龚胜生编著：《中国三千年疫灾史料汇编·民国卷》（上、下），济南：齐鲁书社，2019 年。

5. 李文波编著：《中国传染病史料》，北京：化学工业出版社，2004 年。

6. 舒福蓉、郑永明主编：《中国战时首都档案文献·战时社会》，重庆：重庆出版社，2014 年。

7. 水利部长江水利委员会、重庆市文化局等编：《四川两千年洪灾史料汇编》，北京：文物出版社，1993 年。

8. 四川医药卫生志编辑室编：《四川卫生史料》（总第 2、3、5、6、9、11、12 辑），1984—1987 年。

9. 余新忠选编：《晚清民国时期医疗卫生史料汇编》，北京：国家图书馆出版社，2018 年。

10. 章有义编：《中国近代农业史资料·第 2 辑》，北京：生活·读书·新知三联书店，1957 年。

三、地方志及文史资料

（一）地方志

1. 巴中县卫生局卫生志编写组编：《巴中县卫生志》，内部编印，1989 年。

2. 百丈乡志编写组编：《旺苍县百丈乡志·卷下》，内部编印，1986 年。

3. 宝塔坝乡志编写小组编：《开江县宝塔坝乡志》，内部编印，1985 年。

4. 达县市地方志工作委员会编：《达县市志》，成都：四川人民出版社，

1994 年。

5. 达县市卫生志编纂领导小组编：《达县市卫生志》，内部编印，1987 年。

6. 垫江县曹家乡志编纂领导小组编：《垫江县曹家乡志》，内部编印，1986 年。

7. 垫江县福安乡编志委员会编：《垫江县福安乡志》，内部编印，1989 年。

8. 垫江县汪家乡志编写组编：《汪家乡志》，内部编印，1987 年。

9. 垫江县卫生志编纂领导小组编：《垫江县卫生志》，内部编印，1986 年。

10. 丰都县卫生志编纂领导小组编：《丰都县卫生志》，内部编印，1987 年。

11. 丰都县志编委会办公室编：《丰都县志灾异编》，内部编印，1986 年。

12. 广元市地方志编纂委员会编：《广元县志》，成都：四川辞书出版社，1994 年。

13. 广元市中区昭化区公所编：《昭化区志》，内部编印，1988 年。

14. 剑阁县卫生局编；《剑阁县卫生志》，内部编印，1989 年。

15. 开县卫生局编：《开县卫生志》，内部编印，1985 年。

16. 刘方陶、李向东总编，四川省奉节县志编纂委员会编：《奉节县志》，北京：方志出版社，1995 年。

17. 龙建平主编，梁平县志编纂委员会编纂：《梁平县志》，北京：方志出版社，1995 年。

18. 南充市医药卫生志编纂委员会编：《四川省南充市医药卫生志》，内部编印，1987 年。

19.《南充市志》编纂委员会编：《南充市志（1707—2003）》，北京：方志出版社，2010 年。

20. 南江县卫生局编：《南江县卫生志》，内部编印，1984 年。

21. 南江县志编委会编：《南江县志》，成都：成都出版社，1992 年。

22. 欧阳彬主编，四川省医药卫生志编纂委员会编：《四川省医药卫生志》，成都：四川科学技术出版社，1991 年。

23. 蓬安县志编纂委员会编：《蓬安县志》，成都：四川辞书出版社，1994 年。

24. 平昌县卫生志编纂委员会编：《平昌县卫生志》，内部编印，1986 年。

25. 青川县卫生志编纂领导小组编：《青川县卫生志》，内部编印，1988 年。

26. 任祥祯主编，四川省通江县志编纂委员会编撰：《通江县志》，成都：四川人民出版社，1998 年。

27. 四川省巴中县志编纂委员会编纂：《巴中县志》，成都：巴蜀书社，1994 年。

28. 四川省苍溪县志编纂委员会编：《苍溪县志》，成都：四川人民出版社，1993 年。

29. 四川省城口县志编纂委员会编纂：《城口县志》，成都：四川人民出版社，1995 年。

30. 四川省达县地区卫生防疫站编：《达县地区卫生防疫站志（1911—1985 年）》，内部编印，1992 年。

31. 四川省达县志编纂委员会编纂：《达县志》，成都：四川辞书出版社，1994 年。

32. 四川省大竹县志编纂委员会编：《大竹县志》，重庆：重庆出版社，1992 年。

33. 四川省地方志编纂委员会编：《四川省志·大事纪述·上》，成都：四川科学技术出版社，1999 年。

34. 四川省地方志编纂委员会编纂：《四川省志·医药卫生志》，成都：四川辞书出版社，1996 年。

35. 四川省垫江县志编纂委员会编纂：《垫江县志》，成都：四川人民出版社，1993 年。

36. 四川省广安县志编纂委员会编纂：《广安县志》，成都：四川人民出版社，1994 年。

37. 四川省广元县卫生志编纂领导小组编：《广元县卫生志》（送审本），内部编印，1985 年。

38. 四川省剑阁县志编纂委员会编纂：《剑阁县志》，成都：巴蜀书社，

1992 年。

39．四川省开江县志编纂委员会编纂：《开江县志》，成都：四川人民出版社，1989 年。

40．四川省开县志编纂委员会编：《开县志》，成都：四川大学出版社，1990 年。

41．四川省阆中市地方志编纂委员会编纂：《阆中县志》，成都：四川人民出版社，1993 年。

42．四川省邻水县地方志编纂委员会编：《邻水县志》，成都：四川科学技术出版社，1991 年。

43．四川省南部县《保城乡志》编纂委员会编：《保城乡志》，北京：中国文史出版社，2020 年。

44．四川省南部县志编纂委员会编纂：《南部县志》，成都：四川人民出版社，1994 年。

45．四川省南充县志编纂委员会编纂：《南充县志》，成都：四川人民出版社，1993 年。

46．四川省平昌县地方志编纂委员会编：《平昌县志》，成都：四川科学技术出版社，1990 年。

47．四川省通江县卫生局编：《通江卫生志（1912—1985）》，内部编印，1988 年。

48．四川省万源县志编纂委员会编纂：《万源县志》，成都：四川人民出版社，1996 年。

49．四川省旺苍县志编纂委员会编纂：《旺苍县志》，成都：四川人民出版社，1996 年。

50．四川省巫山县志编纂委员会编纂：《巫山县志》，成都：四川人民出版社，1991 年。

51．四川省宣汉县志编纂委员会编：《宣汉县志》，成都：西南财经大学出版社，1994 年。

52. 四川省仪陇县志编纂委员会编：《仪陇县志》，成都：四川科学技术出版社，1994年。

53. 四川省忠县卫生志编辑组编：《忠县卫生志》，内部编印，1984年。

54. 通江县医药管理局编：《通江县医药志》，内部编印，1989年。

55. 万县地区卫生志编纂委员会编：《万县地区卫生志》，成都：四川民族出版社，1996年。

56. 万县市粮食局编：《万县市粮食志》，内部编印，1989年。

57. 万县市中心人民医院志编纂委员会编：《万县市中心人民医院志·建院70年纪（1928—1998）》，内部编印，1998年。

58. 万县志编纂委员会编：《万县志》，成都：四川辞书出版社，1995年。

59. 王鹏辉主编：《苍溪县卫生志》，四川省苍溪县卫生局编印，1988年。

60. 文世安总编辑，四川省渠县地方志编纂委员会编：《渠县志》，成都：四川科学技术出版社，1991年。

61. 巫溪县志编纂委员会编：《巫溪县志》，成都：四川辞书出版社，1993年。

62. 西充县卫生局卫生志编纂领导小组编：《西充县卫生志》，内部编印，1986年。

63. 西充县志编纂委员会编：《西充县志》，重庆：重庆出版社，1993年。

64. 向太槐著：《石柱县卫生志》，石柱土家族自治县卫生局编印组，1985年。

65. 新宁乡志编纂领导小组编：《开江县新宁乡志》，内部编印，1986年。

66. 四川省岳池县卫生局编，杨伯洲主编：《岳池县卫生志》，内部编印，1987年。

67. 营山县卫生局编：《营山县卫生志》，内部编印，1989年。

68. 营山县县志编纂委员会编：《营山县志》，成都：四川辞书出版社，1989年。

69. 云阳县卫生局编：《云阳县卫生志》，内部编印，1992年。

70. 云阳县志编纂委员会编纂：《云阳县志》，成都：四川人民出版社，1999年。

71. 张德培主编：《蓬安县卫生志》，蓬安县卫生志编志领导小组编印，1986 年。

72. 中共阆中市木兰乡委员会、阆中市木兰乡人民政府编著：《木兰乡志》，内部编印，1998 年。

73. 中共阆中市治平乡委员会、阆中市治平乡人民政府编著：《治平乡志》，内部编印，1998 年。

74. 忠县志编纂委员会编：《忠县志》，成都：四川辞书出版社，1994 年。

75. 重庆市万州区龙宝移民开发区地方志编纂委员会编：《万县市志》，重庆：重庆出版社，2001 年。

（二）文史资料

1. 成都市政协文史学习委员会编：《成都文史资料选编·教科文卫卷上·科教艺苑》，成都：四川人民出版社，2007 年。

2. 四川省达县政协文史资料研究委员会编：《达县文史资料·第 4 辑》，内部编印，1987 年。

3. 四川省政协文史资料委员会编：《四川文史资料集粹·第 6 卷·社会民情编及其它》，成都：四川人民出版社，1996 年。

4. 四川省志卫生志编辑组：《解放前四川疫情》，中国人民政治协商会议四川省委员会，四川省省志编辑委员会编：《四川文史资料选辑·第 16 辑》，内部发行，1965 年。

5. 通江县政协文史资料研究委员会编：《通江文史资料·第 3 辑》，内部编印，1989 年。

6. 郑亚春：《解放前后梁平烟毒种禁概况》，重庆市梁平县政协文史委员会编：《梁平文史资料·第 7 辑》，内部编印，2003 年。

7. 政协奉节县委员会编：《奉节文史资料选辑·第 8 辑》，内部编印，2001 年。

8. 政协开县委员会编：《开县文史资料·第 4 辑》，沈阳：辽宁教育出版社，2008 年。

9. 政协四川省南部县委员会文史资料委员会编：《南部文史资料·第 7 辑》，内部编印，1996 年。

10. 政协四川省南部县委员会文史资料委员会编：《南部文史资料选辑·第 2 辑》，内部编印，1989 年。

11. 中国人民政治协商会议华蓥市委员会文史委员会编：《华蓥文史·第 4 辑》，内部编印，1993 年。

12. 中国人民政治协商会议四川省丰都县委员会文史资料研究委员会编：《丰都文史资料选辑·第 3 辑》，内部编印，1987 年。

13. 中国人民政治协商会议四川省丰都县委员会文史资料研究委员会编：《丰都文史资料选辑·第 6 辑》，内部编印，1989 年。

14. 中国人民政治协商会议四川省青川县委员会文史资料研究委员会编：《青川文史资料·第 1 辑》，内部编印，1987 年。

15. 中国人民政治协商会议四川省武胜县委员会文史资料委员会编：《武胜文史·第 7 辑·卫生专辑》，内部编印，2001 年。

16. 中国人民政治协商会议四川省岳池县委员会文史委员会编：《岳池县文史资料选编·第 4 辑》），内部编印，1988 年。

17. 中国人民政治协商会议四川省岳池县委员会文史资料工作委员会编：《岳池县文史资料选编·第 3 辑》，内部编印，1987 年。

四、专著及工具书

1. 班凯乐著，朱慧颖译：《十九世纪中国的鼠疫》，北京：中国人民大学出版社，2015 年。

2. 陈邦贤著：《中国医学史》，北京：团结出版社，2006 年。

3. 辞海编辑委员会编：《辞海》，上海：上海辞书出版社，1979 年。

4. 邓铁涛主编：《中国防疫史》，南宁：广西科学技术出版社，2006 年。

5. 邓铁涛主编：《中医近代史》，广州：广东高等教育出版社，1999 年。

6. 饭岛涉著，朴彦、余新忠、姜滨译：《鼠疫与近代中国：卫生的制度化和社会变迁》，北京：社会科学文献出版社，2019 年。

7. 范宝俊总主编：《人类灾难纪典》，北京：改革出版社，1998年。

8. 范行准著：《中国医学史略》，北京：中医古籍出版社，1986年。

9. 范行准撰：《中国预防医学思想史》，上海：华东医务生活社，1953年。

10. 郭会军、杨建宇、刘志斌主编：《中西医结合传染病学》，北京：中医古籍出版社，2014年。

11. 郭学德、郭彦森、席会芬著：《百年大灾大难》，北京：中国经济出版社，2000年。

12. 梁鸿光编：《减灾必读——献给"国际减灾十年（1990－2000）"活动》，北京：地震出版社，1990年。

13. 梁峻、孟庆云、张志斌主编：《古今中外大疫启示录》，北京：人民出版社，2003年。

14. 梁峻、郑蓉、张磊主编：《疫病史鉴》，北京：中医古籍出版社，2020年。

15. 王文侠编著：《改变世界的100大医学发现》，武汉：武汉出版社，2008年。

16. 吴有性著，艾军、陈升、钟妮点校：《温疫论》，南宁：广西科学技术出版社，2016年。

17. 夏明方著：《民国时期自然灾害与乡村社会》，北京：中华书局，2000年。

18. 余新忠等著：《瘟疫下的社会拯救——中国近世重大疫情与社会反应研究》，北京：中国书店，2004年。

19. 余新忠著：《清代江南的瘟疫与社会——一项医疗社会史的研究》，北京：中国人民大学出版社，2003年。

20. 袁林著：《西北灾荒史》，兰州：甘肃人民出版社，1994年。

21. 约瑟夫·P.伯恩著，欧阳瑾译：《黑死病下的日常》，上海：上海社会科学院出版社，2023年。

22. 张红梅等编著：《现代基础护理学》，长春：吉林科学技术出版社，2019年。

23. 张剑光著：《三千年疫情》，南昌：江西高校出版社，1998年。

24. 张玲著：《战争、社会与医疗：抗战时期四川公共卫生建设研究》，北京：中国社会科学出版社，2015 年。

25. 张泰山著：《民国时期的传染病与社会》，北京：社会科学文献出版社，2008 年。

26. 中共重庆市委党史研究室著：《中国共产党重庆历史》，北京：中共党史出版社，2021 年。

27. 周鸿飞、范涛点校：《黄帝内经素问》，郑州：河南科学技术出版社，2017 年。

五、期刊论文

1. 丁英顺：《〈新华日报〉记录战时重庆的疫情》，《红岩春秋》，2020 年第 3 期，第 15—19 页。

2. 郭京湖：《抗日战争时期成都的疫病与国民政府的应对》，《经营管理者》，2008 年第 16 期，第 97 页。

3. 郭京湖：《论抗战时期成都的防疫行政与地方实践》，《抗日战争研究》，2011 年第 2 期，第 76—86 页。

4. 黄良俊、傅新球：《国民政府战时疫情防控——以陪都重庆为中心的考察》，《福建论坛（人文社会科学版）》，2020 年第 2 期，第 144—154 页。

5. 李全权：《抗日战争时期重庆的疫病与国民政府的应对》，《黑河学院学报》，2013 年第 4 期，第 96—99 页。

6. 梁振丽、曾义：《"档"疫情　战病毒——百年前的成都防疫记忆》，《四川档案》，2020 第 2 期，第 54—55 页。

7. 马建堂：《民国时期川东北灾荒述论》，《西南交通大学学报（社会科学版）》，2015 年 6 期，第 115—122 页。

8. 冉微、姚淳怀：《战时防疫联合办事处 1940—1941 年工作报告》，《民国档案》，2022 年第 1 期，第 28—49 页。

9. 王晓春：《四川百年疫情大观》，《四川省情》，2003 年第 7 期，第 24—25 页。

10. 余新忠：《医学史研究方法漫谈》，《天津中医药大学学报》，2018 年第 5 期，第 353－356 页。

11. 张玲：《抗战时期四川公共卫生事业述论》，《史学集刊》，2009 年第 1 期，第 107－114 页。

12. 张玲：《抗战时期四川疫灾防控问题研究》，《抗日战争研究》，2013 年第 3 期，第 85－94 页。

13. 张忠：《从地方志看四川应对疫灾的机制》，《中国地方志》，2007 年第 4 期，第 36－40 页。

六、学位论文

1. 柏家文：《二十世纪三四十年代四川瘟疫研究》，四川大学硕士学位论文，2006 年。

2. 李春晓：《民国时期四川地区的传染病地理研究（1927－1949）》，西南大学硕士学位论文，2018 年。

3. 唐朝丽：《民国时期四川的传染病与社会（1912—1937 年）》，四川师范大学硕士学位论文，2012 年。

后　记

疫病是一个古老而神秘的话题。历史时期，疫病一直是人类社会的重大威胁，防疫是人类发展水平与国家治理效能的重要体现。以史为镜，明鉴得失，历史地、理性地看待疫病问题，有助于深化对区域社会变迁的认识，有利于新时期医疗卫生领域的学术研究与社会治理。

《渐而有序：川东北地区的疫病与社会变迁（1912—1949）》一书即将出版，它包含了我大量的心血和劳动，见证了我近年来的思想变化，也寄托了我的一些希望。历时五年的写作中，我先后赴成都、川东北及重庆多地调研，获取了较多宝贵的研究资料，为顺利成书奠定了基础。在经历了新冠疫情带来的挑战与威胁后，我也见证了新时期中国共产党领导的抗疫攻坚战所取得的伟大成就。这让我对疫病的传播与社会的治理有了更切身的体会。

特别感谢西华师范大学的苟德仪教授，百忙之中为本书提出了诸多建设性的意见。感谢四川大学出版社编辑们的辛苦付出。感谢四川文理学院对于学术出版的大力资助。感谢家人细致入微的照顾、支持，使我得以持续聚力，顺利完成写作。

我深知，这部著作仍然存在一些缺点和不足，恳请专家学者、各位读者加以批评指正！

马建堂

2024 年 6 月 16 日于山语城